がん研有明病院の

口とのどのがん治療

に向きあう食事

—— 頭頸部がん ——

食事の不安を
解消します！

公益財団法人がん研究会 有明病院

監　修 ● 比企直樹（消化器外科　胃外科部長　栄養管理部部長）
編・医療解説 ● 佐々木徹（頭頸科　医長）
医療解説 ● 小泉　雄（頭頸科　医員）
食事指導 ● 伊沢由紀子（栄養管理部　NST専門療法士）
● 川名加織（栄養管理部　NST専門療法士）
口腔ケア指導 ● 富塚　健（歯科　部長）
リハビリ指導 ● 鵜沼静香（摂食・嚥下障害看護認定看護師）
豊田生子（リハビリテーション部　言語聴覚士）

女子栄養大学出版部

はじめに

男性の2人に1人、女性の3人に1人が、がんに罹患《りかん》するといわれる時代に、がんと栄養は切っても切れない関係であるという認識が深まりつつあります。それに伴い、栄養をとると、がんが育つのではなく、栄養がないとがんと戦う免疫すらも失ってしまうという概念が当然と考えられています。

口やのどは消化の第一ステップであり、食物をかむ、飲み込むという重要な役割を示すことは言うまでもありません。口やのどにがんができると食べ物がこの入り口を通り過ぎることができなくなります。したがって、この部位での手術や治療は直接栄養状態に関わってきます。

食べるという行為は人生の質（ＱＯＬ）において最も重要であり、人生の楽しみの多くの部分を担っています。

さらに、口やのどは生きるために最も重要な呼吸も司っています。口やのどは、入ってくるものによってスイッチを切り替えて、息をしたり、食べ物や飲み物を飲み込んだりするという複雑な行為を自由自在に行なっているのです。

本書では、口やのどのがん（頭頸部《とうけいぶ》がん）を扱う専門のスタッフたちにより、医学的観点、栄養学的観点、そして、嚥下《えんげ》（飲み込むこと）の観点から、口やのどのがんになった場合、どのように栄養を摂取すればいいか？　そして、どのように栄養が大切であるかが親切に解説されています。

口やのどのがんの治療は手術療法に加えて、放射線療法と化学療法がおもな治療ですが、本書が、これらの治療における合併症や副作用に対する食事の摂取方法も含め、まさに口やのどに病気を持つかたがたのためのバイブルとなりますことを願っています。ぜひ、ご一読ください。

2017年9月

公益財団法人がん研究会　有明病院
消化器外科　胃外科部長　栄養管理部部長
比企直樹

●がん研有明病院　栄養管理部について

がん研有明病院の栄養管理部では、がん患者さんが元気でいられるため、有効な治療を受けられるための栄養を考えつつ、おいしく、楽しい食を目指しています。

2013年からは、栄養サポートチーム（NST）※の管理栄養士が「栄養コンシェルジュ」としてそれぞれ担当病棟を持ち、ベッドサイドで入院患者さん一人一人の不安や苦痛を聞きとり、より食べやすく栄養価の高い食事ができるようくふうしています。

※患者さんの栄養療法を担う医療体制。チームのメンバーは、医師、歯科医師、看護師、管理栄養士、薬剤師、臨床検査技師、理学療法士、歯科衛生士などです。

がん研有明病院の

口とのどのがん治療に向きあう食事

もくじ

この本では、頭頸部がんの治療に携わる医師、歯科医師、看護師、言語聴覚士、管理栄養士がそれぞれの分野について詳しくていねいに解説します。

本書の使い方

「誤嚥しない食べ方について知りたい……」

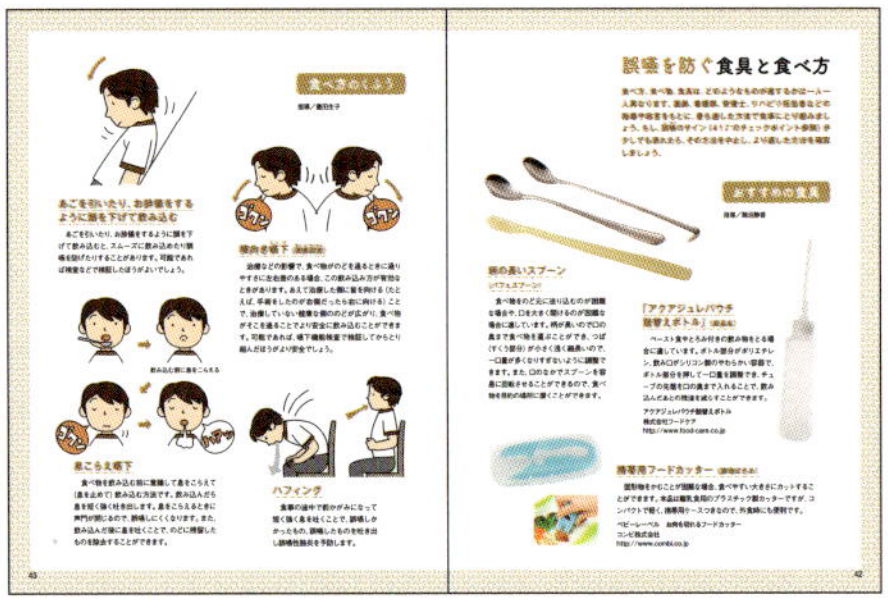

食事のレベルアップの目安、誤嚥を防ぐ姿勢や食具、食べ方のくふうを解説します。　［▶38ページ～］

「頭頸部がんの治療について知りたい……」

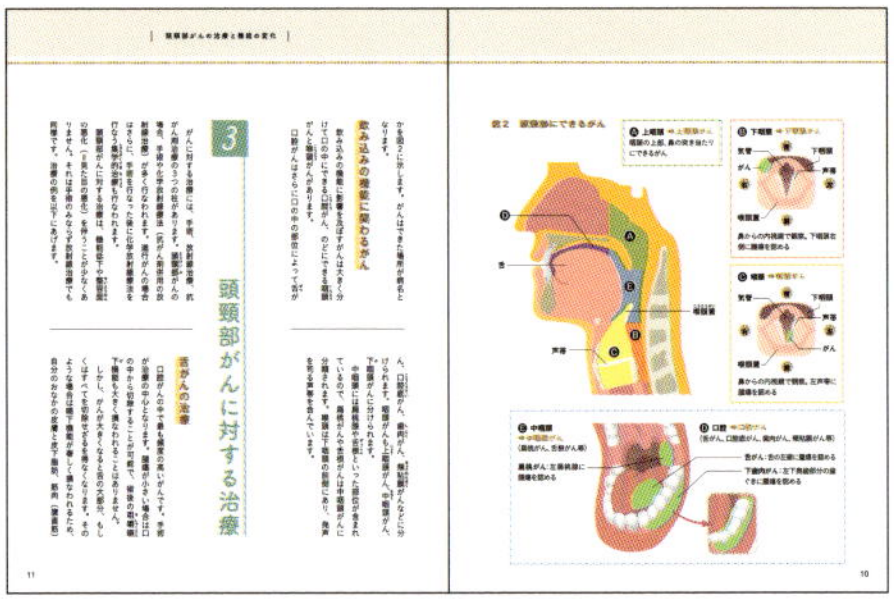

頭頸部がんはどんながんか、治療によってどんな機能障害が起こるか解説します。　［▶8ページ～］

「自分に合う食形態を知りたい……」

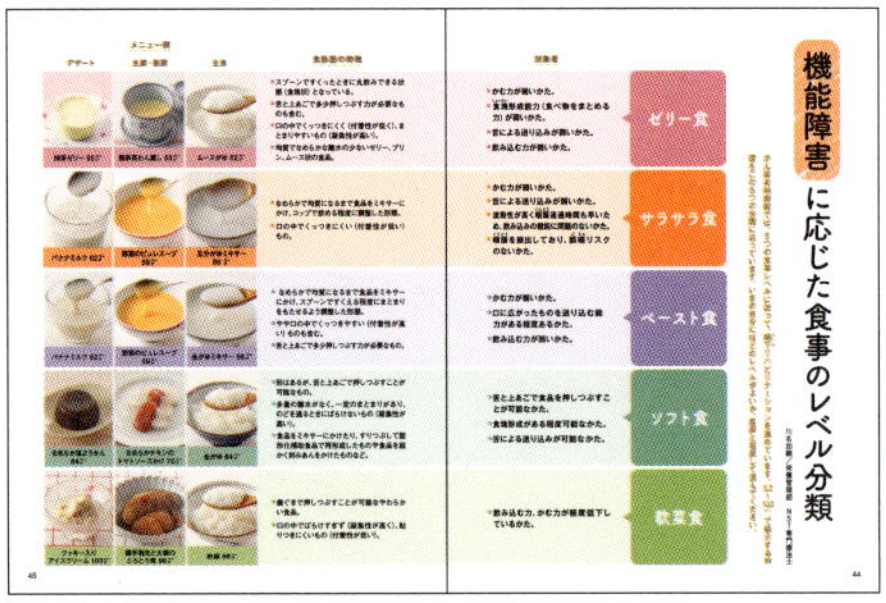

かむ力、飲み込む力など、食べる機能に合わせた食形態について解説します。　［▶44ページ～］

「機能障害とリハビリについて知りたい……」

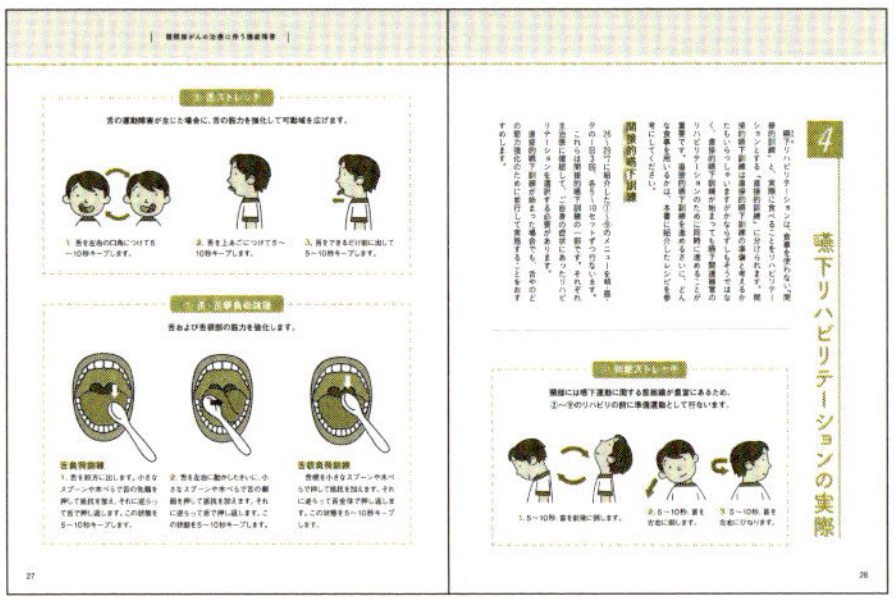

治療によって障害された機能をどのように回復させるか解説します。　［▶15ページ～］

「どんな料理が食べられるか知りたい……」

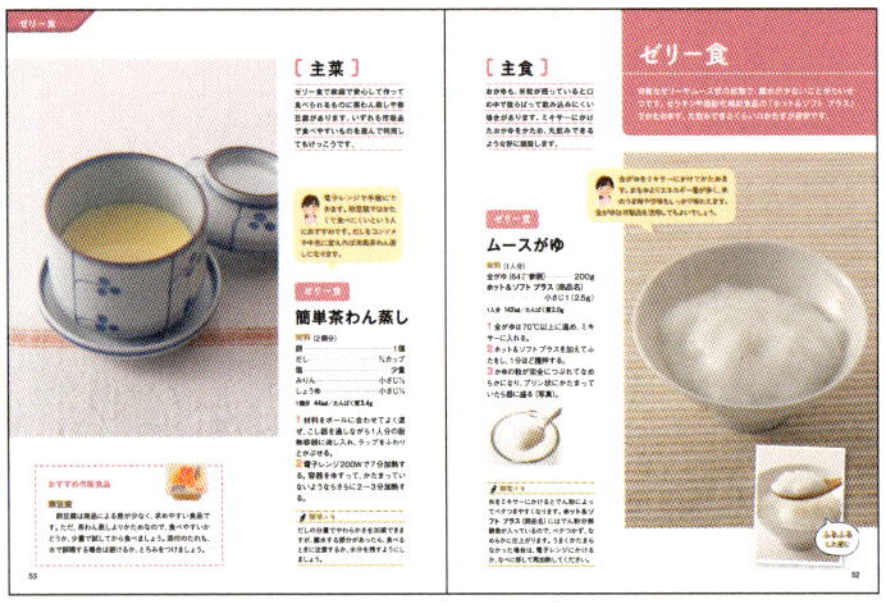

ゼリー食、サラサラ食、ペースト食、ソフト食、軟菜食ごとに料理を紹介します。　［▶52ページ～］

「口腔ケアの仕方を知りたい……」

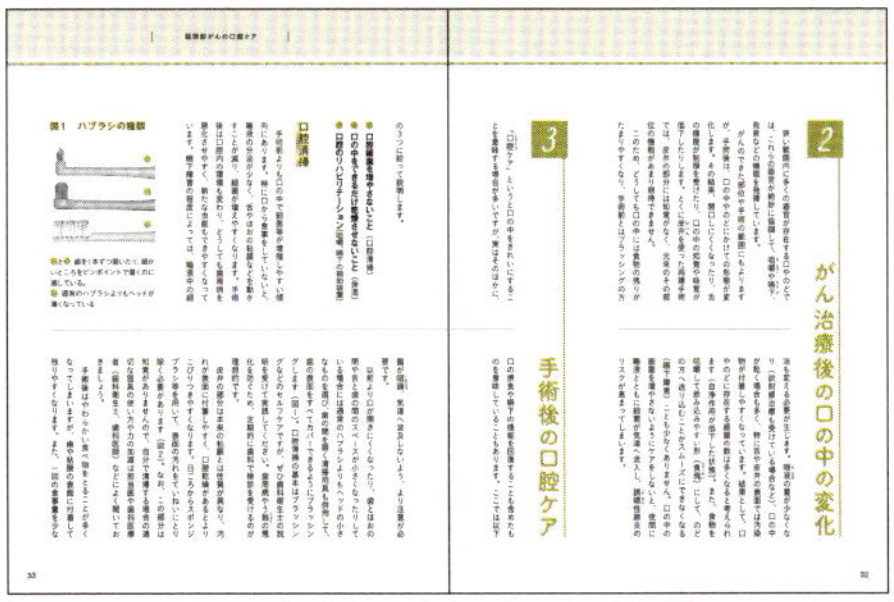

口の中をきれいにするだけでなく、機能回復に必要な装置についても解説します。　［▶31ページ～］

口とのどのがん（頭頸部がん）
治療後の食べる機能の変化と対策

本書では低下した機能ごとに適した食事を提案させていただきます。また、それらをよりよく理解していただくために、正常な飲み込みの機能や頭頸部に発症するがんについて、さらに頭頸部《とうけいぶ》がんによる機能障害とリハビリなどについて解説します。頭頸部がんの患者さんとご家族のかたがたのお役に立つことができれば幸いです。

佐々木徹（がん研有明病院　頭頸科　医長）

頭頸部がんの治療と機能の変化

佐々木徹／頭頸科　医長

頭頸部《とうけいぶ》とは、顔面と首（頸部）、口、鼻、のどなど、食事の通り道と呼吸の通り道が含まれます。

頭頸部は見る、聞く、においをかぐ、しゃべる、食べる等のたくさんの機能を持っています。中でも口から食事をとることは、人が人として生きていくための基本的かつ重要な機能の一つです。この機能はふだん意識することなく、だれもがあたりまえに行なっている行為です。しかし飲み込むという行為（＝嚥下《えんげ》）は、口やのどの複雑な協調運動によって司られるきわめて高度な機能です。

頭頸部がんはこうした嚥下に関わる臓器の一部、または大部分を侵し、がんの浸潤部位や範囲、もしくはその治療によって機能低下を引き起こします。低下する機能とその程度はさまざまで、必要とするリハビリもそれぞれ異なります。

1 正常な飲み込みの機能

ヒトの体を真ん中で縦に切ると図1のような構造をしています。

食べ物を口の中に入れて飲み込むと、赤線のルートを通って移動し、食道、胃に向かっていきます。一方、空気を吸うと、口と鼻から青線のルートを通って、空気が気管から肺へ入っていきます。

このとき、青線と赤線は〝のど〟の手前まで同じルートをたどってきて、〝のど〟で食べ物は食道へ、空気は気管へとふり分けられます。

私たちはふだんこのふり分けを特に意識することなく、そしてミスすることなく行なっていますが、それは先にも述べたように非常に複雑な協調運動です。口から〝のど〟に至るルートの一部でも障害されれば、ふり分けの機能はうまく働きません。うまく働かないと何が起きるでしょうか？

誤嚥《ごえん》です。

誤嚥とは、食べたり飲んだりしたものや飲み込んだ唾液《だえき》が食道に入らず、気管に入ってしまう状況をいいます。誤嚥は肺炎を引き起こします。これを誤嚥性肺炎といいます（17ページの図1参照）。飲み込みの機能が障害されて生じる誤嚥は持続的に起きるため、誤嚥性肺炎は長引き、ときに重症化し、命の危険を招きます。

図1　呼吸と飲み込み

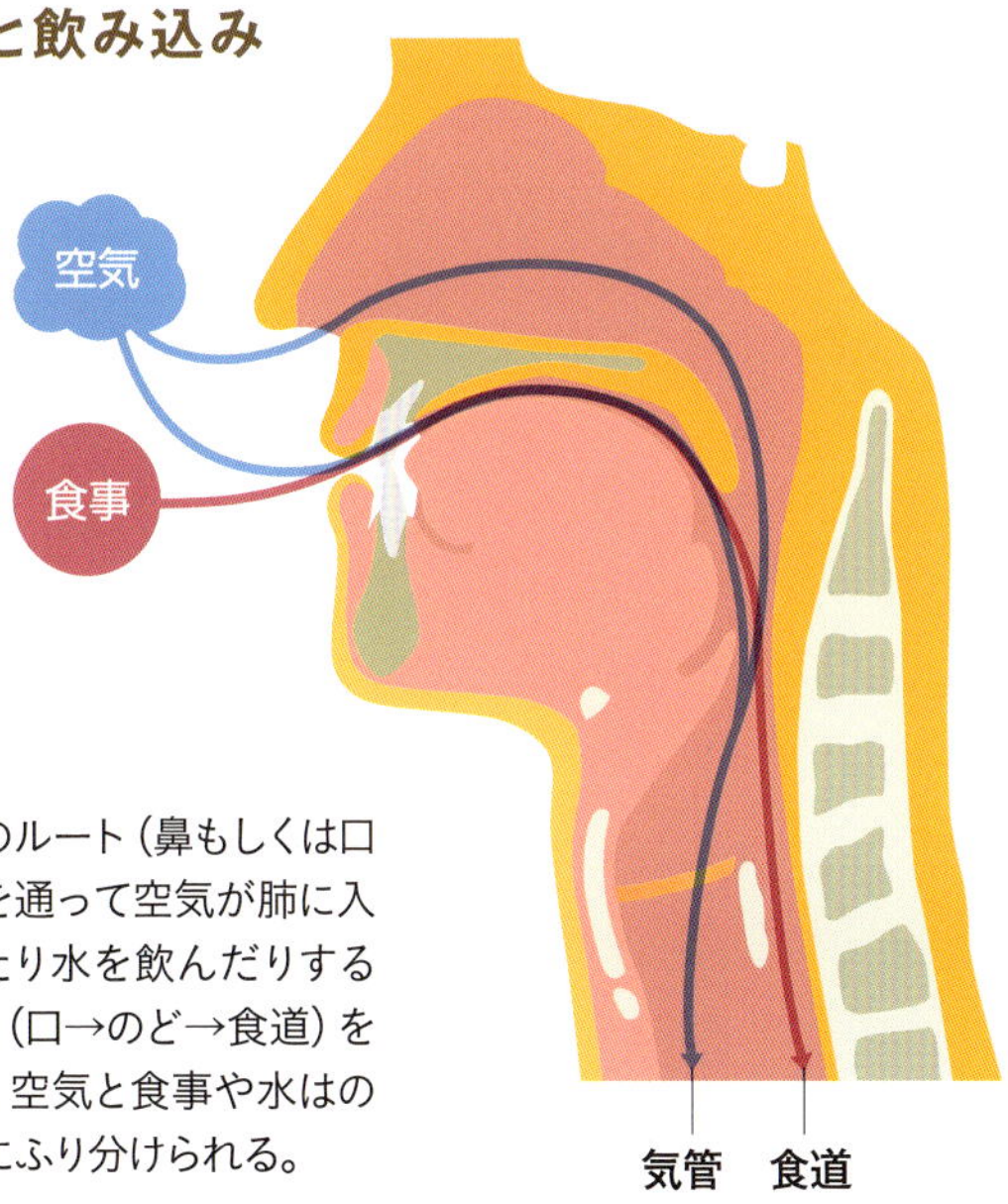

息を吸うと青線のルート（鼻もしくは口→のど→気管）を通って空気が肺に入り、食事を食べたり水を飲んだりすると、赤線のルート（口→のど→食道）を通って胃に入る。空気と食事や水はのどで気管と食道にふり分けられる。

2 頭頸部にできるがん

頭頸部は図1に示したように食事の通り道と空気の通り道が存在し、そのどこにでもがんは発生します。図1の赤線で示した飲み込みのルートのどの部分にがんができても、飲み込みの機能は障害されます。

頭頸部のどの部分にどのようながんができるの

図2　頭頸部にできるがん

Ⓐ 上咽頭 ➡上咽頭がん
咽頭の上部、鼻の突き当たりにできるがん

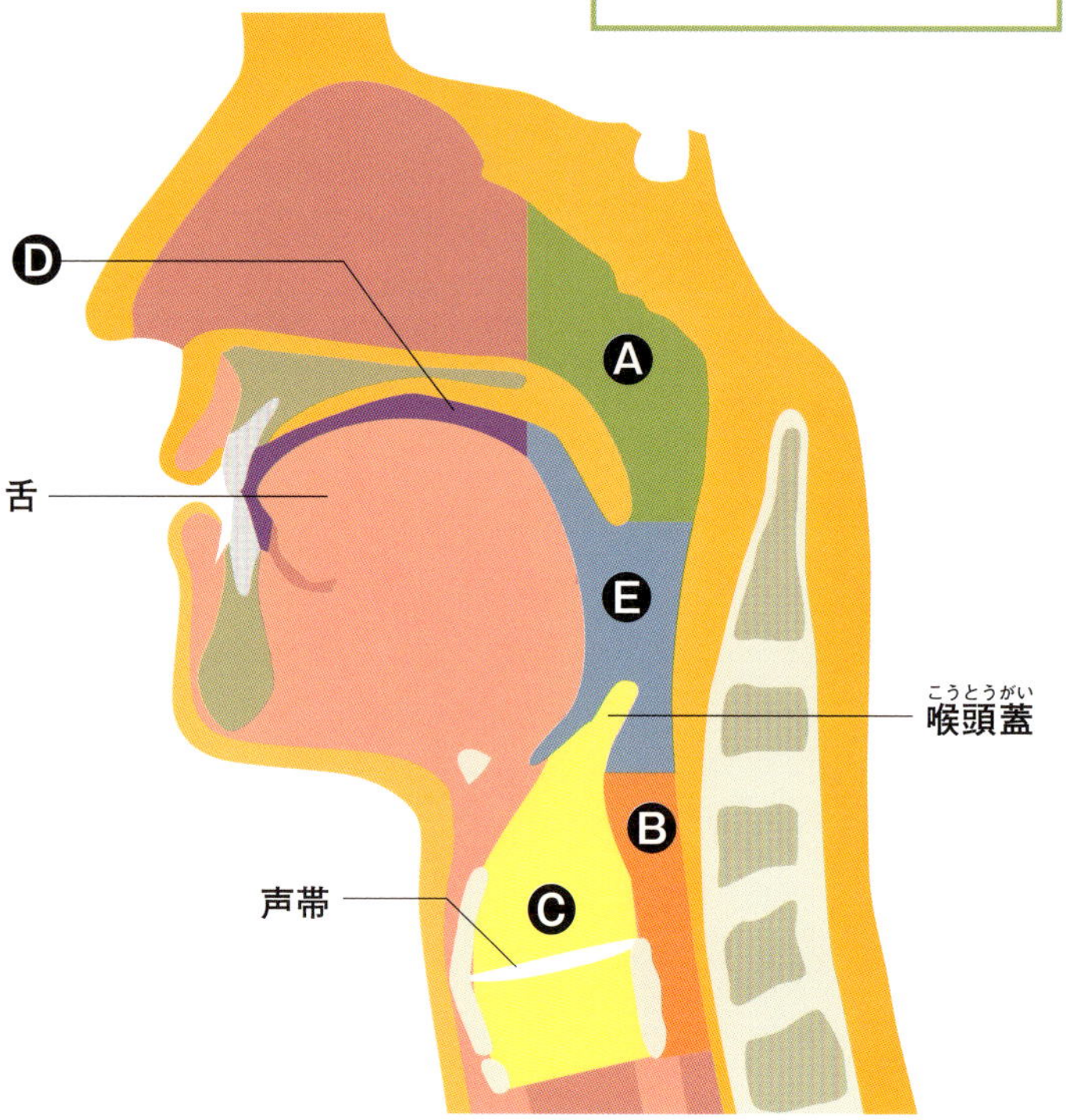

Ⓑ 下咽頭 ➡下咽頭がん

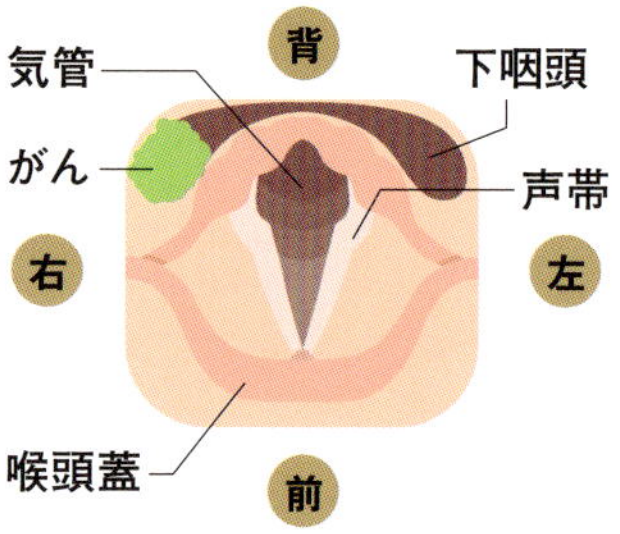

鼻からの内視鏡で観察。下咽頭右側に腫瘍を認める

Ⓒ 喉頭 ➡喉頭がん

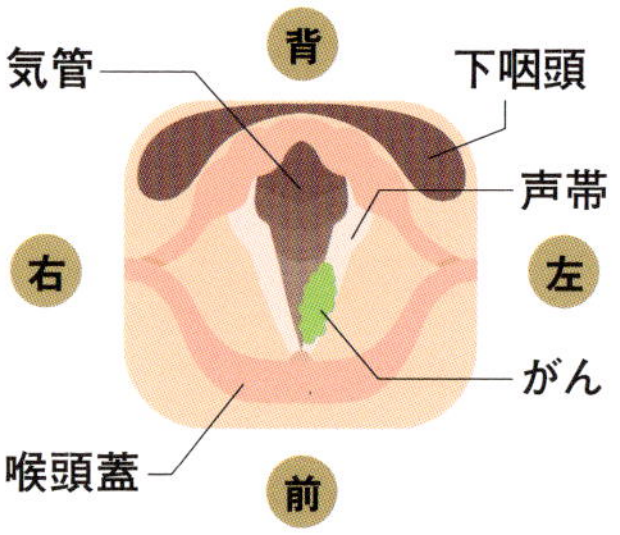

鼻からの内視鏡で観察。左声帯に腫瘍を認める

Ⓔ 中咽頭
➡中咽頭がん
（扁桃がん、舌根がん等）

扁桃がん：左扁桃腺に腫瘍を認める

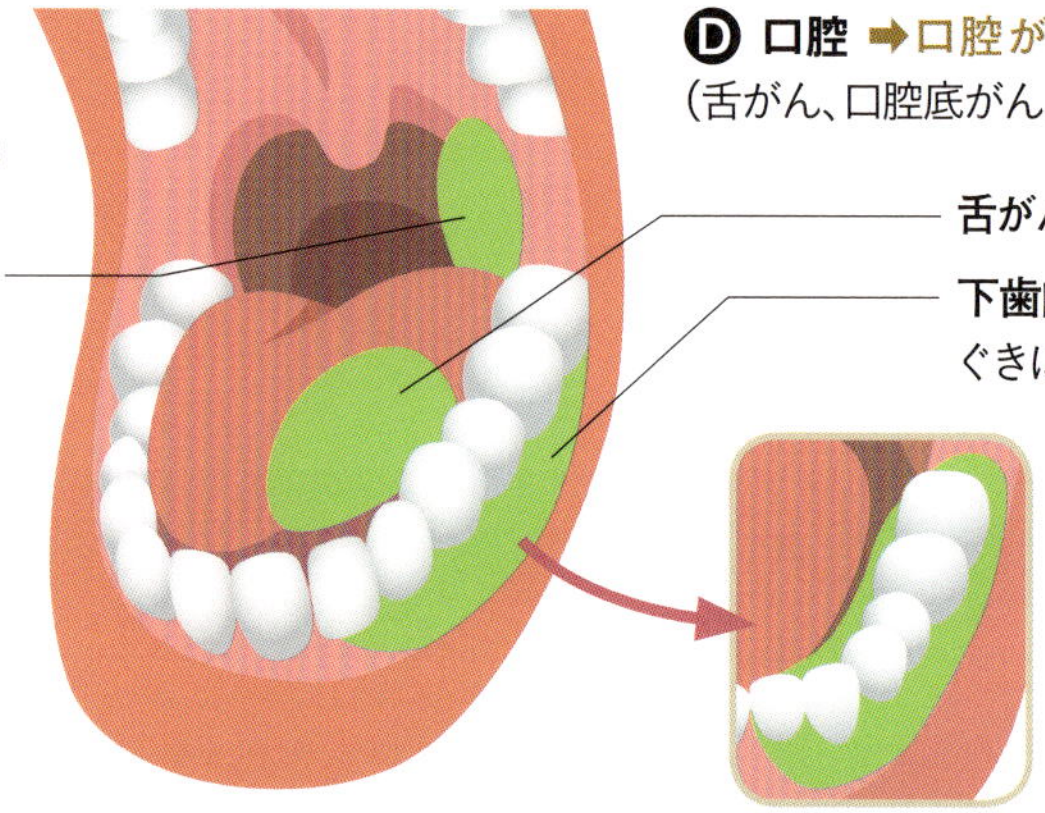

Ⓓ 口腔 ➡口腔がん
（舌がん、口腔底がん、歯肉がん、頬粘膜がん等）

舌がん：舌の左縁に腫瘍を認める

下歯肉がん：左下奥歯部分の歯ぐきに腫瘍を認める

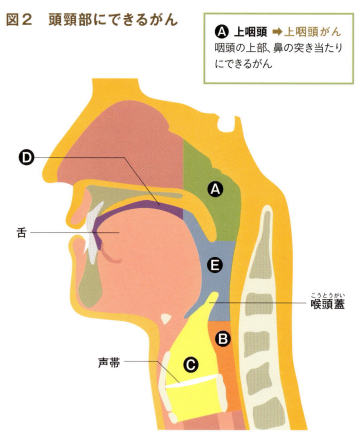

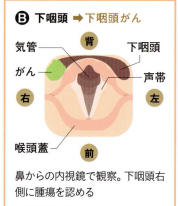

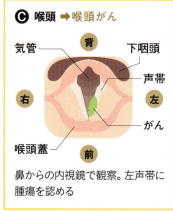

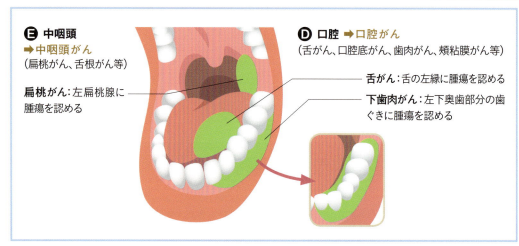

かを図2に示します。がんはできた場所が病名となります。

飲み込みの機能に関わるがん

飲み込みの機能に影響を及ぼすがんは大きく分けて口の中にできる口腔《こうくう》がん、のどにできる咽頭《いんとう》がんと喉頭《こうとう》がんがあります。

口腔がんはさらに口の中の部位によって舌《ぜっ》がん、口腔底《こうくうてい》がん、歯肉《しにく》がん、頬粘膜《きょうねんまく》がんなどに分けられます。咽頭がんも上《じょう》咽頭がん、中《ちゅう》咽頭がん、下《か》咽頭がんに分けられます。

中咽頭には扁桃腺や舌根《ぜっこん》といった部位が含まれているので、扁桃がんや舌根がんは中咽頭がんに分類されます。喉頭は下咽頭の前側にあり、発声を司る声帯を含んでいます。

3 頭頸部がんに対する治療

がんに対する治療には、手術、放射線治療、抗がん剤治療の3つの柱があります。頭頸部《とうけいぶ》がんの場合、手術や化学放射線療法（抗がん剤併用の放射線治療）が多く行なわれます。進行がんの場合はさらに、手術を行なった後に化学放射線療法を行なう集学的《しゅうがくてき》治療《ちりょう》も行なわれます。

頭頸部がんに対する治療は、機能低下や整容面《せいようめん》の悪化（＝見た目の悪化）を伴うことが少なくありません。それは手術のみならず放射線治療でも同様です。治療の例を以下にあげます。

舌がんの治療

口腔がんの中で最も頻度の高いがんです。手術が治療の中心となります。腫瘍が小さい場合は口の中から切除することが可能で、術後の咀《そ》嚼嚥《しゃくえん》下《げ》機能も大きく損なわれることはありません。

しかし、がんが大きくなると舌の大部分、もしくはすべてを切除せざるを得なくなります。そのような場合は嚥下機能が著しく損なわれるため、自分のおなかの皮膚と皮下脂肪、筋肉（腹直筋）

とそれらを栄養する血管（動脈、静脈）を採取（遊離腹直筋皮弁《ゆうりふくちょくきんひべん》）し、口の中に移植し欠損を補塡します。移植した皮弁の血管は首の血管と吻合《ふんごう》し、口の中で再び血液が循環するようにします。これを微小血管吻合術といいます（図3）。

上咽頭《じょういんとう》がんの治療

上咽頭は頭部の中心部に位置しており、脳と近接しているため手術は困難です。放射線が効きやすいタイプのがんが多いため、化学放射線療法を選択することが多いです。また、頸部リンパ節転移が多いために放射線の範囲が全頸部に及び、放射線治療による副作用が強くなります。

中咽頭《ちゅういんとう》がんの治療

中咽頭は、のどを上中下に分けた真ん中の部分で、側壁は扁桃腺（口蓋扁桃《こうがいへんとう》）、前壁は舌根《ぜっこん》という部分です。中咽頭がんは放射線がよく効くものが多いこと、手術による嚥下《えんげ》機能の低下が大きいことなどから、化学放射線療法を行なう症例も多くあります。

化学放射線療法の場合には、唾液《だえき》減少に伴う口《こう》腔《くう》乾燥や味覚障害が起きます。また、放射線治療により咽頭狭窄《きょうさく》（のどが狭くなってしまう）を

図3　進行舌がんに対する手術の例

がんの周囲に安全域をつけて切除する（赤点線）。舌のほとんどが欠損してしまうため、自分のおなかの皮膚と筋肉を移植して、舌の代わりを作り、少しでも飲み込みの機能を補うようにする（遊離腹直筋皮弁による口腔再建術《こうくうさいけんじゅつ》）。

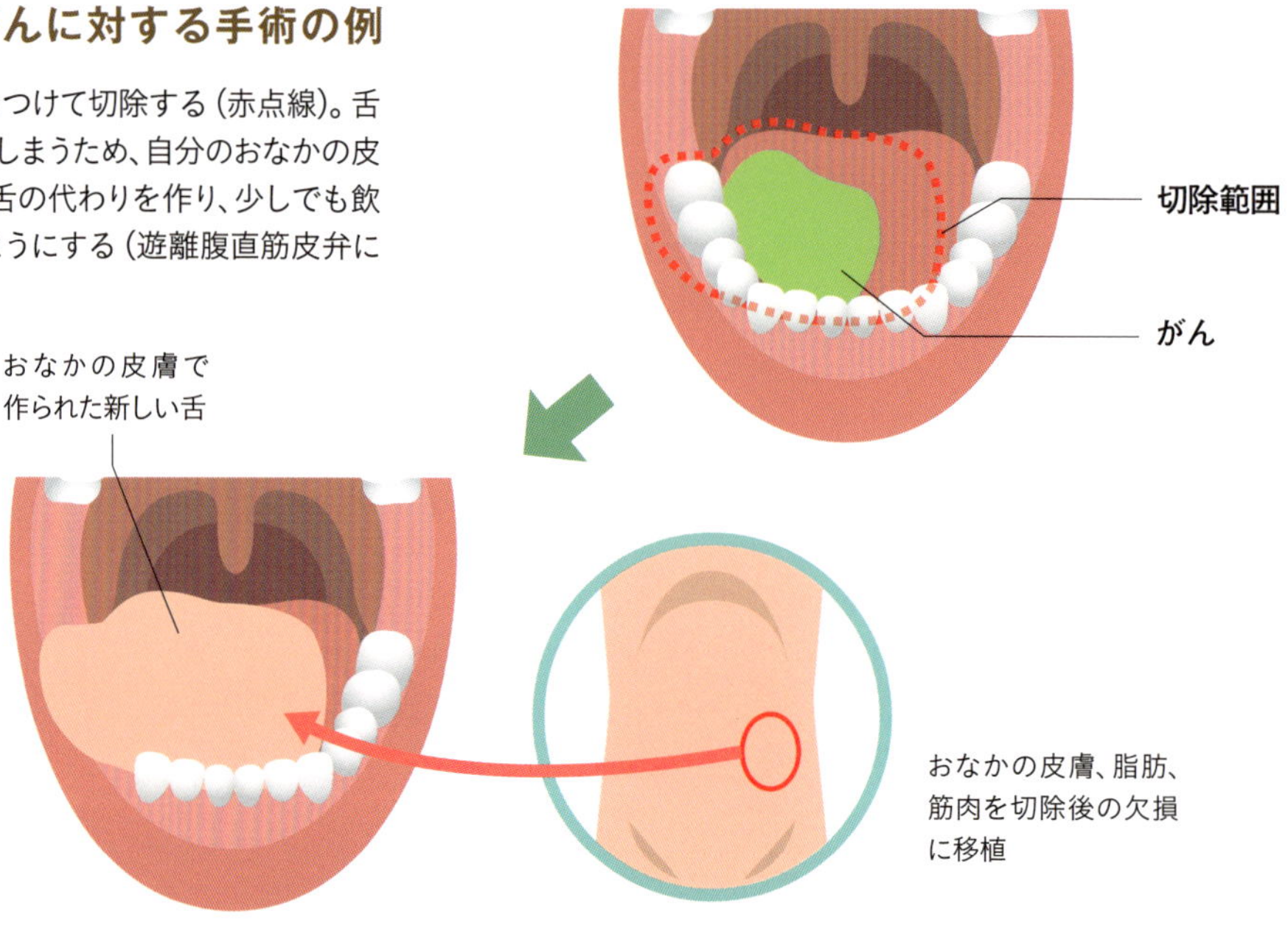

起こす症例もあります。

手術をした場合は、中咽頭がんも舌《ぜつ》がんと同様に、切除する範囲の大きさ・部位によって障害の大きさが変わります。

下咽頭《かいんとう》がんの治療

下咽頭は、咽頭の最下端に位置し、食道につながっています。また、発声機能を司る喉頭《こうとう》の後方にあるため、治療により発声機能を温存できるか否かが問題となります。

腫瘍の大きさ、浸潤範囲により放射線治療※1、化学放射線療法※2、経口的切除術※3、喉頭温存下咽頭喉頭部分切除術※4、咽頭喉頭全摘術※5を選択します（図4）。咽頭喉頭全摘となった場合には失声《しっせい》（声が出せなくなる）となります。

※1 放射線治療：放射線単独照射による治療。
※2 化学放射線療法：放射線と抗がん剤を同時併用して行なう治療。
※3 経口的切除術：首を切開せずに口からのどの中のがんを内視鏡などを使って切除する手術。
※4 喉頭温存下咽頭喉頭部分切除術：頸部を切開し下咽頭と喉頭を部分的に切除し、喉頭の機能（しゃべる、食べる）を温存した手術。術後の飲み込みのリハビリが重要となる。
※5 咽頭喉頭全摘術：腫瘍とともに喉頭下咽頭をすべて切除する手術。通常、小腸を移植し、新しい食事の通り道を再建する。

図4　下咽頭がんにおける腫瘍の大きさと治療法の選択

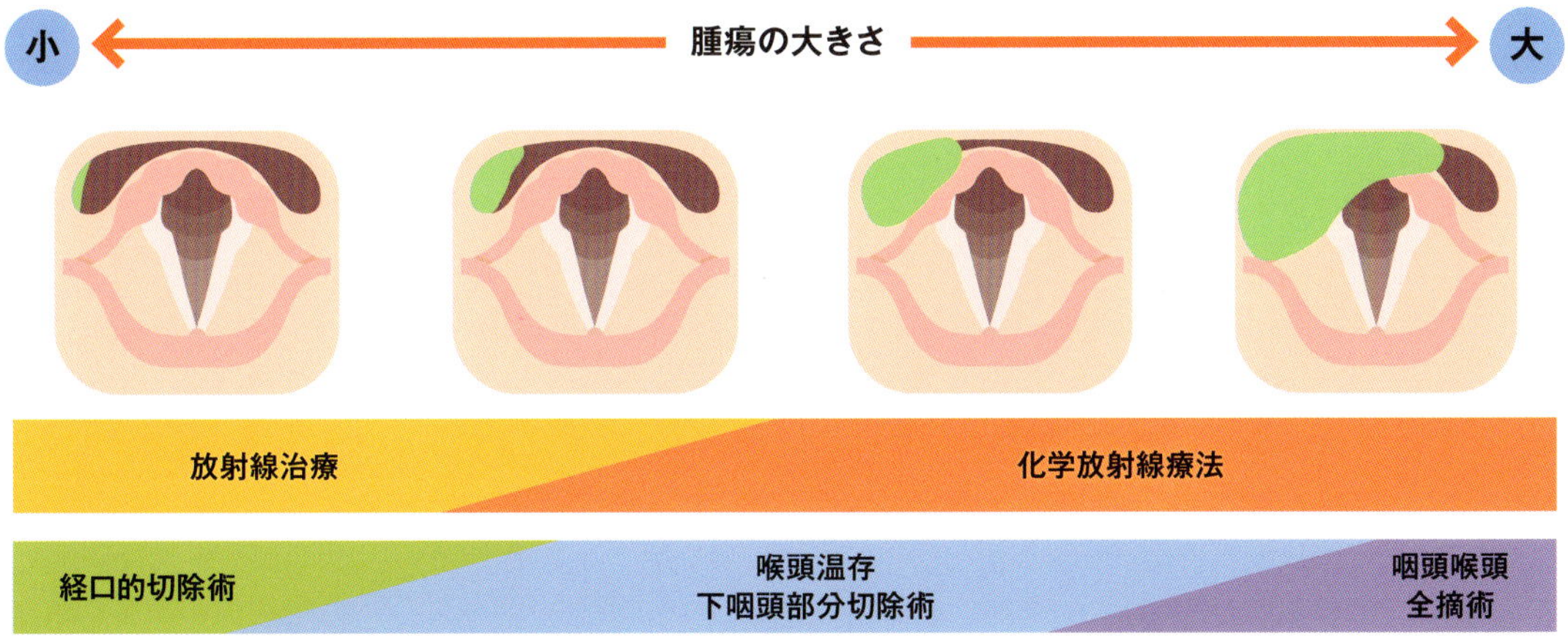

図は鼻からのどを内視鏡で見たもの。腫瘍が小さければ治療のダメージも小さくすみ、腫瘍が大きければダメージも大きくなる。下咽頭がん以外のがんでも同様で、腫瘍の大きさと治療によるダメージの大きさは比例する。

4 頭頸部がんによる飲み込みの機能障害

頭頸部《とうけいぶ》がんの治療にはさまざまな機能の損失を伴いますが、中でも大きな問題となるのは嚥下《えんげ》機能（飲み込みの機能）の障害です。腫瘍の位置や大きさによって障害される機能は異なり、その障害の内容や程度によって必要なリハビリテーションが異なります。

どのがんでも小さいうちに見つかった場合は治療後の機能低下も小さく、治療前とほぼ同じ食事をとることができるようになります。しかし、がんが大きくなると失われる機能も大きくなるので、誤嚥《ごえん》することなく、充分な量の食事と水分を摂取することがむずかしくなります。その場合は安全に食事をとるためのリハビリテーションが必要になります。

どの部分のどの程度の障害であっても、飲み込み機能のリハビリテーションで最も大切なことは、安全にリハビリを進めていくことです。つまり誤嚥性肺炎をいかにして回避しながら効率よくリハビリを進めていくかがポイントです。

がん研有明病院では医師、歯科医師、摂食・嚥下障害看護認定看護師、言語聴覚士、管理栄養士、薬剤師からなる摂食嚥下リハビリテーションチームが、患者さん一人一人の状態を詳細に分析・把握し、適切なリハビリを提供しています。

頭頸部がんの治療に伴う機能障害

小泉　雄／頭頸科　医員

私たちは食べるとき、嚥下運動によって食べ物を飲み込んでいます。何らかの原因で、食べ物をかんだり飲み込みがうまくいかなくなることを「嚥下障害」といいます。嚥下障害になる原因はいろいろです。嚥下は、歯、舌、ほお、のどなどの筋肉と、それらに指令を与える脳、神経などさまざまな器官が連携をとって協調運動することで機能しています。したがって、口やのどが病気になったり、その治療を行なった場合、食事をしたり水を飲むことが困難になり、毎日の食事にリハビリテーションが必要になります。
口やのどにできたがんの治療ではどんな嚥下障害が起きてくるのか、紹介します。

1 嚥下の流れ

まず、食べ物を飲み込むときの一般的な流れを解説します。詳細なメカニズムはあとで解説します（22ページ 3 嚥下運動のメカニズムと障害）。

① 食事を始める前に

まず、どんな形態の食事をどのように食べるかを判断し、選ぶ必要があります。摂食・嚥下障害がある患者さんは、白いごはんとみそ汁と焼き魚のような普通の食事をとることがむずかしいので、患者さんの状態に沿った食形態を準備します。

食欲をととのえることも重要です。食欲がない状態では食事をする意欲がなく、じょうずに食事を進めることができません。

食事の姿勢も重要です。寝たきりの状態ではうまく食事ができません。正しい姿勢でゆっくり食事をとることが大切です。

また、口の中の清掃が必要です。口の中には億を超える数の細菌がいます。口腔《こうくう》ケアをして口の中の細菌を減らしておくことは、放射線や抗がん剤による副作用の軽減、誤嚥《ごえん》性肺炎の予防にもなります。口の中の清掃をしてきれいな状態にしてから食事をするようにします。

② 飲み込むための準備

口の中に入れた食べ物は歯でかんで、飲み込むための準備を行ないます。これを〝咀嚼《そしゃく》〟といいます。次に、口の中で飲み込むために適した大きさの塊を作ります。歯で咀嚼し、細かくなった食べ物を、ほおや舌が連動して、飲み込むために適した大きさの塊にします。これを〝食塊形成《しょっかいけいせい》〟といいます。大きかったりたくさん口の中に入ったりした食べ物は、これらの作業を数回に分けて飲み込みます。嚥下《えんげ》障害がある場合は、一口量を少なくして、一度に飲み込めるようにくふうする必要があります。

このようにして口の中で食塊形成された食べ物を、舌を上あごにこすりつけながら少しずつ口の奥の、のどの入り口まで送り込んでいきます。これで「ごっくん」と飲み込む準備ができました。

③ 食べ物を「ごっくん」と飲み込む

飲み込む準備ができた食塊を実際に飲み込むシーンです。食べ物はのどから食道へ吸い込まれるように一瞬で飲み込んでいます。「ごっくん」する瞬間は、口やのどではどのようなことが起きているのでしょうか。

舌の後ろ3分の1（舌根《ぜっこん》）とのどちんこ（口蓋《こうがい》垂《すい》）、のどの後壁が一気に接近してのどの入り口からのどまで食べ物を押し出しています。この食べ物を押し出す力を〝嚥下圧《えんげあつ》〟といいます。嚥下圧をかけるために、唇を閉じて口からこぼれないように、また前述したように、のどちんこの働きで鼻へ逆流しないように、口やのどのところどころに〝蓋《ふた》〟をしています。嚥下圧によって勢いよく食べ物はのどを通っていきますが、この蓋をする機能が弱くなると、嚥下圧が弱くなり、飲み込む力、飲み込む勢いが弱くなってしまいます。

「ごっくん」と飲み込むとき、誤って気管に入ってしまうことを〝誤嚥〟といいます。気管の奥には肺があって、誤嚥をくり返すと肺炎を起こしてしまう恐れがあります。この肺炎を〝誤嚥性肺炎〟といいます。

「むせ」は誤嚥を疑うサインの一つで、気管に入ってはいけないものが入ってしまったときに、咳をして出そうとしている状態です。

④ 食べ物はのどから食道へ

飲み込んでのどを勢いよく通過した食べ物は、食道を通って胃へ送り込まれます。「ごっくん」と飲み込むときに同時に食道の入り口が大きく開きます。ふだん、食道の入り口は食べ物が逆流しないように狭く、飲み込むときに嚥下圧がかかると食道の入り口が開くしくみになっています。

食道の入り口は楕円形をしていて首の向きによって形が変化します。これを利用して、飲み込みづらいときに横を向いて飲む方法があり、〝頸《けい》部《ぶ》回《かい》旋《せん》姿《し》勢《せい》〟といいます（24㌻の図11参照）。

図1　正常な嚥下と誤嚥

正常の嚥下

❶ 食物を口からとり込む
❷ 口腔内で咀嚼・食塊形成
❸ 咽頭《いんとう》に送り込む
❹ 嚥下
❺ 食道へ

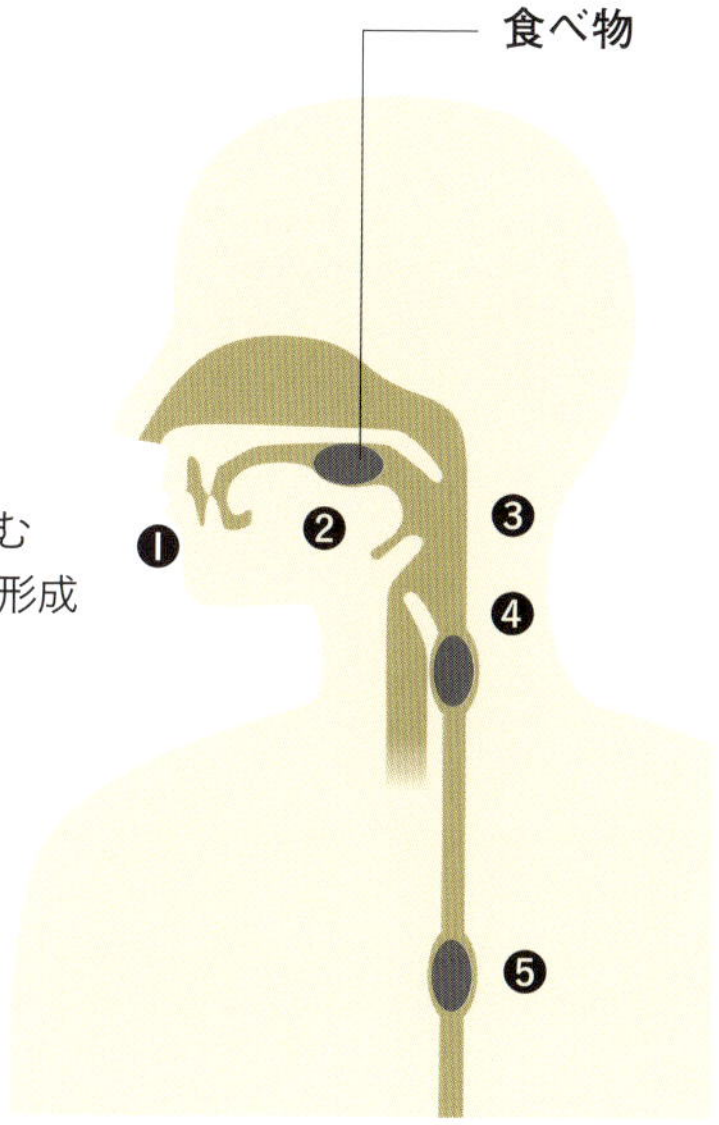

誤嚥

食べ物が気道内に誤って入ってしまう

※気管へ誤って食べ物が入ってしまうことを“誤嚥”といいます。また、誤嚥によって生じる肺炎を“誤嚥性肺炎”といいます。

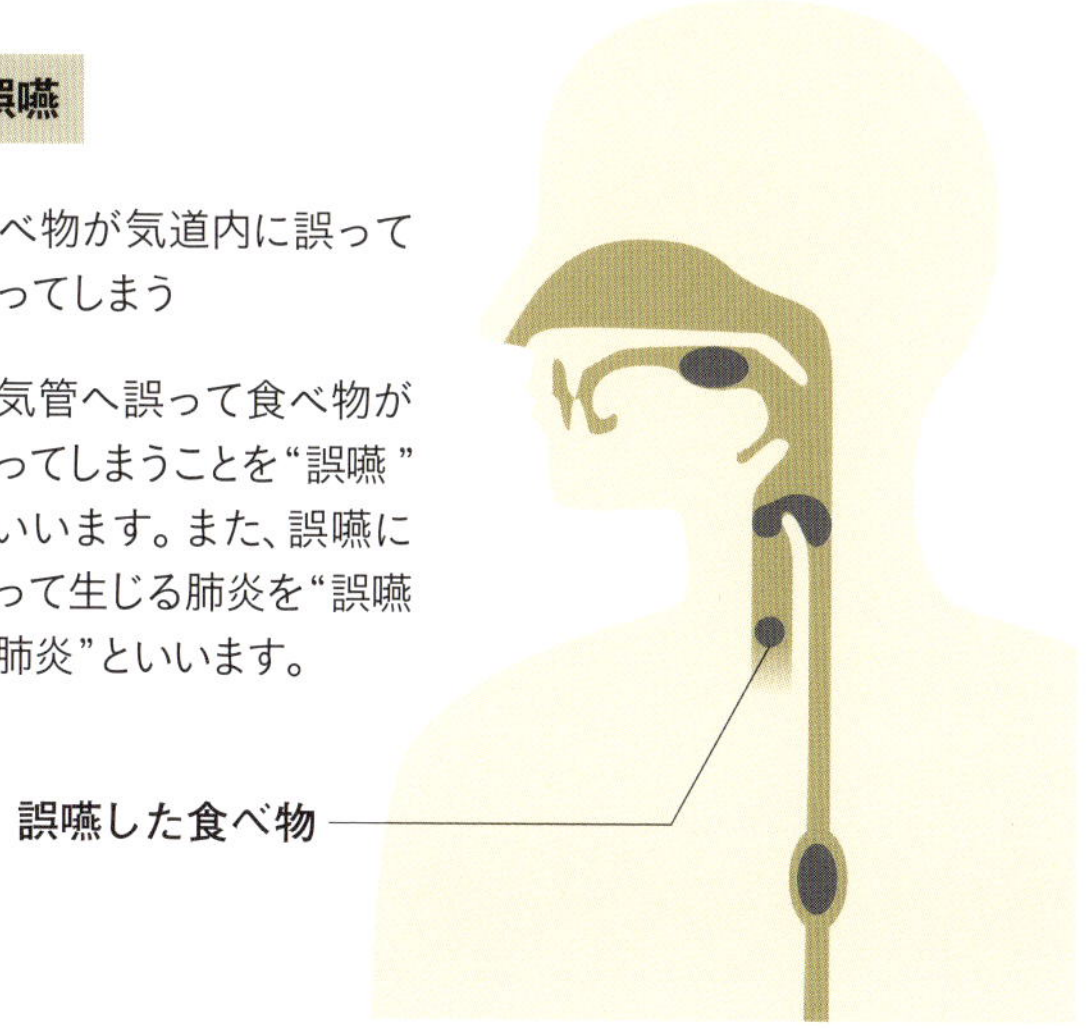

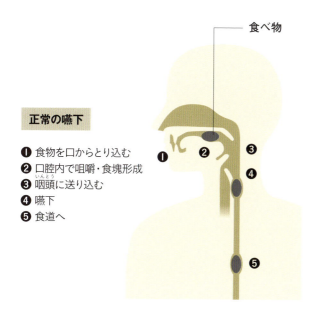

2 嚥下に必要な器官と働き

食べ物が最初に入る口（口腔《こうくう》）は、咀嚼《そしゃく》、唾液《だえき》による消化、食べ物をのど（咽頭《いんとう》）に送り込む働きなど、多くの役割を担っています（図2）。

口（口腔）

❶ 口腔粘膜

口腔内は粘膜によって覆われており、通常は唾液によって表面が潤っています。手術や放射線、抗がん剤治療を行なった場合、唾液が減少することがあります。そのため、口の中は潤いが失われ、乾いてしまいます。

唾液は、口腔内の食べ物の通過をスムーズにするだけでなく、咀嚼するときに食べ物と混じることで食塊《しょっかい》を形成する役割があります。したがって、口腔内が乾燥するとうまく食塊形成ができなくなったり、嚥下《えんげ》するときに通過しにくくなり、口やのどに食べ物が引っかかって嚥下障害の要因となります。

一方、口腔内の粘膜は、さまざまな感覚を認知しています。口腔内の清掃が不十分で、口腔粘膜が汚れやベタベタした唾液で覆われてしまうと、感覚が低下するために嚥下障害を招くこともあります。

図2　口腔

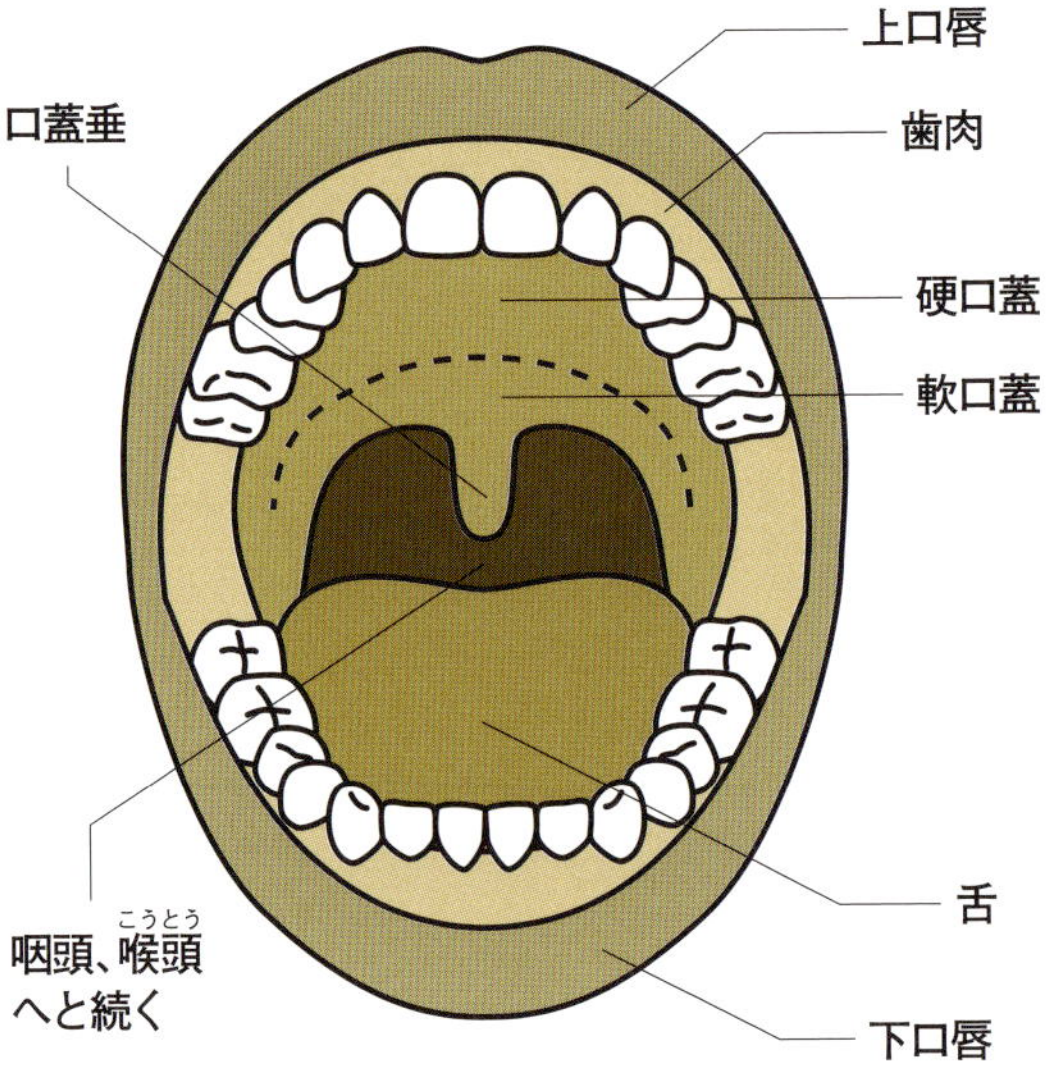

❷ 唇（口唇《こうしん》）

口腔の入り口である口唇は上唇と下唇からなり

ます。食事のときに口唇を閉じることで食べ物が口からこぼれるのを防ぎます。嚥下圧を作るときに、上下の唇が閉じて圧が口から逃げないようにしています。そのため、口唇を閉じることができない場合、嚥下圧が弱まってしまい、うまく嚥下できないことがあります（図3）。

❸ 舌《ぜつ》（した）

舌は味覚を感じるだけでなく、咀嚼や食塊形成、食べ物ののど（咽頭）への送り込みに重要な働きをしています。

まず、咀嚼するとき、舌はほおや上あごと協力して食べ物が歯の上でとどまり、咀嚼できるように微調整しています。

図3　唇の働き

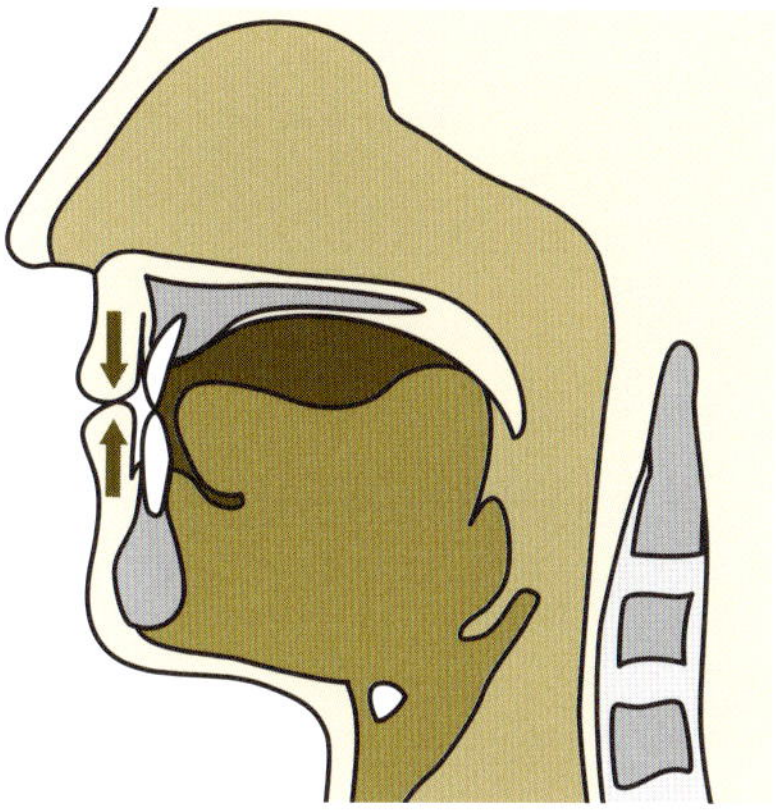

唇を閉じて食べ物が口からこぼれることを防ぎます。

その後、舌はほおや口唇、口蓋《こうがい》と協力して食塊を形成します。そして、その食塊をのど（咽頭）まで送り込むときに重要な働きをします。上あご（口蓋）に舌をこすりつけて、食べ物をのどの入り口まで運びます。さらに、飲み込むときに、舌の後方3分の1とのどの後壁、口蓋垂《こうがいすい》（のどちんこ）が接触します。これによって、嚥下圧をつくり出しているのです。

手術などで舌の形態が変化した場合、これらの運動が充分できなくなる可能性があります。

❹ 頬粘膜《きょうねんまく》（ほお）

ほおは舌と協力して口腔内に入れた食べ物を歯

図4　咀嚼時の舌とほおの協調運動

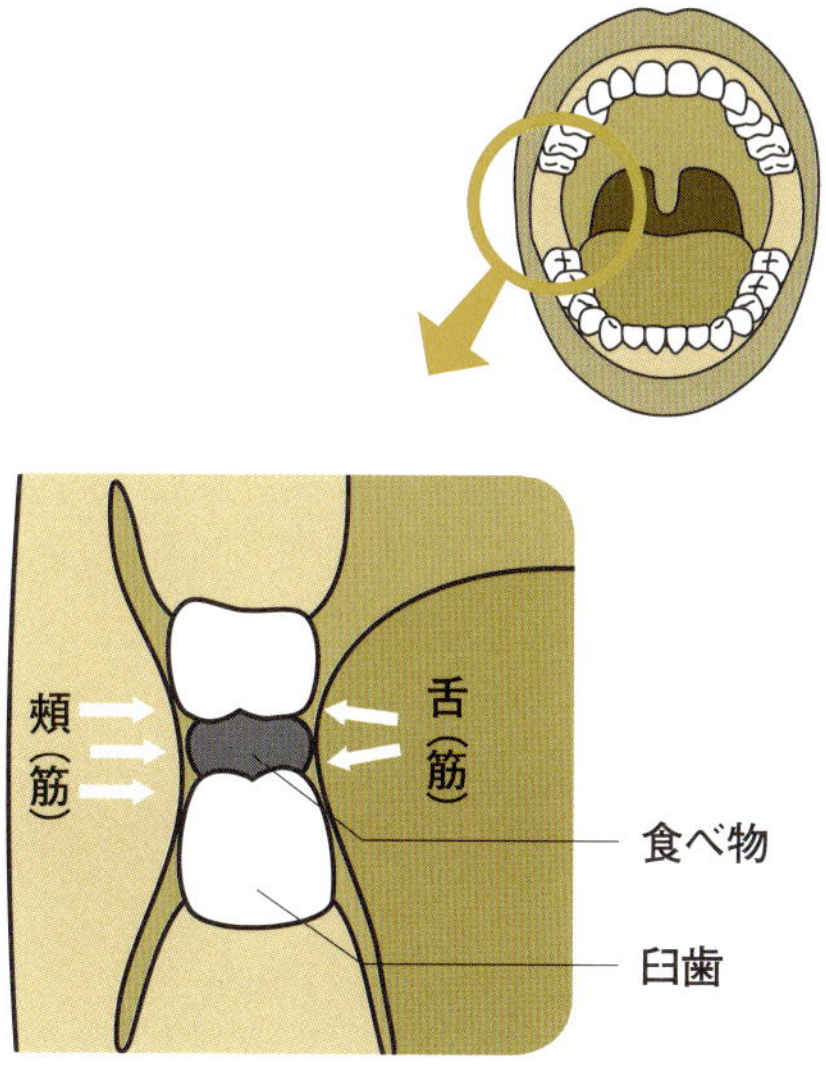

の上へ運び、咀嚼《そしゃく》を助けます。また、舌と同様に、食塊形成《しょっかいけいせい》の一助となっています（図4）。

❺ 口蓋《こうがい》

口蓋は前方の硬口蓋と後方の軟口蓋に区別されます。

硬口蓋は舌と協力して食べ物を挟んでつぶすなどして、食塊形成に働きます。そのほか、舌を硬口蓋にこすりつけながら食べ物をのどの入り口まで運びます。

軟口蓋は口蓋垂《こうがいすい》（のどちんこ）がある部位です。嚥下《えんげ》するときに舌の後方、のどの後壁と接触して嚥下圧をつくります。また鼻へ回る通路に蓋《ふた》をして、食べ物が鼻腔《びくう》へ逆流するのを防止する働きがあります（図5）。

手術などで軟口蓋が大きく欠損した場合、嚥下圧が弱くなったり、食べ物が鼻へ回ってしまい、うまく嚥下できなくなる可能性があります。

❻ 歯

歯のおもな機能は食べ物の切断、咀嚼です。前歯で食べ物を切断し、臼歯（奥歯）ですりつぶします。また、咀嚼したものを舌や頬粘膜《きょうねんまく》と協力して食塊形成し、嚥下する準備を行ないます。

図5　舌と口蓋の働き

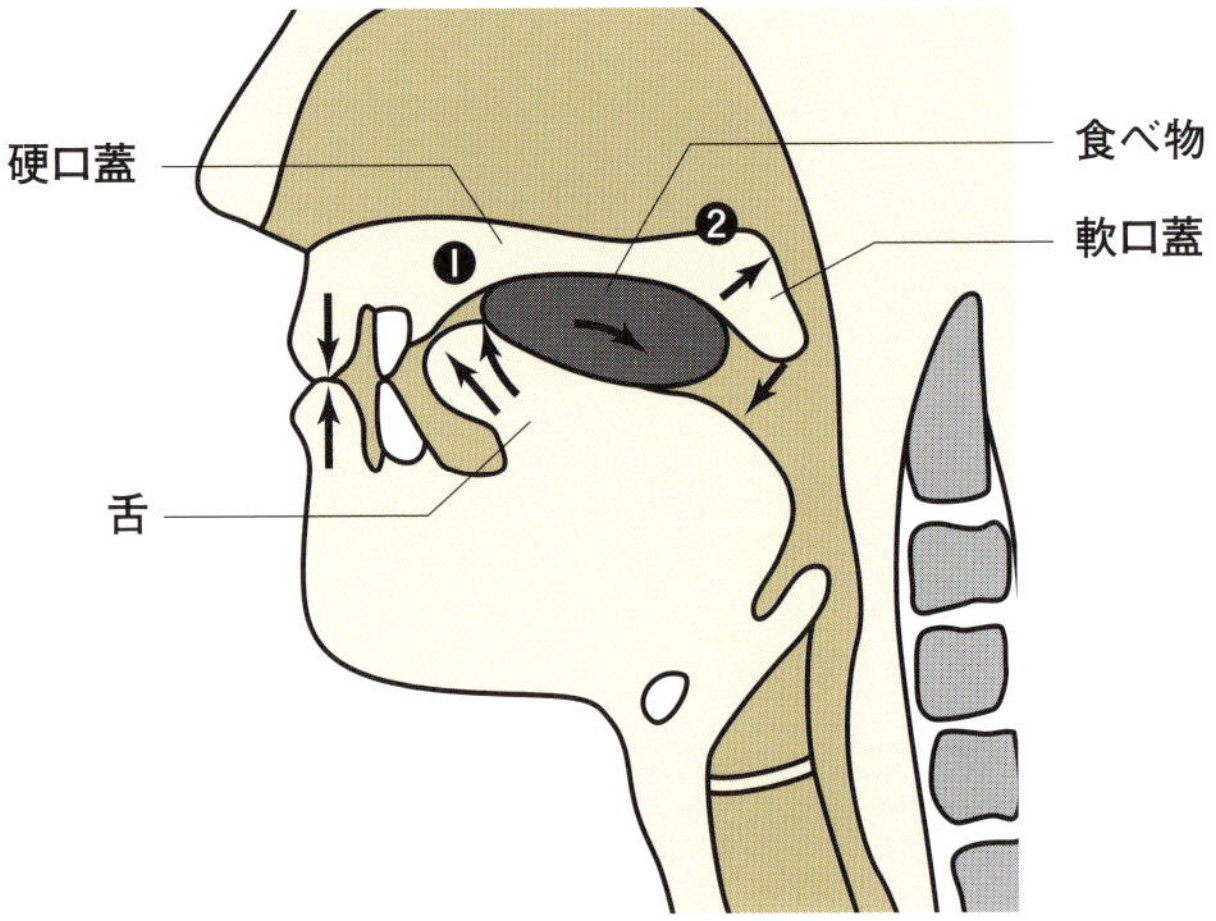

❶ 舌と硬口蓋で咽頭へ送り込む
❷ 軟口蓋による鼻腔への逆流防止

のど（咽頭《いんとう》、喉頭《こうとう》）

狭義ののどとは、消化器系の役割を果たす〝咽頭〟を示します。今回、これに呼吸器系の〝喉頭〟も含めて「のど」として説明に加えます。

❶ 咽頭（食べ物の通り道）

咽頭は鼻腔、口腔《こうくう》から食道へとつながる中空性器官です。上咽頭《じょういんとう》、中咽頭《ちゅういんとう》、下咽頭《かいんとう》の3部位に分

図6　咽頭腔の構造

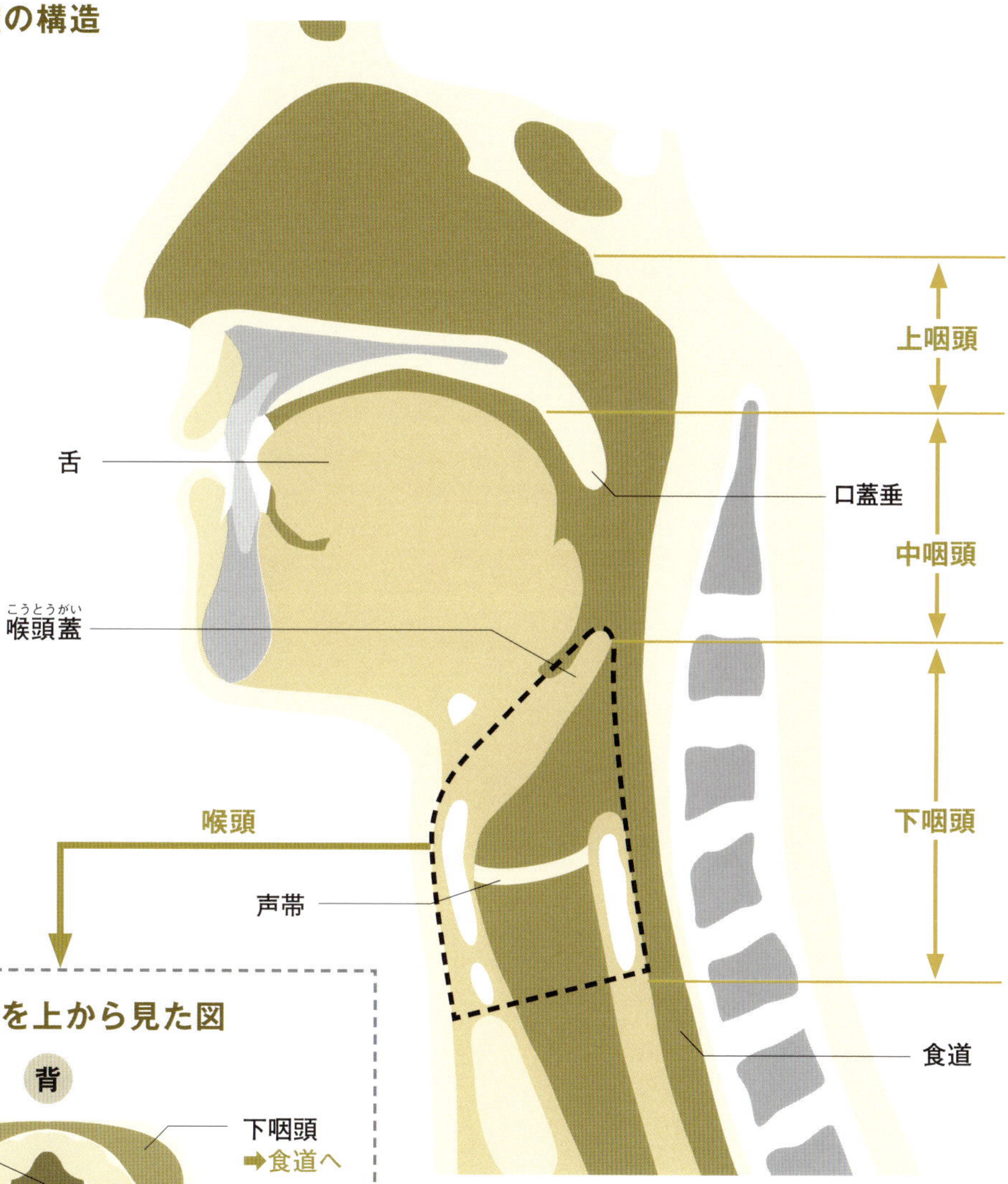

図7　喉頭を上から見た図

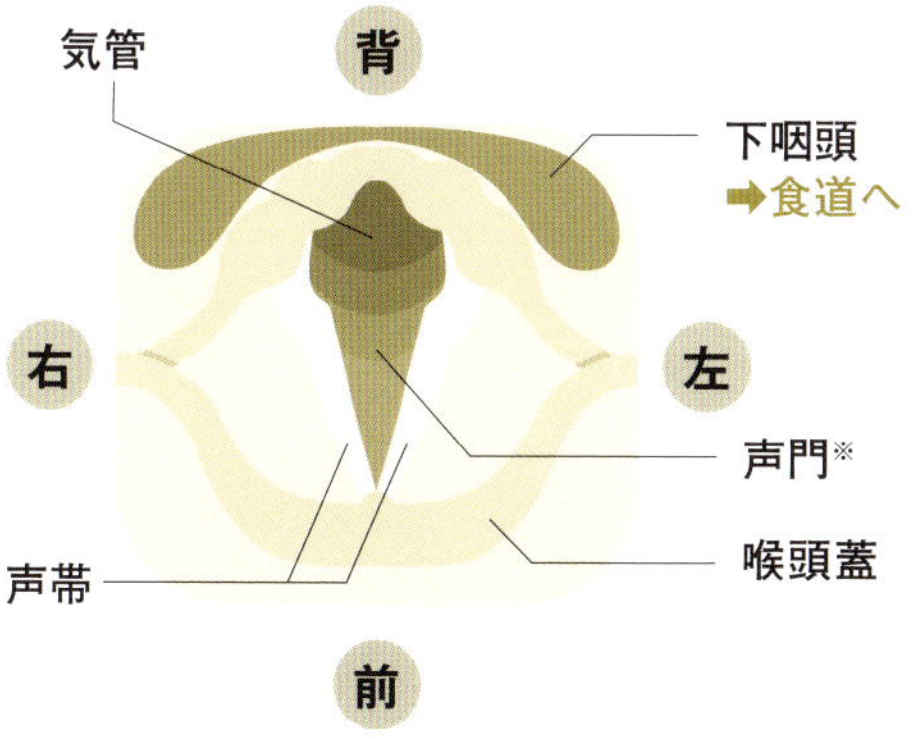

※声門は左右の声帯にはさまれた空間を指す。

けられます。

咽頭《いんとう》は各骨格筋によって形成され、その収縮などによって嚥下《えんげ》運動を行ないます。中咽頭《ちゅういんとう》は口腔《こうくう》の後方に位置する部位で嚥下運動のときののどの入り口になります。下咽頭《かいんとう》は中咽頭から食道に続く位置です（図6）。

❷ 喉頭《こうとう》（空気の通り道）

喉頭は下咽頭の前方に位置していて、一般に〝のどぼとけ〟といわれている甲状軟骨《こうじょうなんこつ》に覆われています。気管の上部にあたり、発声にかかわる機能を持ちますが、嚥下運動のさいには食べ物が気道へ流入して誤嚥《ごえん》してしまうことを防ぐ機能も果たします。

喉頭には喉頭蓋《こうとうがい》と呼ばれる蓋《ふた》があり、嚥下のさいに喉頭に蓋をして気管に食べ物が流入してしまうことを防ぎます。また、発声で重要な役割を持つ声帯が閉鎖することで、食べ物が気管へ入ってしまうことを防ぎます（図6、7）。

3 嚥下運動のメカニズムと障害

嚥下運動の一連の流れ、メカニズムとともに、治療によってどんな障害が起こるかを紹介します。

嚥下運動は一般に3つのステージに分けられています。①口腔期、②咽頭期、③食道期に分けられ、それぞれのステージによって嚥下障害の内容が異なります。また、障害の程度によってリハビリテーションに適した食形態があります。食形態の選択も良好なリハビリテーションの進行に大きく関与します。治療による障害とともに、その対策のポイントも紹介します。

① 口腔期

口腔から咽頭に食塊《しょっかい》を送り込むステージで、舌が口蓋《こうがい》と協力して口腔後方へ食塊を移動させる運動が中心です。

まず、咀嚼《そしゃく》した食べ物を唾液《だえき》と混ぜて食塊形成を行ない、形成された食塊を舌根《ぜっこん》部まで運搬し、嚥下する準備を行ないます（図8）。

【治療による障害】

舌《ぜつ》がんや舌がん以外の口腔がんの手術で切除の範囲が舌に及んだ場合、舌の運動が制限されて食塊を送り込むことがむずかしくなります。また、放射線治療などで口腔乾燥を生じた場合、口腔内の移動や食塊の形成が困難になります。

【対策のポイント】

口腔内に食べ物を置くとき、健常組織として残っている部位や舌後方に置くようにします。また、流動性のよい食形態にすると、舌後方に送り込みやすくなります。ゼリーやミキサー状の食形態がこれにあたります。スープなど、液体の多い料理も適しています。また、頭や顔の向きを変えて重力で食塊を後方へ送り込む方法があります。

② 咽頭期

食塊を咽頭から食道へと送るステージです。「ごっくん」と飲み込んでいる瞬間です。舌後方と軟口蓋、咽頭後壁が接触して食塊を咽頭に力強く押し出します。これを嚥下圧といいます。同時に食道へとつながる食道入口部《しょくどうにゅうこうぶ》が開き、食べ物を送り込みます。このとき、鼻腔《びくう》へのルートを閉

図8　口腔期

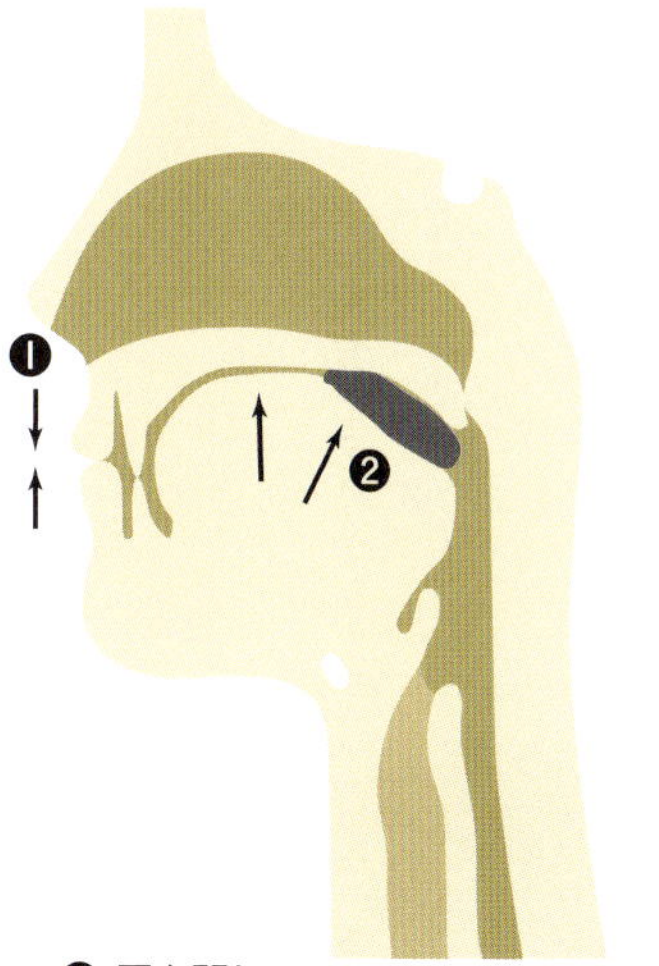

❶ 唇を閉じる
❷ 食塊形成し、舌根部に送り込む

図9　咽頭期

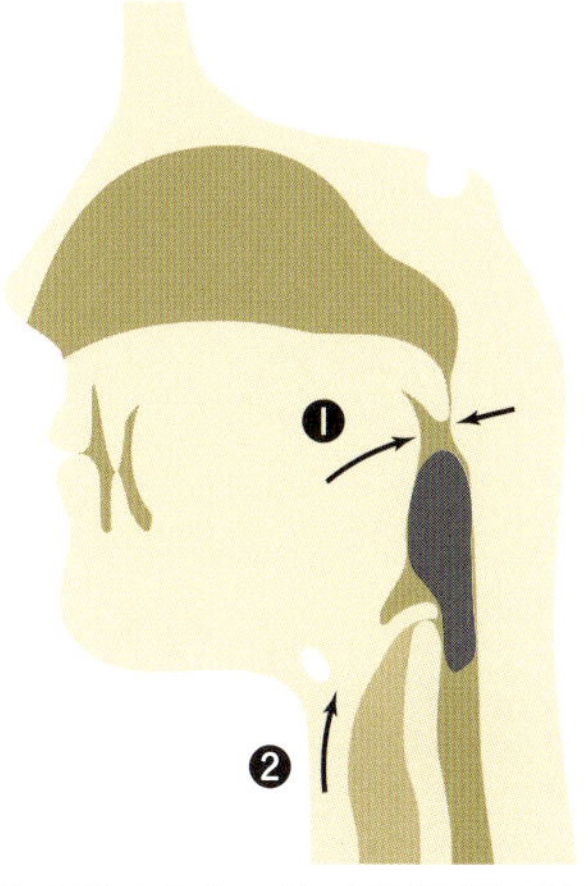

❶ 舌後方と軟口蓋、咽頭後壁が接触する
❷ 喉頭が挙上し、食道入口が開大する

図10　食道期

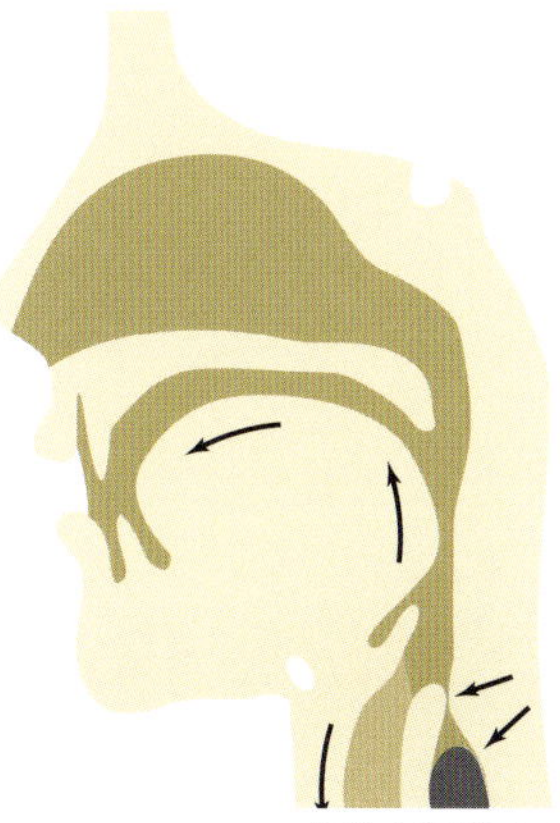

食道を通過する

鎖して鼻に回らないようにしています。
また、「ごっくん」と嚥下《えんげ》するとき、喉頭《こうとう》の入り口の喉頭蓋《こうとうがい》が気道への入り口を閉じて、気道に食べ物が回らないようにしています（図9）。

【治療による障害】

軟口蓋《こうがい》や舌《ぜつ》後方に切除が及んだ場合、鼻腔《びくう》への逆流が生じたり、嚥下圧をかけられずに一度で飲み込めない状態になります。また、放射線治療で口腔《こうくう》乾燥や口腔内の粘つきが強くなってしまった場合、のどに引っかかるような違和感が出ることがあります。

【対策のポイント】

食べ物が鼻腔へ回ってしまう場合、指で鼻をつまみながら嚥下すると飲み込める場合があります。また舌が充分動くように、舌のリハビリも必要です。
食道入口部《しょくどうにゅうこうぶ》の開きが悪い場合、顔を横向きにして肩を眺めるような姿勢をとることで改善する場合があります（回旋姿勢の導入）。この姿勢のポイントは、①肩を動かさないこと、②できるだけ横を向くことです（図11）。

③ 食道期

食べ物を食道から胃へ送り込むステージです。食道入口部は食べ物が通過した後、再び閉鎖して逆流を予防しています。
なお、頭頸部《とうけいぶ》がんによってこの部位に障害が起こることはありません（図10）。

嚥下障害と食事の選択

障害を受けた部位や範囲、嚥下運動が障害されているステージはさまざまです。リハビリテー

図11　回旋姿勢

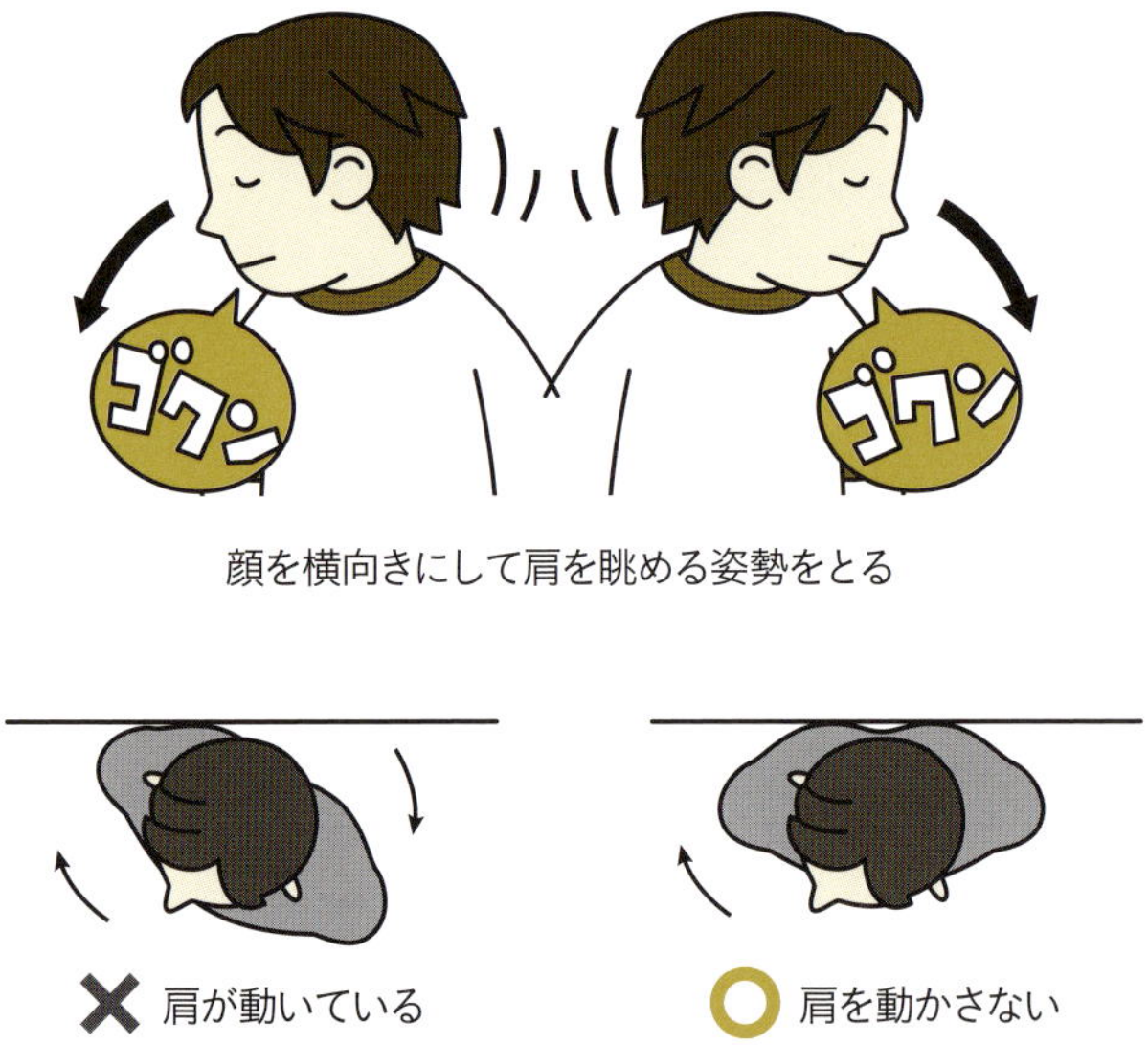

図12　嚥下調整食のコード分類

離水が少なく、スライス状にすくうことが可能なゼリー

すくった時点で適切な食塊《しょっかい》状となっているもの
例 ムースがゆ（52㌻）、プリン、ムース、卵豆腐など

食品をミキサーにかけてまとまりを持たせたもの
例 全がゆミキサー（56㌻）、つぶのないペースト食、かぼちゃのピュレなど

ミキサーにかけまとまりをもたせたもので、やわらかい粒が残っているもの
例 少し粒の残る全がゆミキサー、粒のあるペースト食、バナナヨーグルト（つぶしバナナ）など

舌で押しつぶして送り込みが可能なもの
例 全がゆ（64㌻）、やわらかい煮込みハンバーグ（73㌻）、チキンクリームシチュー（72㌻）

箸やスプーンで切れるやわらかいもの
例 軟飯（86㌻）、肉じゃが、かぶのそぼろあんかけ（101㌻）、白菜の煮浸し（100㌻）

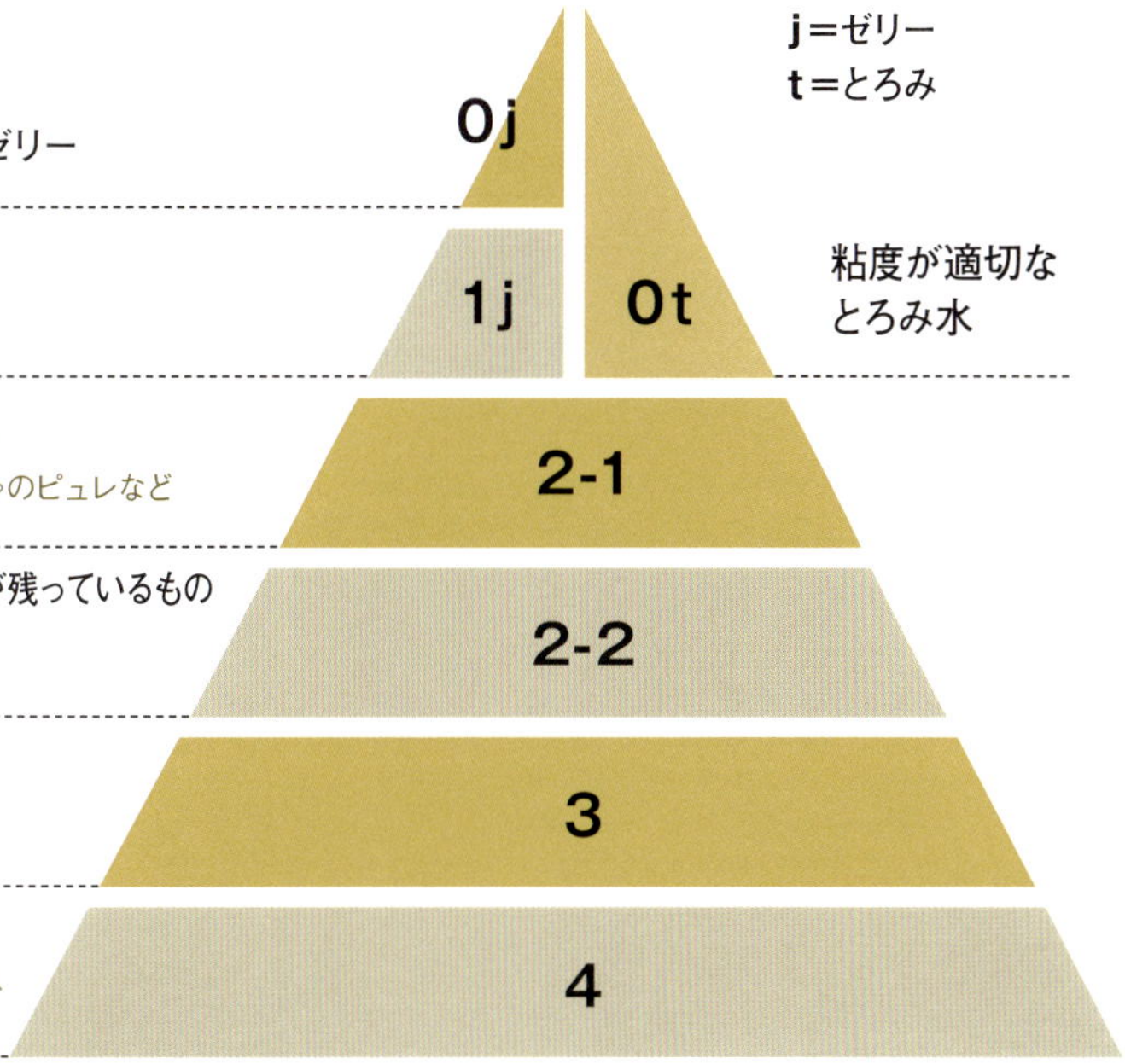

出典：日本摂食・嚥下リハビリテーション学会「嚥下調整食分類2013」をもとに作成
※本書で紹介する料理には掲載ページを付した

ションでは個々の状態に応じてプログラムが組まれます。食事を使ったリハビリでは、進捗状況に応じて適切な食事を選ぶことが大切です。

　図12は「日本摂食・嚥下リハビリテーション学会」による嚥下調整食のコード分類です。当院でもこの分類に沿ってリハビリ食のメニューを調整しています。ピラミッドの最上段のコード0はゼリーやとろみ水に限られますが、リハビリが進むにつれてコード1、2、3とピラミッドの下の段に移り、食べられるものの種類や形態が広がります。

　なお、リハビリはかならずしもコード0から始まるわけではなく、それぞれの症状によってスタートする段階は異なります。どのような形態なら安全に食べることができるか、症状に応じた食事をとりながら徐々に形態を調整していくことが、嚥下リハビリテーションの基本です。

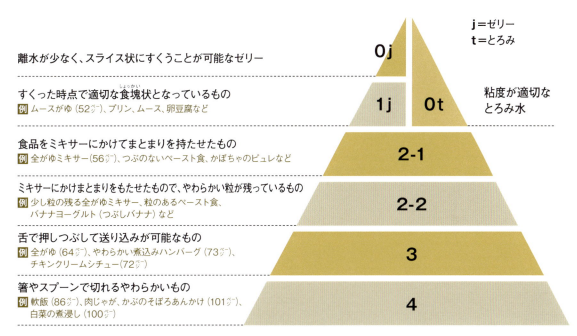

4 嚥下リハビリテーションの実際

嚥下《えんげ》リハビリテーションは、食事を使わない「間接的訓練」と、実際に食べることをリハビリテーションとする「直接的訓練」に分けられます。間接的嚥下訓練は直接的嚥下訓練の準備と考えるかたもいらっしゃいますがかならずしもそうではなく、直接的嚥下訓練が始まっても嚥下関連器官のリハビリテーションのために同時に進めることが重要です。直接的嚥下訓練を進めるさいに、どんな食事を用いるかは、本書に紹介したレシピを参考にしてください。

間接的嚥下訓練

26〜29㌻に紹介した①〜⑨のメニューを朝・昼・夕の1日3回、各5〜10セットずつ行ないます。

これらは間接的嚥下訓練の一部です。それぞれ主治医に確認して、ご自身の症状にあったリハビリテーションを選択する必要があります。

直接的嚥下訓練が始まった場合でも、舌やのどの筋力強化のために並行して実施することをおすすめします。

① 頸部ストレッチ

頸部には嚥下運動に関する筋組織が豊富にあるため、②〜⑨のリハビリの前に準備運動として行ないます。

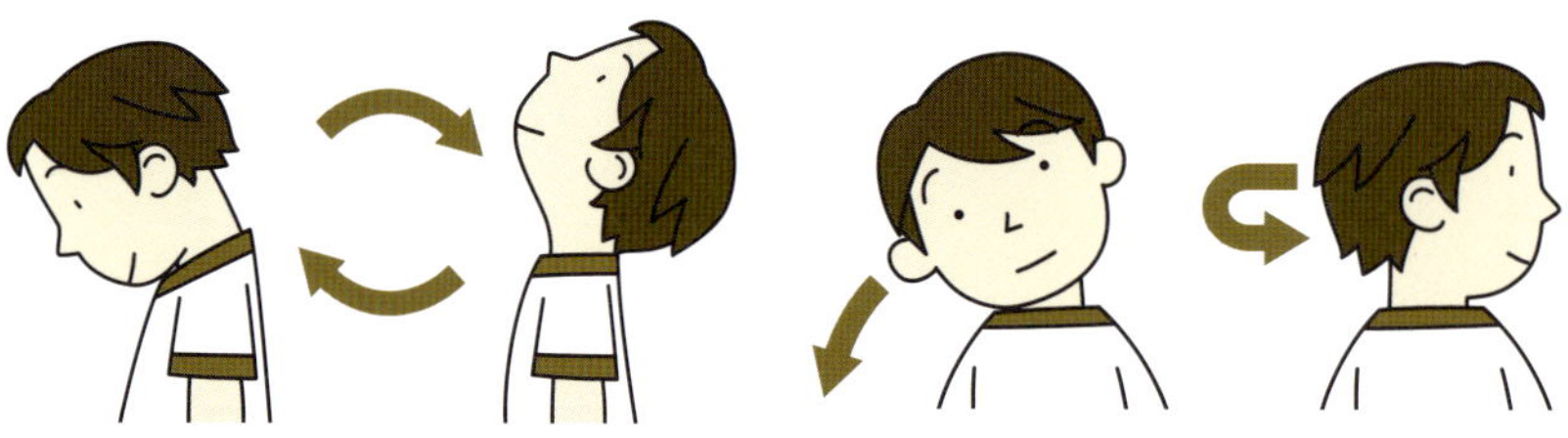

1. 5〜10秒、首を前後に倒します。

2. 5〜10秒、首を左右に倒します。

3. 5〜10秒、首を左右にひねります。

② 舌ストレッチ

舌の運動障害が生じた場合に、舌の筋力を強化して可動域を広げます。

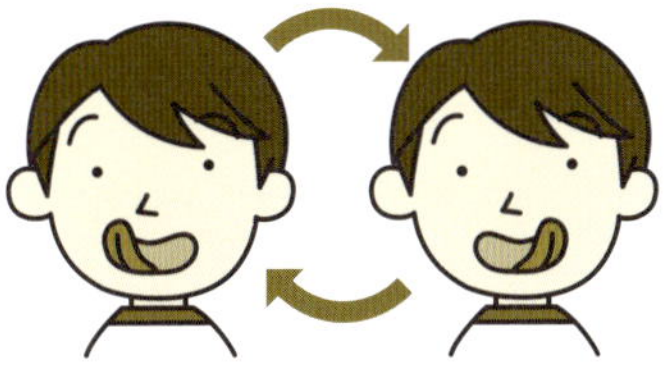

1. 舌を左右の口角につけて5～10秒キープします。

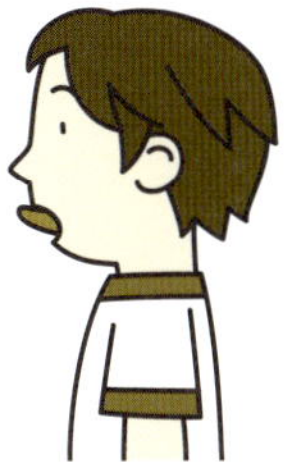

2. 舌を上あごにつけて5～10秒キープします。

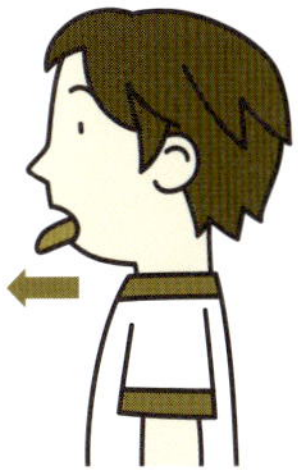

3. 舌をできるだけ前に出して5～10秒キープします。

③ 舌《ぜつ》・舌根《ぜっこん》負荷訓練

舌および舌根部の筋力を強化します。

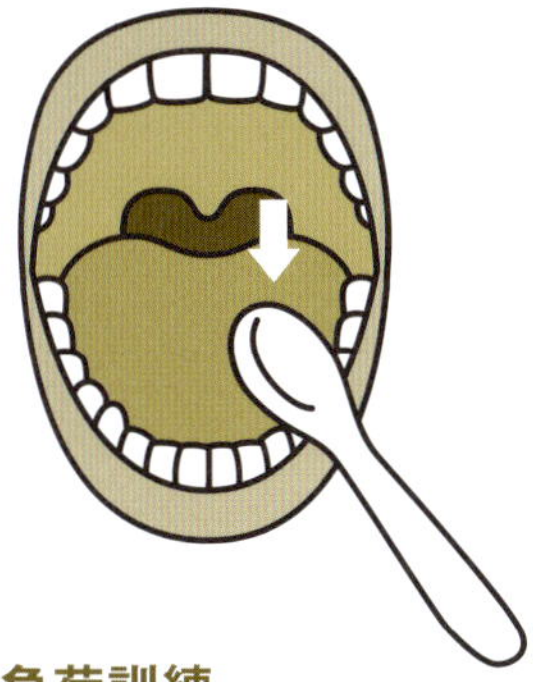

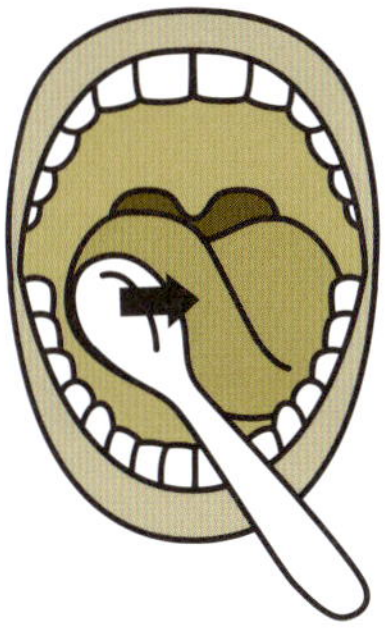

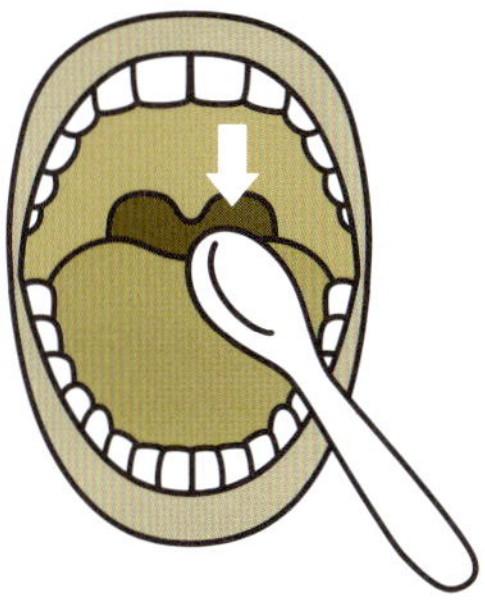

舌負荷訓練

1. 舌を前方に出します。小さなスプーンや木べらで舌の先端を押して抵抗を加え、それに逆らって舌で押し返します。この状態を5～10秒キープします。

2. 舌を左右に動かしたさいに、小さなスプーンや木べらで舌の側面を押して抵抗を加えます。それに逆らって舌で押し返します。この状態を5～10秒キープします。

舌根負荷訓練

舌根を小さなスプーンや木べらで押して抵抗を加えます。それに逆らって舌全体で押し返します。この状態を5～10秒キープします。

④ 口唇《こうしん》閉鎖訓練

口を閉じるための筋力を強化します。口を閉じる訓練をして嚥下のときに口から圧力が漏れないようにします。

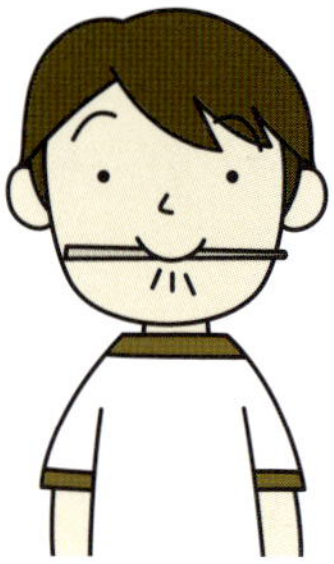

1. 箸や木べらを唇ではさみ、「ぎゅっ」と閉じた状態を5～10秒キープします。
2. 唇ではさんだ箸や木べらを、さらに手で引っ張り負荷をかけて5～10秒キープします。
※歯で箸や木べらをかまないように注意してください。

⑤ ハフィング

食べ物や飲み物が気管に侵入するのを予防します。また、誤って気管に入ってしまった場合に、気管や肺に停滞しないように咳の力で出すことができます。

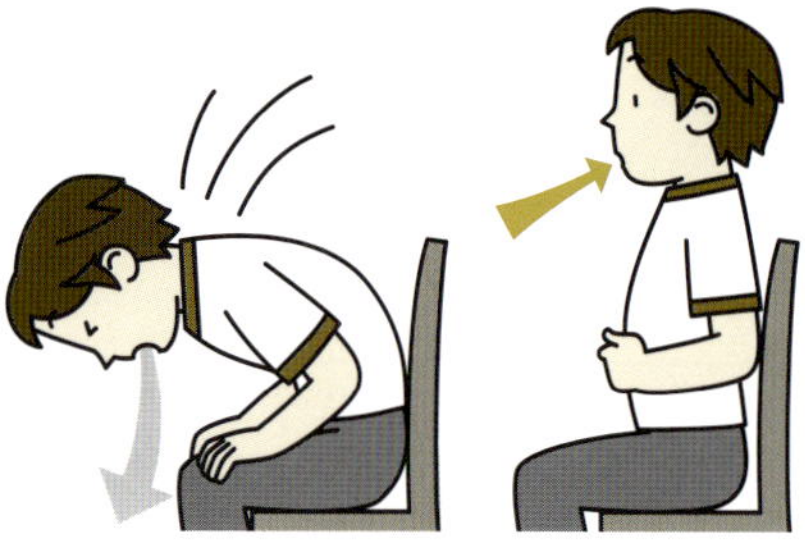

1. いすに座り、おなかに手をあてます。
2. おなかをふくらませながら、息をたくさん吸い込みます。
3. できるだけ頭を下げて（両膝の間に入るくらい）、「ハッ！」と勢いよく息を吐き出します。

⑥ シャキア・エクササイズ

嚥下に関連するのどの周囲の筋力を強化します。

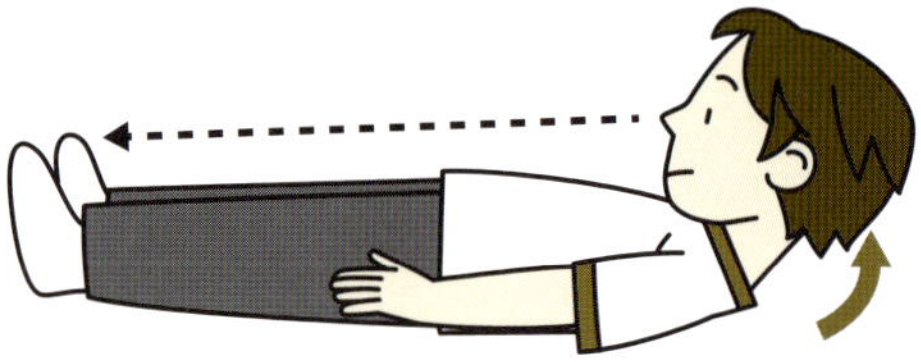

1. ベッドに仰向けになります。このとき、枕は使用しません。
2. ベッドに肩を付けたまま、頭だけを上げてつま先を見て10～60秒を数えます。
3. 頭を下げて1分間休憩します。

⑦ 喉頭《こうとう》挙上訓練

実際に嚥下運動を用いて、嚥下に関連するのどの周囲の筋力を強化します。

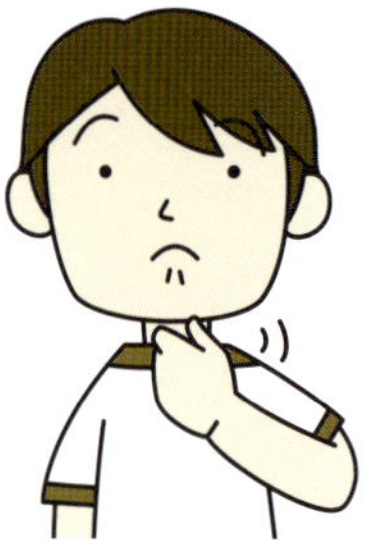

1. 奥歯をかみ合わせて、舌全体を上あごにつけます。
2. その状態で「ゴックン」と唾液《だえき》を飲み込みます。
3. ゴックンの「ク」で息を止めて、のどぼとけが高く上がっている状態を5～10秒キープします。

⑧ プッシングエクササイズ

声門閉鎖にかかわる筋力を強化します。

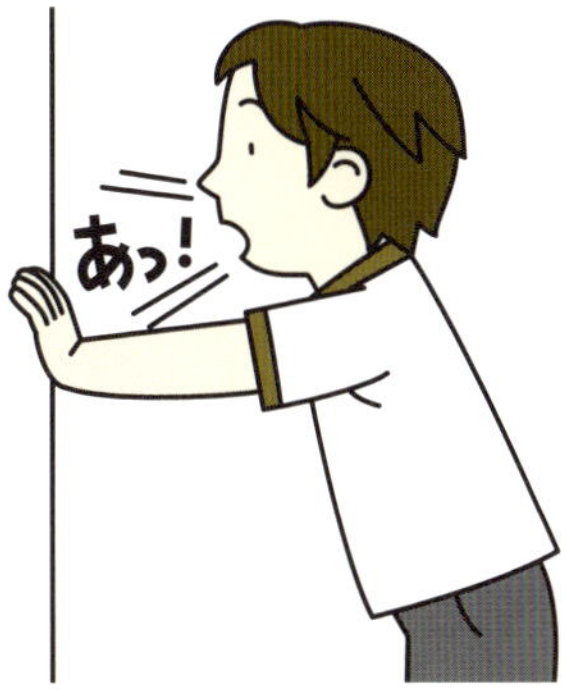

1. 足を前後に軽く開き、壁に手のひらをあてます。
2. 息を吸って止めて、手に体重をかけます。
3. 手で壁を押しながら、「アッ」と力強く声を出します。

⑨ 鼻《び》咽《いん》腔《くう》閉鎖訓練

鼻咽腔閉鎖にかかわる筋力を強化します。

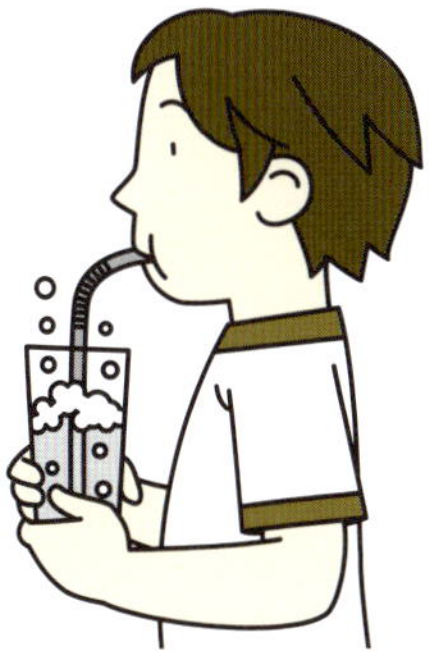

1. ストローでコップの水をできるだけ長くブクブクと泡立てます。ゆっくり、長く吐き出すことを心がけてください。

直接的嚥《えん》下《げ》訓練

実際に食事をしてリハビリテーションを行ないます。手術や放射線、抗がん剤による治療のあとに、これまでできていた食事ができなくなった場合は、ふだんの食事そのものがリハビリテーションとなります。

嚥下障害のある患者さんにとって食べやすさ、飲み込みやすさを決めるポイントは3つあります。それは「かたさ」、「付着性」、「凝《ぎょう》集《しゅう》性」です。

【かたさ】 弱った力でもかむことができる、またはすりつぶして食事できるやわらかいもの。

適度にやわらかく、まとまりのあるものが嚥下しやすい理想のかたさです。咀《そ》嚼《しゃく》する力（かむ力）が落ちていると、かたいものを細かくして飲み込むことがむずかしくなります。かまなくてもよいくらいやわらかい食事を選んだり、細かく刻むなど調理をくふうする必要があります。

【付着性】 口やのどに貼りつかないもの。

のりやわかめなどは口やのどに貼りついて飲み

込むことがむずかしくなります。また、放射線治療の合併症で口やのどの中が乾燥している患者さんは、ほかの食事でものどに引っかかってしまうことがあるので、注意しましょう。

【凝集性】　口の中で散らばらず、まとまりやすいもの。

パサパサしているもの、かたく、水分が含まれていないものは、口の中で散らばって飲み込むことがむずかしくなります。とろみやあんかけなど、まとまりやすい調理方法にしてください。

また、口の中で散らばってしまうものはこまめに水分摂取しながら食事すると飲み込みやすくなります。

嚥《えん》下《げ》リハビリテーションの目標

入院して手術や放射線、抗がん剤治療を行なった場合は、まず退院を目標とします。しかし、このときが嚥下リハビリテーションのゴールではありません。自宅で準備ができる食形態に安定し、誤《ご》嚥《えん》なく食事ができることが退院の一つの目安となります。退院時はかならずしも常食が摂取できるとは限りません。水をじょうずに飲むことができない場合もあります。退院後も食事の調整を続けて、さまざまな食事や食形態に挑戦することが重要です。

リハビリテーションは日々の訓練の積み重ねであり、急に進歩することも珍しくありません。できないことがあってもあきらめずに、主治医や家族といっしょに目標を調整して、時間をかけてゆっくりと進めることが重要です。

頭頸部がんの口腔ケア

口やのどのがん治療後、少しずつでも口から食事をとっていただくことは、栄養状態を改善し、体力を回復していただくためにたいへん重要です。またなによりも食の楽しみをとり戻していただきたいと思います。ここでは、そのためにポイントとなる口腔《こうくう》のケアについて説明します。

富塚 健／歯科 部長

1 口腔という環境

18㌻にあるように、口腔内の表面は粘膜で覆われ、粘膜の表面は唾液《だえき》で潤されています。歯やインプラントは、歯肉《しにく》という粘膜を貫通して口の中に出ており、義歯《ぎし》（入れ歯）は、歯が失われた跡の粘膜に直接載るように装着されます。

口の中には常に多種、多数の細菌などの微生物が存在し、歯、義歯、粘膜の表面、唾液中に棲息しています（常在菌叢《じょうざいきんそう》）。菌の数がある程度以上多くなったり、体の局所や全身の抵抗力が下がったりすると、常在菌による病気（歯周病や虫歯もそうです）が発症します。特に、歯周病の原因菌は血流に乗り、全身へ波及する可能性があり、心臓や血管の病気の原因の一つになります。また、口腔、咽頭《いんとう》から気道に波及した細菌は肺炎（誤嚥《ごえん》性肺炎）の原因になることもわかっています。

こうした理由から、口の中の菌の数をコントロールすること（プラークコントロール）は、たいへん重要になります。

2 がん治療後の口の中の変化

狭い範囲内に多くの器官が存在する口やのどでは、これらの器官が絶妙に協調して、咀嚼《そしゃく》や嚥下《えんげ》、発音などの機能を発揮しています。

がんのできた部位や手術の範囲にもよりますが、手術後は、口の中やのどにかけての形態が変化します。その結果、開口しにくくなったり、舌の機能が制限を受けたり、口の中の知覚や味覚が低下したりします。とくに皮弁《ひべん》を使った再建手術では、皮弁の部分には知覚がなく、元来のその部位の機能があまり期待できません。

このため、どうしても口の中には食物の残りがたまりやすくなり、手術前とはブラッシングの方法も変える必要が生じます。唾液《だえき》の量が少なくなり（放射線治療も受けている場合など）、口の中が乾く場合も多く、特に舌や皮弁の表面では汚染物が付着しやすくなっています。結果として、口やのどに存在する細菌の数は多くなると考えられます（自浄作用が低下した状態）。また、食物を咀嚼して飲み込みやすい形（食塊《しょっかい》）にして、のどの方へ送り込むことがスムーズにできなくなる（嚥下障害）ことも少なくありません。口の中の細菌を増やさないようにケアをしないと、夜間に唾液とともに細菌が気道へ流入し、誤嚥《ごえん》性肺炎のリスクが高まってしまいます。

3 手術後の口腔ケア

「口腔《こうくう》ケア」というと口の中をきれいにすることを意味する場合が多いですが、実はそのほかに、口の摂食や嚥下の機能を回復することも含めたものを意味していることもあります。ここでは以下の3つに絞って説明します。

- **口腔細菌を増やさないこと**（口腔清掃）
- **口の中をできるだけ乾燥させないこと**（保湿）
- **口腔のリハビリテーション**（咀嚼、嚥下の補助装置）

口腔清掃

手術前よりも口の中で細菌等が増殖しやすい傾向にあります。特に口から食事をしていないと、唾液の分泌が少なく、舌やほおの粘膜などを動かすことが減り、細菌が増えやすくなります。手術後は口腔内の環境も変わり、どうしても歯周病を悪化させやすく、新たな虫歯もできやすくなっています。嚥下障害の程度によっては、唾液中の細菌が咽頭《いんとう》、気道へ波及しないよう、より注意が必要です。

以前より口が開きにくくなったり、歯とほおの間や舌と歯の間のスペースが小さくなったりしている場合には通常のハブラシよりもヘッドの小さなものを選び、歯の間を磨く清掃用具も併用して、歯の表面をすべてカバーできるようにブラッシングします（図1）。口腔清掃の基本はブラッシングなどのセルフケアですが、ぜひ歯科衛生士の説明を受けて実践してください。歯周病やう蝕《しょく》の悪化を防ぐため、定期的に歯科で検診を受けるのが理想的です。

皮弁の部分は本来の粘膜とは性質が異なり、汚れが表面に付着しやすく、口腔乾燥があるとよりこびりつきやすくなります。日ごろからスポンジブラシ等を用いて、表面の汚れをていねいにとり除く必要があります（図2）。なお、この部分は知覚がありませんので、自分で清掃する場合の適切な器具の使い方や力の加減は担当医や歯科医療者（歯科衛生士、歯科医師）などによく聞いておきましょう。

手術後はやわらかい食べ物をとることが多くなってしまいますが、歯や粘膜の表面に付着して残りやすくなります。また、一回の食事量を少な

図1　ハブラシの種類

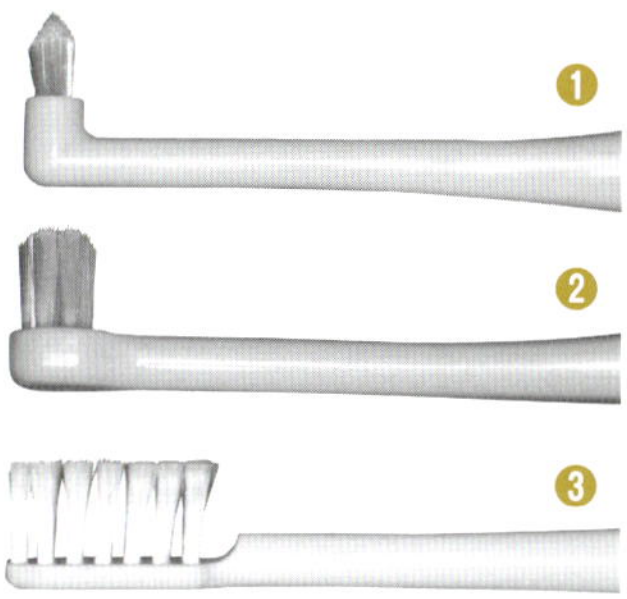

❶と❷ 歯を1本ずつ磨いたり、細かいところをピンポイントで磨くのに適している。
❸ 通常のハブラシよりもヘッドが薄くなっている

くし、その分食事の回数を多くしている場合は口の中に食べ物が入っている時間が長くなります。そのため、食後のブラッシングはこまめに行ないます。補助的に洗口剤を使って口をよくゆすぐこともよいでしょう。

口腔《こうくう》内の保湿

唾液《だえき》の分泌量が減ったり、手術によって、上あごと鼻腔《びくう》との間に通路ができていたり、上下の唇が合わせにくくなっていたりして、外気が口の中に入り込みやすくなり、口の中は乾きやすくなります。放射線治療も受けている場合は乾燥の度合いはより強くなり、長期化する傾向にあります。

口腔が乾燥した状態は、まず口の中の粘膜が非常に傷つきやすくなります。粘膜と歯や義歯《ぎし》、あるいは粘膜どうしがくっつきやすくなり舌も動きにくくなります（唾液の潤滑作用が発揮されない状態）。さらに、嚥下《えんげ》障害を助長しやすくなります。唾液の自浄作用が期待できないため、口の中の細菌は増殖傾向にあります。

まず、できるだけ水分をこまめにかつ充分にとりましょう。洗口剤等を用いる場合にはアルコール（かえって乾燥を助長します）を含まないものを使うようにします。また、口腔保湿剤も有効です。保湿剤は昼夜問わずに使えますが、じょうずに使うと就寝中の口腔乾燥を軽減させることがで

図2　手術後の口腔清掃

皮弁《ひべん》　汚染物

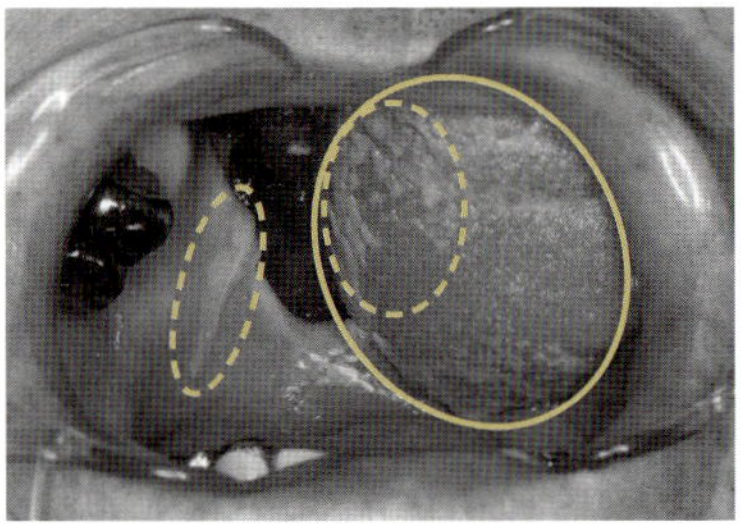

上あご切除後、腹直筋皮弁で再建されている状態。皮弁の表面は汚染物が付着しやすい。

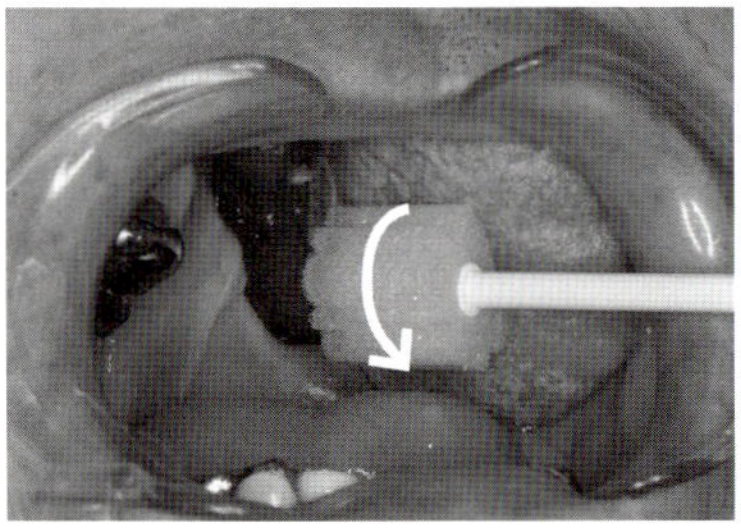

水に浸したあと絞ったスポンジブラシで汚染物をとり除く様子。スポンジブラシの回転方向に注意して、中心から外側へ、後方から前方へかき出すように動かす。

きます。保湿剤は、液状やジェル状のものがあり、口をゆすぐ、口の中の粘膜に塗る、スプレーで口の中に吹きつけるなど使い方もさまざまで、フレーバーにも種類があります。使いやすいものを選びましょう。

なお、口唇《こうしん》や口腔粘膜の乾燥が強いと、ブラッシングなど器具を使ったセルフケアがしにくくなります。乾燥が強いときには、まず保湿をしてからブラッシングすることをおすすめします。

また、住環境のくふう（室内を乾燥させない）やマスクの装着なども合わせて考慮するとよいと思います。

咀《そ》嚼《しゃく》、嚥下の補助装置

手術によって、多くの場合、咀嚼や嚥下の機能が影響を受けます。ここでは、咀嚼や嚥下を補助する目的で口腔内に装着される装置について説明します。手術後は咀嚼、嚥下機能を回復させるために、少しずつでも口から食事をとっていただかなければなりません。そのため、開口訓練、嚥下訓練などのリハビリテーション、食形態のくふうなど、多方面からのアプローチが必要になります。

❶ 義歯

失われた歯の形態と機能を回復する方法は基本的に、ブリッジ（失われた歯の本数が少ないときに適応）、デンタルインプラント、義歯の3つです。しかし、手術で歯肉《しにく》やあごの骨の一部などを切除する必要があった場合には、顎《がく》義《ぎ》歯《し》といわれる特殊な義歯が必要となります（中にはインプラントが併用されているものもあります）。顎義歯を装着する目的は、咀嚼機能を回復することが主ですが、上あごが一部切除されて口の中と鼻腔が交通している場合には、両者の間に仕切りを設けて（元来は骨があります）、飲食物が鼻

図3-1　腹直筋皮弁で再建された上あご（左側半分）

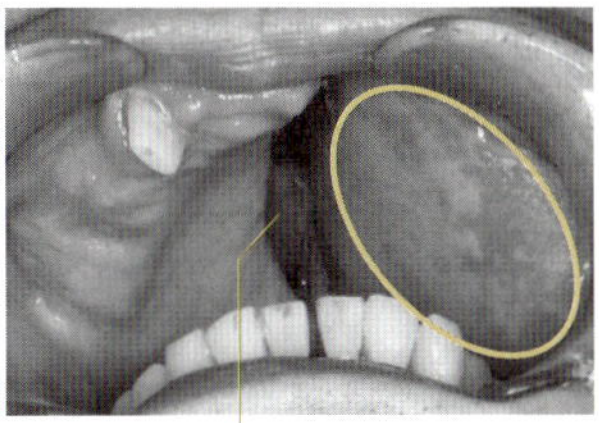

中央部で口腔と鼻腔が交通している。

図3-2　上あごの顎義歯

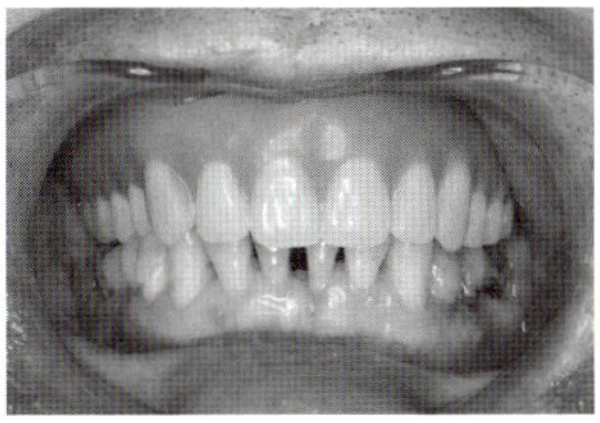

上あごに顎義歯を装着した様子。

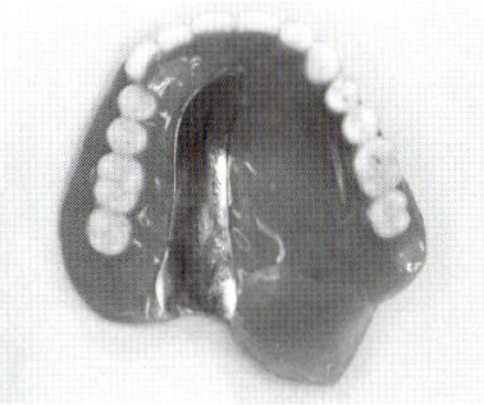

顎義歯

から漏れないようにすることも目的になります（図3）。食べ物をかみ砕いて、飲み込むまでの一連の動きでは、舌が食塊《しょっかい》（食べ物がかみ砕かれて、唾液《だえき》と混ぜられ、飲み込みに適した状態になっているもの）を上あごに押しつけながら、のどの方に送り込みます。図3のような義歯《ぎし》を装着することで、舌が上あごに押しつけられやすくなります。

また、義歯などでかみ合わせの位置が保てていないと、あごから頸にかけての筋肉や嚥下《えんげ》を司る筋肉が的確に機能せず、誤嚥《ごえん》を引き起こしやすくなります。かみ合わせは単に咀嚼《そしゃく》のためだけに大切なわけではありません。

顎義歯《がくぎし》は通常の義歯と同じ材質が使われますが、歯のみならず、手術で切除された歯肉やあごの骨も補うため、形が複雑で大きくなる傾向があります。さらに、手術後は前述のように口腔《こうくう》内の細菌等が増えやすい環境にあるので、義歯、残存している歯などの清掃はよりていねいに行なう必要があります（図4）。食後は義歯専用のブラシを使って汚れやぬめりをきちんと落とし、加えて義歯洗浄剤を使うことでできるだけ義歯を清潔に保ちます（義歯の表面ではカンジダといわれるカビの一種が増殖しやすくなっています）。残っている歯が歯周病の悪化のために失われたりすると、せっかく顎義歯で回復した口の機能なども、再び損なわれてしまうことになるので、清掃を怠らないようにしてください。

顎義歯に慣れて、違和感なく使えるようになるまでには、一般的に時間がかかります。また、口の中の形は時間の経過に伴ってわずかずつ変わっていきます。皮弁《ひべん》の部分は手術直後から1年間くらいで3〜5割程度ボリュームが減るともいわれています。義歯が合わないまま使用していると歯肉などに傷ができたり、隙間に汚れがたまりやすくなったりします。義歯に関しても定期的なチェックと必要に応じた調節は必要です。

図4　義歯の汚れをとる

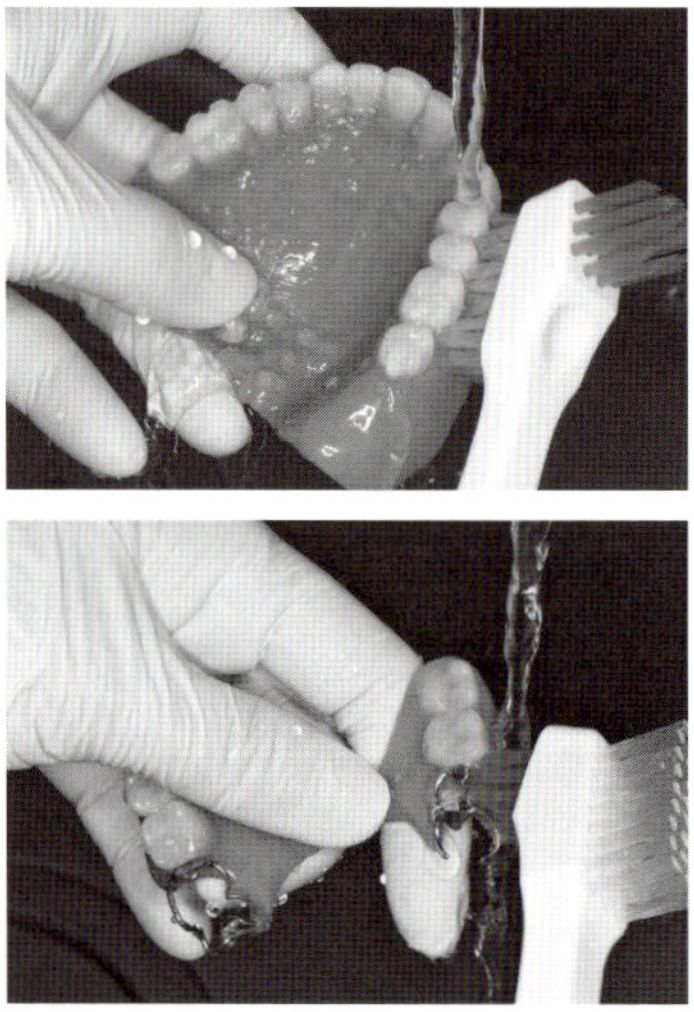

水で流しながら、義歯専用ブラシで表面の汚れをとり除く。

❷ 舌《ぜつ》接《せっ》触《しょく》補《ほ》助《じょ》床《しょう》

手術で舌のある程度の範囲を切除すると、当然、舌の機能は低下してしまいます（機能低下の程度は、手術で切除した範囲によります）。皮弁で舌のボリュームが補われている場合でも元来の機能は制限を受けます。舌は咀嚼や嚥下のさいに大きな役割を担っており、食塊を送り込むときには、前方からのどの方へ向かって舌を上あごに押しつける動きをします。ここである程度の圧力が発揮されないと、嚥下がスムーズにできません。そこで、舌が上あごに接触し、圧力がかけられるようにしたものが、舌接触補助床です（図5ー2）。これはまた、発音を改善する装置でもあります。

この装置は通常の義歯と同様の素材が使われます。舌と接触する出っ張りの部分は手術後の舌の形態や機能の変化に対応した形に作られます。

❸ そのほかの装置

軟口蓋（嚥下のときにのどと鼻腔《びくう》の間に壁を作ります）の機能を補助する装置や、下あごのずれを矯正してかみ合わせを誘導する装置などがあります。

咀嚼、嚥下の補助装置は、手術の範囲や術後経過などによってその効果はさまざまであり、すべてのケースで適用になるわけではありません。摂食嚥下リハビリテーションのうちの一つの方策ととらえ、嚥下訓練や食形態のくふうなどと組み合わせて考える必要があります。

図5-1　腹直筋皮弁で再建された舌

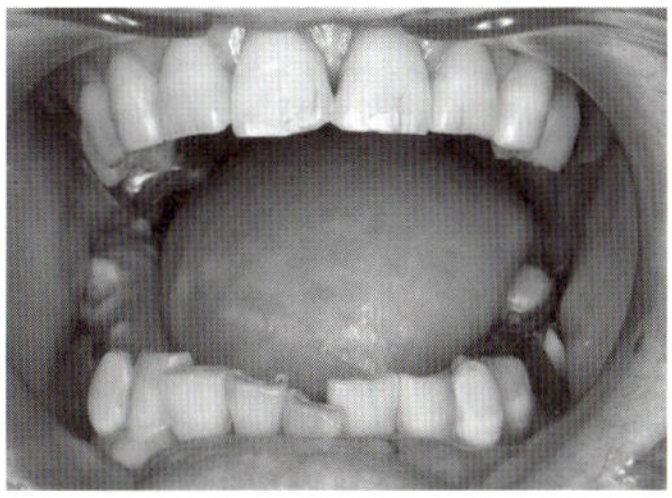

図5-2　舌接触補助床を装着したところ

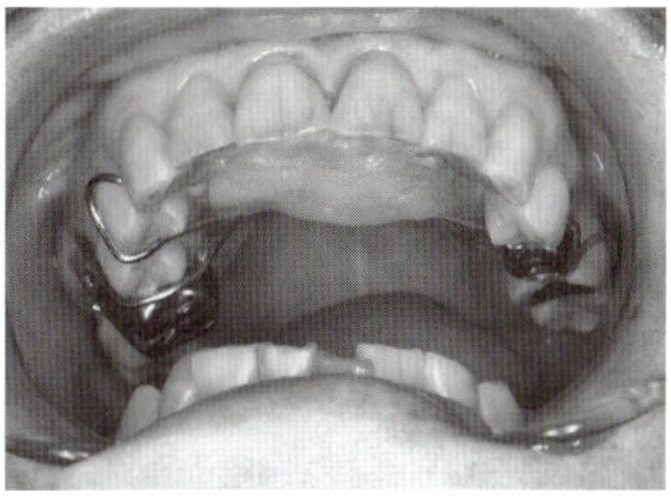

これにより舌が上あごに接触しやすくなる。

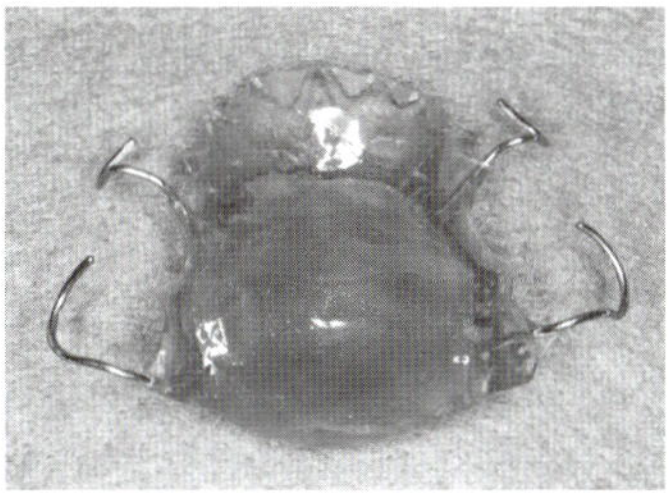

舌接触補助床

入れ歯のように歯にばねをかけて、上あごに装着する（総入れ歯のタイプもある）。

機能障害に応じた食生活アドバイス

退院後は、多くの専門職に支えられていた入院中とちがい、自分や家族の手で食事を用意し、トラブルが起きないよう、食べ方もくふうしなければなりません。退院後の食生活をスムーズにすすめる方法を紹介します。

鵜沼静香／摂食・嚥下障害看護認定看護師
豊田生子／リハビリテーション部　言語聴覚士

機能障害とつき合うには

強みと弱みを確認しましょう

治療後は食事に関するいろいろな不安があるかもしれませんが、自分を信じて前向きにとり組んでみてください。いつかきっと、家族や友人と笑顔で楽しく食事をすることができる日が訪れます。頭頸部《とうけいぶ》がんの治療を受けると、食べる機能にさまざまな障害が生じます。

大切なことは、自分の機能障害を正確に、また具体的に把握することです。まず、食べる機能のどこがどのくらい障害されているのか、そのためにどんな症状が生じて食べにくいのかを知っておきましょう。逆に、どの機能は正常なのかも知っておく必要があります。強みとなるその正常な機能で障害された機能をカバーすることもできるからです。そうした食べることに関する強みと弱みを把握できていると、自分に合う食事の〝形態〟を的確に選ぶことができます。

焦らずにレベルアップを

朝はむせて食事が充分にとれなかったけれど、昼にはじょうずに食べられたなど、そのときのコンディションによって食べられる量は変化します。また、食事に30分以上かかると、疲労によって誤嚥《ごえん》が起こりやすくなるといわれています。そのため、食形態をレベルアップする基準は、「食事にかかる時間が30分以内で、3食続けて7割以上食べられたとき」とされています。

嚥下《えんげ》障害のある人向けに開発された総菜なども活用して、コンディションのよいときに、一品ずつ、段階を踏んでレベルアップしてみましょう。ただし、むせや発熱など誤嚥のサインが出てきた場合は、元のレベルに戻す必要があります。

食形態の選び方に迷ったら、医師や看護師、言語聴覚士に相談しましょう。体重減少は栄養が不足しているサインです。その場合は早めに相談してください。

（指導／鵜沼静香）

生活のポイント

リハビリテーションを続けましょう

治療がひと段落したら、躊躇《ちゅうちょ》もあるかもしれませんが、仕事、人づき合い、趣味などにとり組んでみてください。思ったよりもむずかしくないかもしれません。

また、治療中は提供されなかったものの中に食べやすい食品があるかもしれません。少しずつ試してみましょう。そして一歩一歩、ご自身の生活をとり戻し充実させていってください。

嚥下リハビリテーションをできる範囲で継続しましょう。無理なく、コツコツ、たゆまずとり組むことがたいせつです。日々、少しずつ動きがよくなっていくことが励みにもなると思います。

元気をとり戻すには

全身の機能は嚥下の機能にも影響します。全身の状態がよくないと、気力、体力、免疫機能などが低下し、誤嚥しやすくなったり、食べ疲れて食べる量が減ったりすることがあります。それらによって、さらに全身の状態が悪くなることもあるかもしれません。たとえば軽い体操や散歩から始めて、回復してきたら治療前に行なっていた趣味やスポーツにも少しずつ復帰しましょう。全身を動かす楽しさは気持ちを前向きにしてくれます。

声を出したり話したりすることが嚥下機能の回復に役立つことがあります。挨拶語など短い言葉から話してみましょう。本を音読したり、歌ったりすることもよいでしょう。

（指導／豊田生子）

誤嚥を防ぐチェックポイント

指導／豊田生子

治療後は、自然回復や日々の生活、リハビリテーションによって、徐々に舌やのどなどの動きがよくなり、じょうずに食べられるようになります。しかし、怖いのは誤嚥《ごえん》です。誤嚥のサインを見逃さないようにしましょう。もし、誤嚥を起こしてしまったら、食事や食べ方をくふうしましょう。それでも改善しないとき、心配や疑問があるときは、医師に相談しましょう。

食前のチェックポイント

□ 目は覚めていますか？

食事をするには、きちんと目が覚めていることが必要です。さもなければ窒息や誤嚥の危険性が増すでしょう。薬の副作用で眠気がとれない場合もあるので注意しましょう。また、テレビを見ながらなど気が散るような場面だと、いつもよりうまく食べられないことがあります。食事に集中できるような環境づくりを心がけましょう。

□ お口は清潔ですか？

食後の口腔ケアはもちろんですが、誤嚥性肺炎の原因になることがありますので、食事前も食べかすや汚れがないよう口の中をきれいにしておきます。粘膜炎や乾燥による痛みがある場合は、必要なケアをしましょう。

□ 姿勢は適切ですか？

ベッドに寝ている場合

ベッドの背を30度以上（角度がわからないときは各担当者、主治医に相談）にリクライニングして、頭と首の後ろに枕を当てて首を少し曲げます。いすのときと同じように、食事に集中できるよう、無理のない、楽で安定した姿勢に整えるようにしましょう。

いすに座る場合

足の裏を床や車いすの足板につけて体を安定させ、あごを少し引いて座ります。窮屈な状態や不安定な状態ではなく、できるだけ楽で安定した姿勢で食事に集中できるよう整えましょう。机の高さを変えることも適切な姿勢につながります。

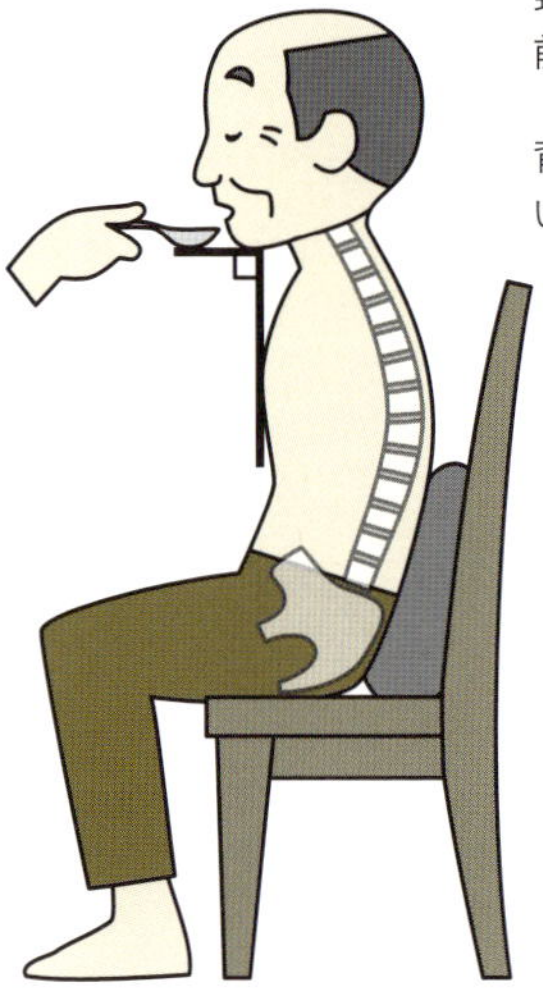

頸部が自然に前屈する
背もたれの高いいすを使用する
クッションなどを使用して姿勢がくずれないようにする
足の裏を床につける

食事中のチェックポイント

□ むせ

気管に食べ物が入りかかると反射的にむせます。水分でむせる場合はとろみをつけましょう。口やのどの中で散らばりやすい食べ物はむせるときがあるので、あんかけにするなど散らばらないようにくふうします。なお、誤嚥してもむせないこともあるので（不《ふ》顕性《けんせい》誤嚥）、むせていなくても発熱や痰の増加などに注意しましょう。

□ のどのつかえ感

のどに食べ物が残っているかもしれません。誤嚥や窒息の危険があるので、できる範囲で吐き出しましょう（43ページ参照）。

□ 痛みの有無

放射線療法による粘膜炎などで、食事中に口の中やのどに痛みが出ることがあります。鎮痛剤を使ったり、痛みが出にくい食べ物に変更したりしましょう。

□ のどのゴロゴロ音

のどでゴロゴロと音がする時は、気管の入り口に唾液や食べ物がある場合があります。そのようなときは、できる範囲で咳払いをしたりしっかり吐き出したりしましょう。

□ 口の中の食べ残し

口の中の食べ残しは虫歯や誤嚥性肺炎の原因になることがあります。食べ残しをとり除いて口の中をきれいにしましょう。また、食べ方や食具（42ページ参照）をくふうしたり、食べ残しが少なくなる食事に変えたりしましょう。

□ 疲労感

食事動作で疲れるときは、もっと楽に食べられるよう、姿勢を整えたり食事の内容を変えたりしてみましょう。口から充分な栄養や水分をとれないときは、栄養剤などで補いましょう。

食後のチェックポイント

□ 食べ物の逆流

食べた物が逆流して誤嚥してしまうことがあります。食後に食べ物がこみ上げる感じがあれば、食後はしばらく体を起こして逆流を防ぎましょう。

□ 発熱

誤嚥により肺炎が起きている可能性があります。医師の診察を受けましょう。

□ 痰《たん》

痰に食べ物が混じっていたり、痰の量が多い、もしくは増えたりした場合は、誤嚥の心配があるので注意しましょう。

□ 口腔衛生

食後の口腔ケアは充分に行ないます。口の中に食べ残しがあると、それをもとに誤嚥性肺炎を招く原因になります。

誤嚥を防ぐ食具と食べ方

食べ方、食べ物、食具は、どのようなものが適するかは一人一人異なります。医師、看護師、栄養士、リハビリ担当者などの指導や助言をもとに、最も適した方法で食事にとり組みましょう。もし、誤嚥《ごえん》のサイン（41㌻のチェックポイント参照）が少しでも現れたら、その方法を中止し、より適した方法を確認しましょう。

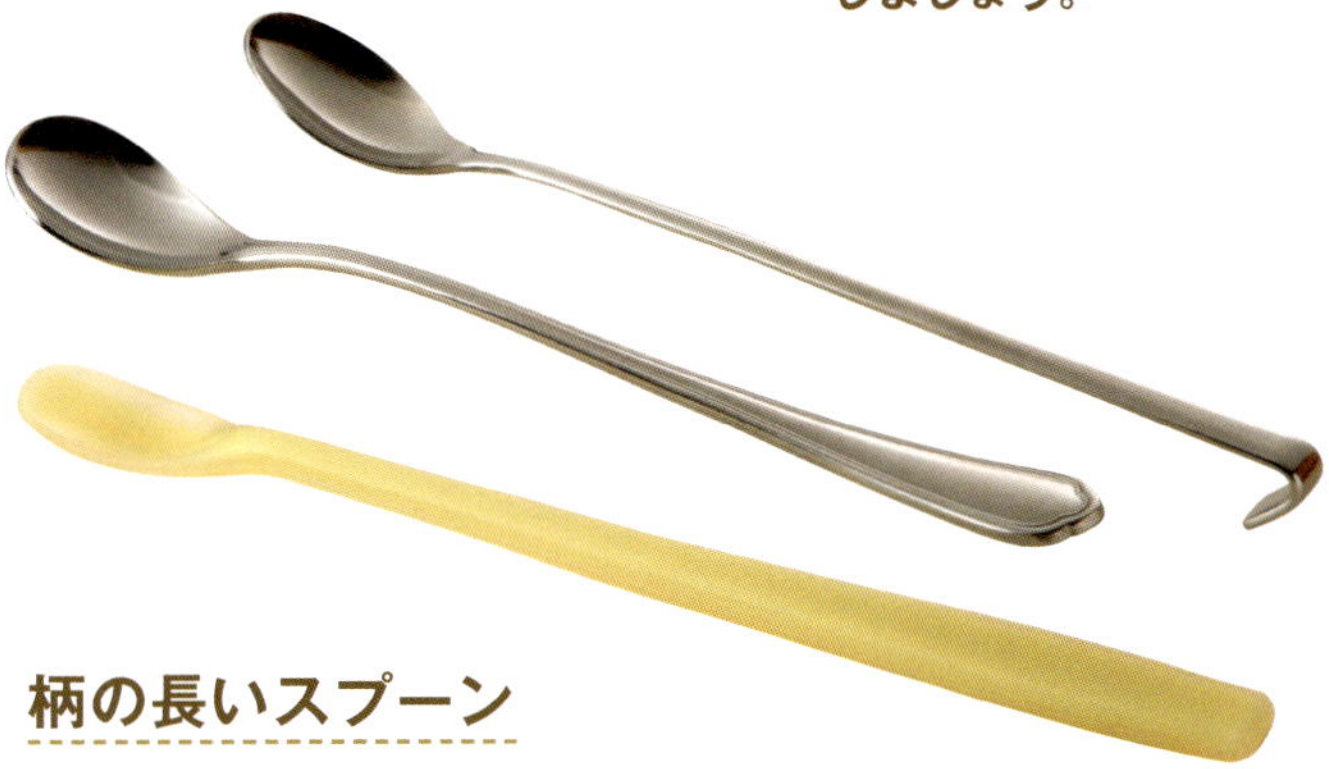

おすすめの食具

指導／鵜沼静香

柄の長いスプーン
（パフェスプーン）

食べ物をのど元に送り込むのが困難な場合や、口を大きく開けるのが困難な場合に適しています。柄が長いので口の奥まで食べ物を運ぶことができ、つぼ（すくう部分）が小さく浅く細長いので、一口量が多くなりすぎないように調整できます。また、口のなかでスプーンを容易に回転させることができるので、食べ物を目的の場所に置くことができます。

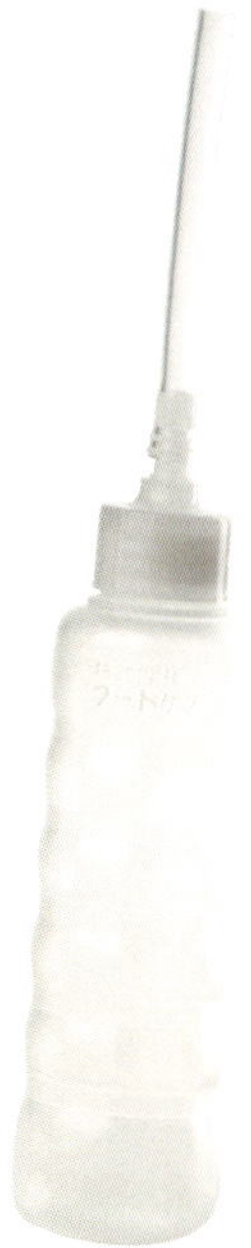

「アクアジュレパウチ詰替えボトル」（商品名）

ペースト食やとろみ付きの飲み物をとる場合に適しています。ボトル部分がポリエチレン、飲み口がシリコン製のやわらかい容器で、ボトル部分を押して一口量を調整でき、チューブの先端を口の奥まで入れることで、飲み込んだあとの残渣を減らすことができます。

アクアジュレパウチ詰替えボトル
株式会社フードケア
http://www.food-care.co.jp

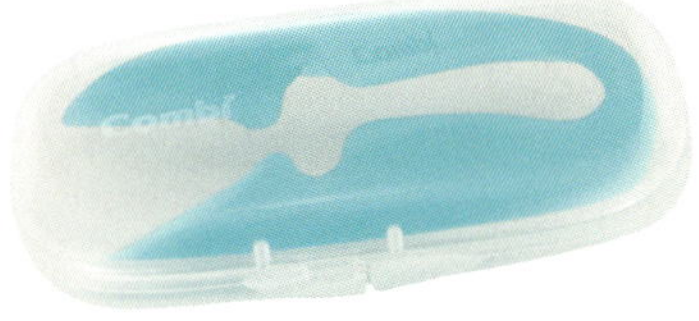

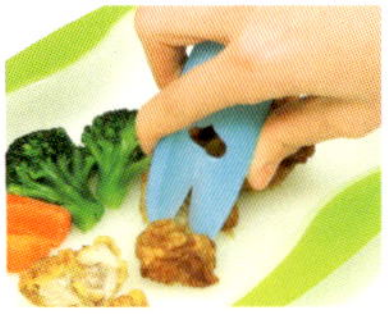

携帯用フードカッター（調理ばさみ）

固形物をかむことが困難な場合、食べやすい大きさにカットすることができます。本品は離乳食用のプラスチック製カッターですが、コンパクトで軽く、携帯用ケースつきなので、外食時にも便利です。

ベビーレーベル　お肉も切れるフードカッター
コンビ株式会社
http://www.combi.co.jp

食べ方のくふう

指導／豊田生子

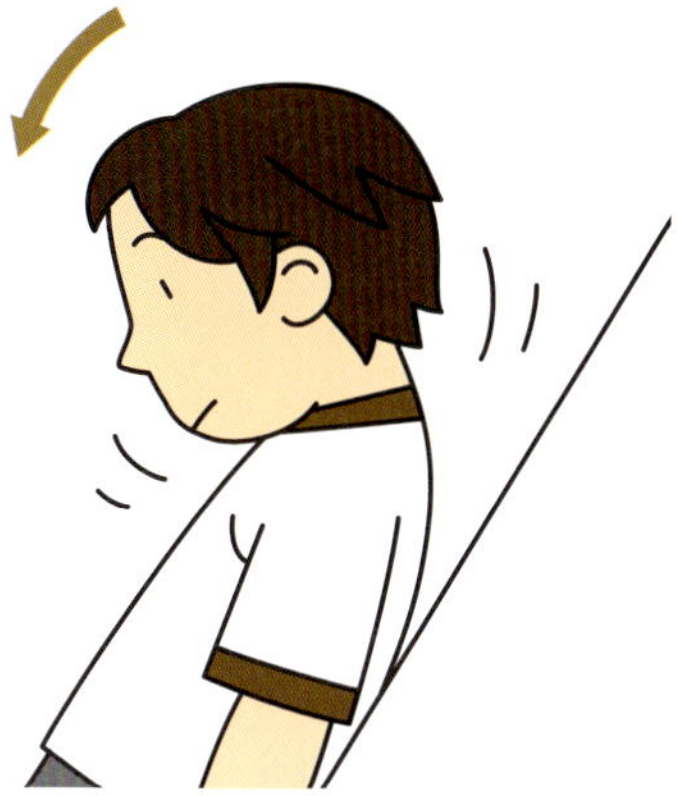

あごを引いたり、お辞儀をするように頭を下げて飲み込む

あごを引いたり、お辞儀をするように頭を下げて飲み込むと、スムーズに飲み込めたり誤嚥を防げたりすることがあります。可能であれば検査などで検証したほうがよいでしょう。

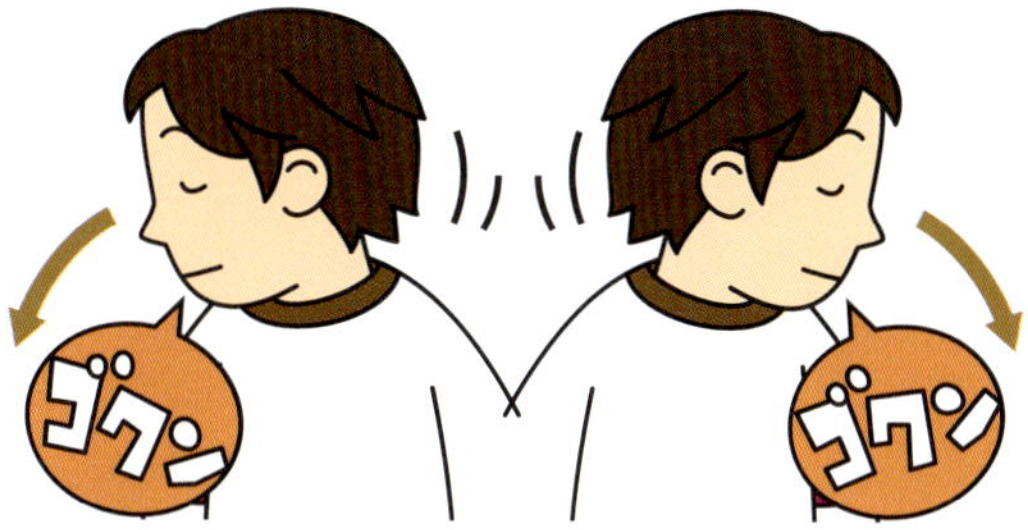

横向き嚥《えん》下《げ》（頸《けい》部《ぶ》回旋《かいせん》）

治療などの影響で、食べ物がのどを通るときに通りやすさに左右差のある場合、この飲み込み方が有効なときがあります。あえて治療した側に首を向ける（たとえば、手術をしたのが右側だったら右に向ける）ことで、治療していない健康な側ののどが広がり、食べ物がそこを通ることでより安全に飲み込むことができます。可能であれば、嚥下機能検査で検証してからとり組んだほうがより安全でしょう。

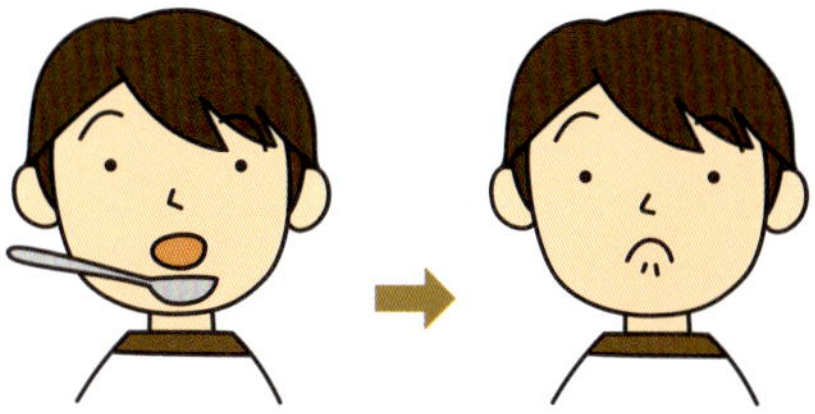

飲み込む前に息をこらえる

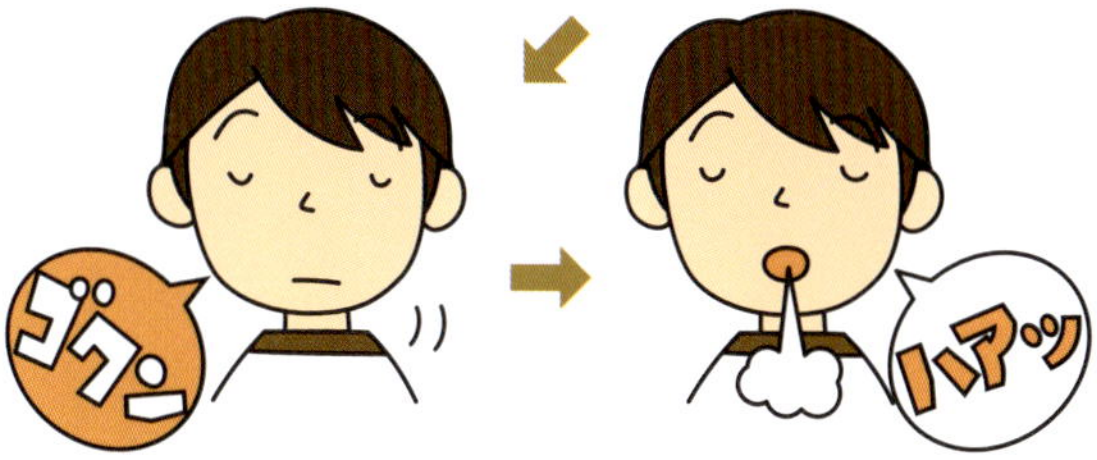

息こらえ嚥下

食べ物を飲み込む前に意識して息をこらえて（息を止めて）飲み込む方法です。飲み込んだら息を短く強く吐き出します。息をこらえるときに声門が閉じるので、誤嚥しにくくなります。また、飲み込んだ後に息を吐くことで、のどに残留したものを除去することができます。

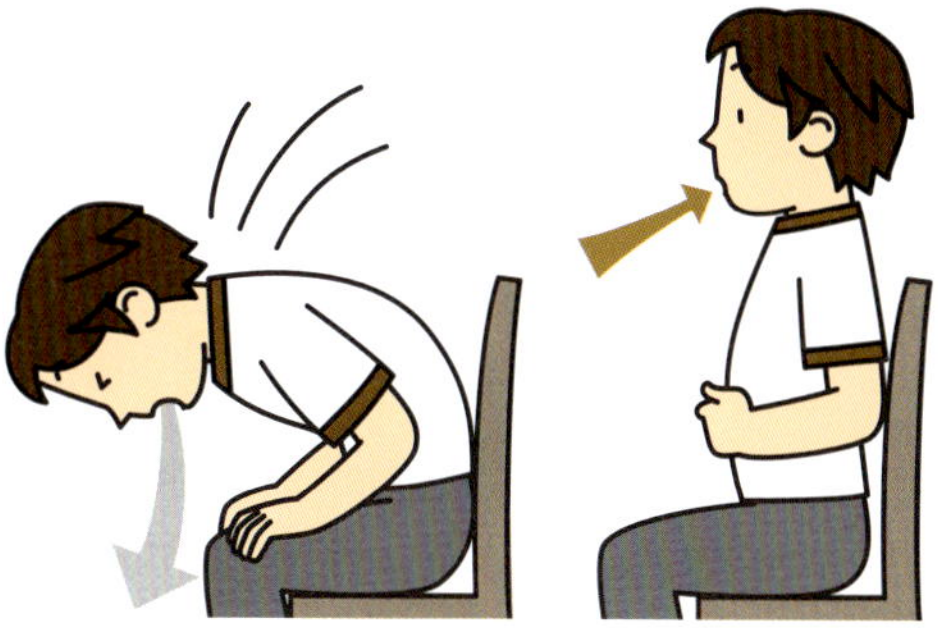

ハフィング

食事の途中で前かがみになって短く強く息を吐くことで、誤嚥しかかったもの、誤嚥したものを吐き出し誤嚥性肺炎を予防します。

機能障害に応じた食事のレベル分類

川名加織／栄養管理部　NST専門療法士

がん研有明病院では、5つの食事レベルに従って、嚥下《えんげ》リハビリテーションを進めています。52～103ページで紹介する料理もこの5つの分類に沿っています。いまの自分にはどのレベルがよいか、医師と相談して選んでください。

対象者	
●かむ力が弱いかた。 ●食塊《しょっかい》形成能力（食べ物をまとめる力）が弱いかた。 ●舌による送り込みが弱いかた。 ●飲み込む力が弱いかた。	ゼリー食
●かむ力が弱いかた。 ●舌による送り込みが弱いかた。 ●流動性が高く咽頭《いんとう》通過時間も早いため、飲み込みの機能に問題のないかた。 ●喉頭《こうとう》を摘出しており、誤嚥《ごえん》リスクのないかた。	サラサラ食
●かむ力が弱いかた。 ●口に広がったものを送り込む能力がある程度あるかた。 ●飲み込む力が弱いかた。	ペースト食
●舌と上あごで食品を押しつぶすことが可能なかた。 ●食塊形成がある程度可能なかた。 ●舌による送り込みが可能なかた。	ソフト食
●飲み込む力、かむ力が軽度低下しているかた。	軟菜食

メニュー例

デザート	主菜・副菜	主食	食形態の特徴
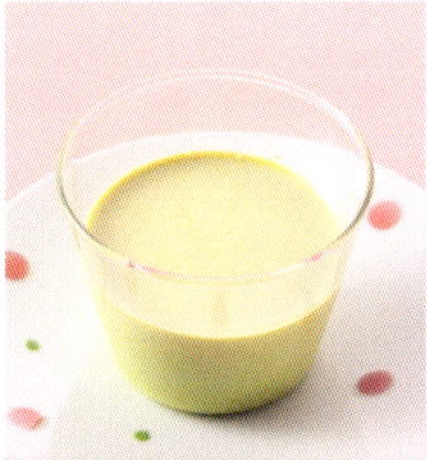 抹茶ゼリー 55ページ	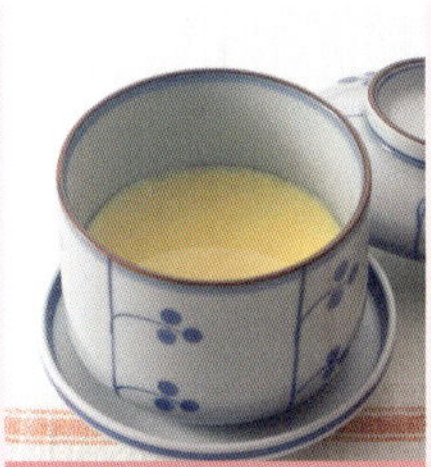 簡単茶わん蒸し 53ページ	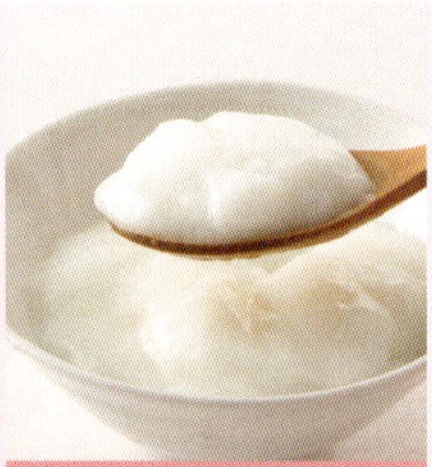 ムースがゆ 52ページ	●スプーンですくったときに丸飲みできる状態（食塊状）となっている。 ●舌と上あごで多少押しつぶす力が必要なものも含む。 ●口の中でくっつきにくく（付着性が低く）、まとまりやすいもの（凝集性が高い）。 ●均質でなめらかな離水の少ないゼリー、プリン、ムース状の食品。
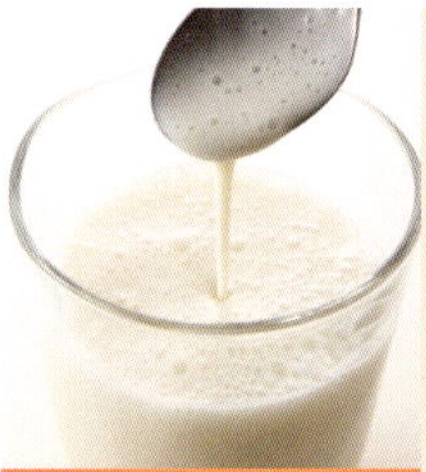 バナナミルク 62ページ	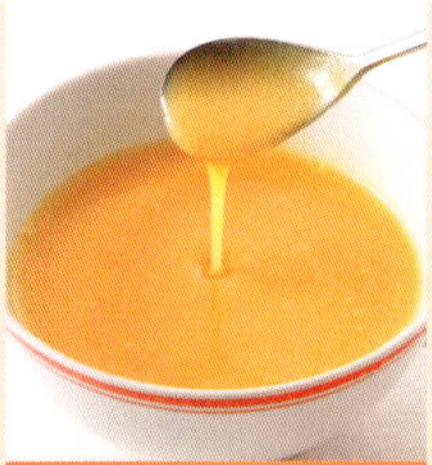 野菜のピュレスープ 59ページ	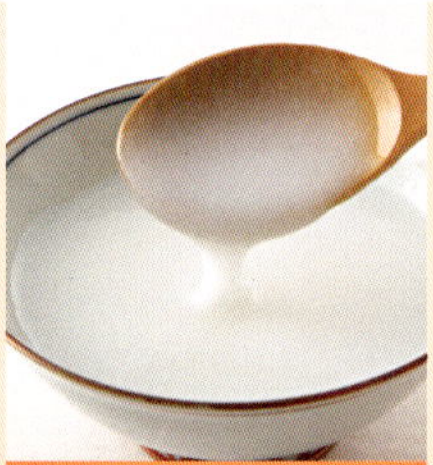 五分がゆミキサー 56ページ	●なめらかで均質になるまで食品をミキサーにかけ、コップで飲める程度に調整した形態。 ●口の中でくっつきにくい（付着性が低い）もの。
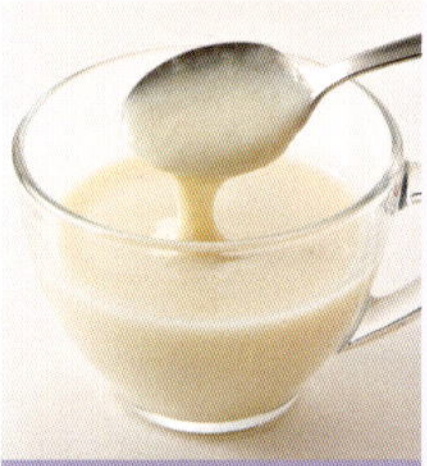 バナナミルク 62ページ	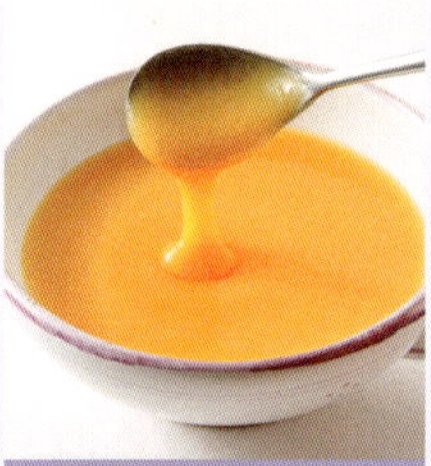 野菜のピュレスープ 59ページ	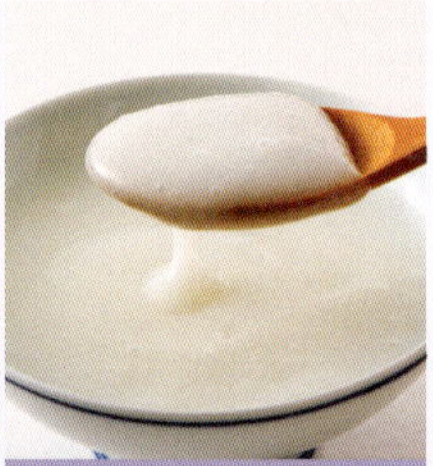 全がゆミキサー 56ページ	●なめらかで均質になるまで食品をミキサーにかけ、スプーンですくえる程度にまとまりをもたせるよう調整した形態。 ●やや口の中でくっつきやすい（付着性が高い）ものも含む。 ●舌と上あごで多少押しつぶす力が必要なもの。
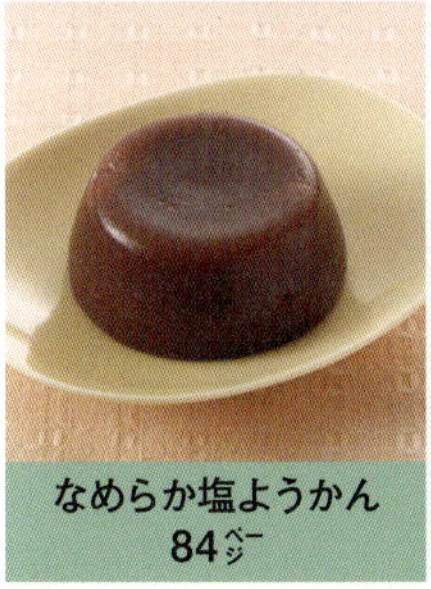 なめらか塩ようかん 84ページ	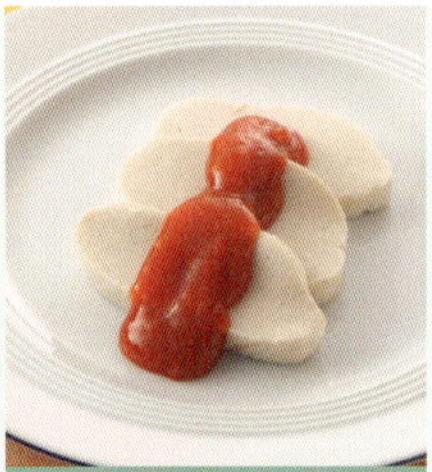 なめらかチキンのトマトソースかけ 70ページ	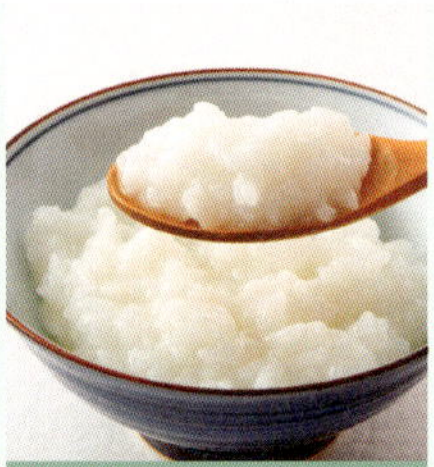 全がゆ 64ページ	●形はあるが、舌と上あごで押しつぶすことが可能なもの。 ●多量の離水がなく、一定のまとまりがあり、のどを通るときにばらけないもの（凝集性が高い）。 ●食品をミキサーにかけたり、すりつぶして固形化補助食品で再形成したものや食品を細かく刻みあんをかけたものなど。
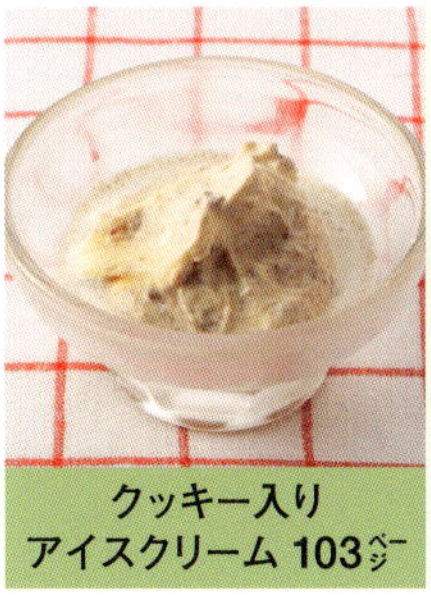 クッキー入りアイスクリーム 103ページ	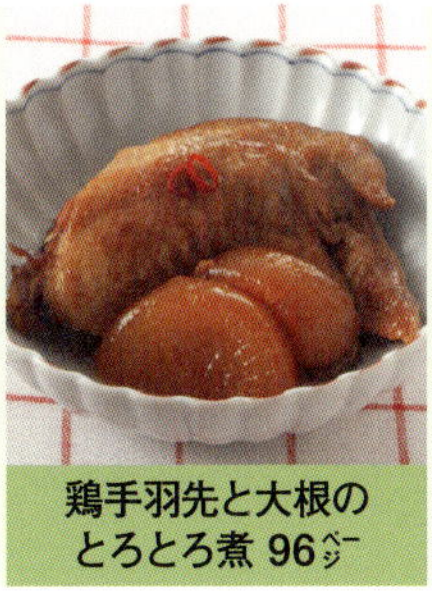 鶏手羽先と大根のとろとろ煮 96ページ	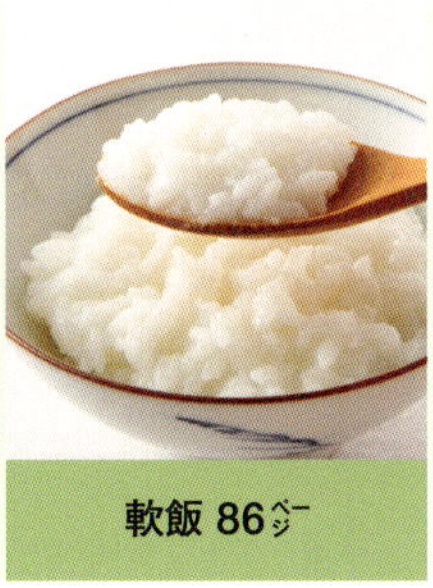 軟飯 86ページ	●歯ぐきで押しつぶすことが可能なやわらかい食品。 ●口の中でばらけすぎず（凝集性が高く）、貼りつきにくいもの（付着性が低い）。

食材選びとクッキングアドバイス

むせる場合の水分や水分の多い食品のとり方

飲み物・汁物

送り込みの機能、飲み込む機能が低下している場合には、水やお茶など、サラサラと流動性の高い液体に、むせたり誤嚥したりする危険があります。「牛乳ならむせない」というかたがいるように、わずかなとろみをつけるだけで飲み込みやすくなることがあります。とろみ調整食品（47ページ参照）を活用して、自分に適したとろみをつけましょう。

食品・料理

●汁けを含んだ高野豆腐、果汁の多いかんきつ類などは、かんだとたんに液体が飛び出すことがあります。一口量を少なくしたり、かんきつ類はミキサーにかけて均質にすると安心です。

料理例 オレンジスムージー 63ページ

●固形物と汁けがいっしょに口に入るめん類、お茶漬け、五分がゆなども、汁けが先にのどへ落ちるので、注意が必要です。汁にとろみをつけてゆっくりとのどを通過するようにすると、飲み込みやすくなります。

料理例 あんかけうどん 89ページ

飲み込みにくい食品と調理のくふう

飲み込みにくい食品や料理の特徴	食べやすくする調理のくふう	料理例
せんべいなど強い力でかまなければならない硬いもの、タコなど弾力が強いもの。	●食材はやわらかくなるまで煮込む、蒸すなど調理法をくふうする。硬い食材は取り除く。	トマト入りおでん（92ページ）、鶏手羽先と大根のとろとろ煮（96ページ）、チキンクリームシチュー（72ページ）など
のりや葉物など、はりつきやすいもの。	●のりは水分を含んだつくだ煮を選ぶ。 ●葉物は細かく刻んでまとめる食材とあえる。	ほうれん草の白あえ（99ページ）、刻み白菜のとろとろ煮（100ページ）
おかゆなど粘りけのあるもの。	●かゆはミキサーにかけるとべたつきやすいので、でんぷん分解酵素が含まれるホット&ソフト プラス（商品名）などの固形化補助食品でまとめる。	ムースがゆ（52ページ）
マッシュポテトなど口の中やのどにくっつきやすいもの。	●くっつきやすい食品はソースや卵、とろろなどとあえる。	煮込みハンバーグ（73ページ）、納豆丼（86ページ）
ゆで卵や焼き魚など口の中でパサつきやすく散らばりやすいもの。	●マヨネーズとあえる、あんやホワイトソースをかけるなど、食材をまとめるものを活用する。	ポテトサラダ（81ページ）、かぼちゃサラダ（81ページ）、サケのレンジ蒸し（76ページ）

かためる食品

ホット&ソフト プラス

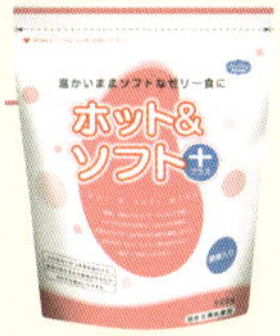

（固形化補助食品）
ヘルシーフード株式会社

特 徴

調理済みの食材に混ぜて加熱すると室温でかたまる固形化補助食品です。65℃でかたまり始めるため、冷やす時間がかかりません。また、ゼリー食を温かい状態で提供することができます。

でん粉を分解するアミラーゼという酵素が含まれているため、おかゆや芋類などのべたつきを抑えることができます。唾液中のアミラーゼの作用も受けないので、食べているさいにとけてしまうことはありません。

注意点

- 塩分の高い料理はややかたまりにくいので、加熱時間を長めにしましょう。
- 加熱後、65℃以下ですぐにかたまり始めるので、成型や盛りつけは手早くしましょう（71ページの使い方参照）。
- 基本の分量は1.5％程度です。多く入れすぎるとかたくなるので注意しましょう。

ゼラチン

特 徴

分量の水に浸してふやかしてから液体に加えて煮とかし、冷却することでかためることができます。パイナップルやキウイフルーツなどたんぱく質分解酵素を含む食品があると、かたまりにくくなります。

注意点

- 冷やしかためても、口の中に入れて数秒以上おくと、体温でとけて離水することがあります。
- 常温に長くおくと溶けてやわらかくなります。

とろみをつける食品

ソフティアS

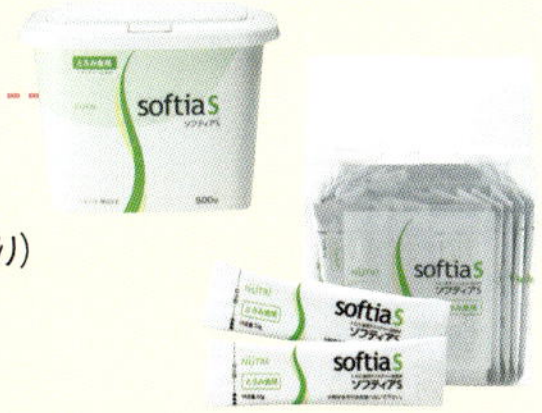

（とろみ調整食品）
スタンドパック（500g入り）
スティック分包（3g×50包入り）
ニュートリー株式会社

特 徴

とろみ調整食品とは加熱などが不要で温かい汁物から冷たい飲み物まで簡単にとろみがつく食品のことをいいます。ソフティアSは、とろみ調整食品の中でも味を損ねたりだまになりにくい性質があります。

基本の使用量は、液体の1～3％ですが、とろみの程度に医療者から指示を受けている場合は、指示に従って調整してください。

注意点

- とろみを一度つけたあと、もっと薄くしたい場合は、液体を加えればだいじょうぶです。逆に、もっと濃くしたい場合は、ソフティアSを後から足すとだまになりやすいので、別に濃度の濃いものを作って混ぜるとよいでしょう。
- 牛乳やオレンジジュース、栄養剤は、ソフティアSが溶けるのに時間がかかります。とろみがつきにくい場合は、混ぜてから10分ほどおき、再度混ぜるととろみがつきます。
- 濃度を濃くしすぎるとベタつきが出て飲み込みにくくなることがあります。また、時間の経過とともに粘度が強くなるので、使いすぎないよう充分に注意してください。

水どきかたくり粉

（かたくり粉＋水）

特 徴

かたくり粉を分量の水でといて使います。液体に混ぜて加熱をすることでとろみがつきます。冷めるととろみが薄くなります。

注意点

- 沸騰しているところに加えるとだまになることがあるので、温度を少し下げてから加えると、きれいにとろみがつきます。
- 食べているときに、唾液に含まれるアミラーゼという酵素により、かたくり粉のでん粉が分解されてサラサラになってしまう場合があります。

とろみの目安

サラサラ食、ペースト食（56～63㌻）で紹介するとろみの目安です。スプーンですくい上げたものを落として濃度を確認してみてください。飲み込みやすい濃度には個人差があります。とろみ具合をみながら調整しましょう。

サラサラ食

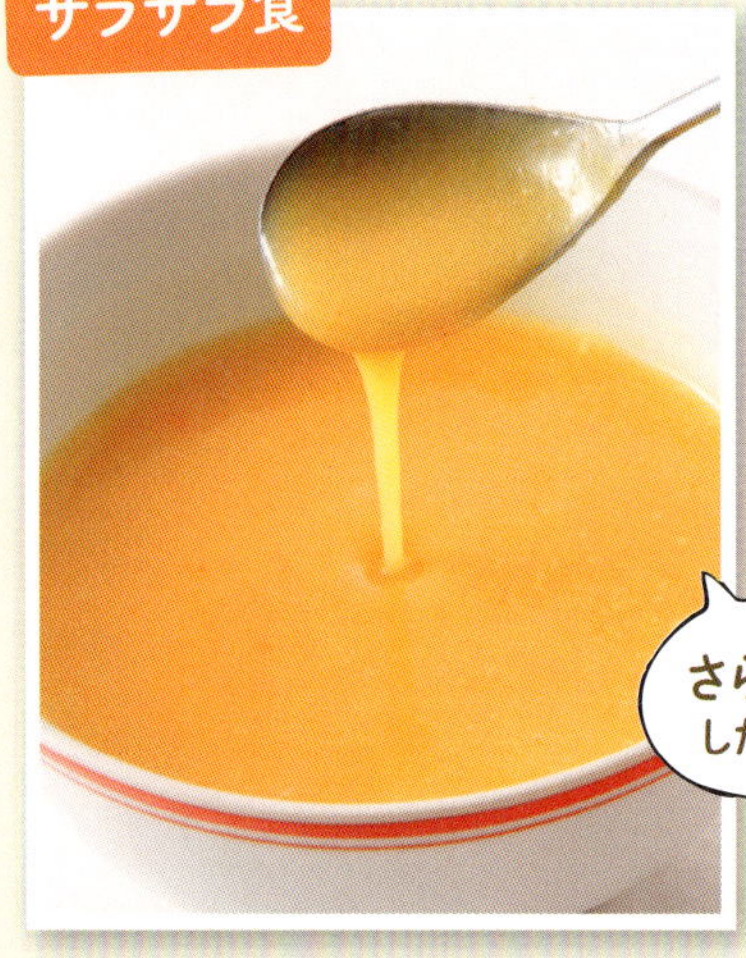

サラサラ食は基本的に喉頭を摘出しており、誤嚥リスクのないかたが対象です。スプーンを傾けるとすぐに流れ落ちるくらいが目安です。

ペースト食

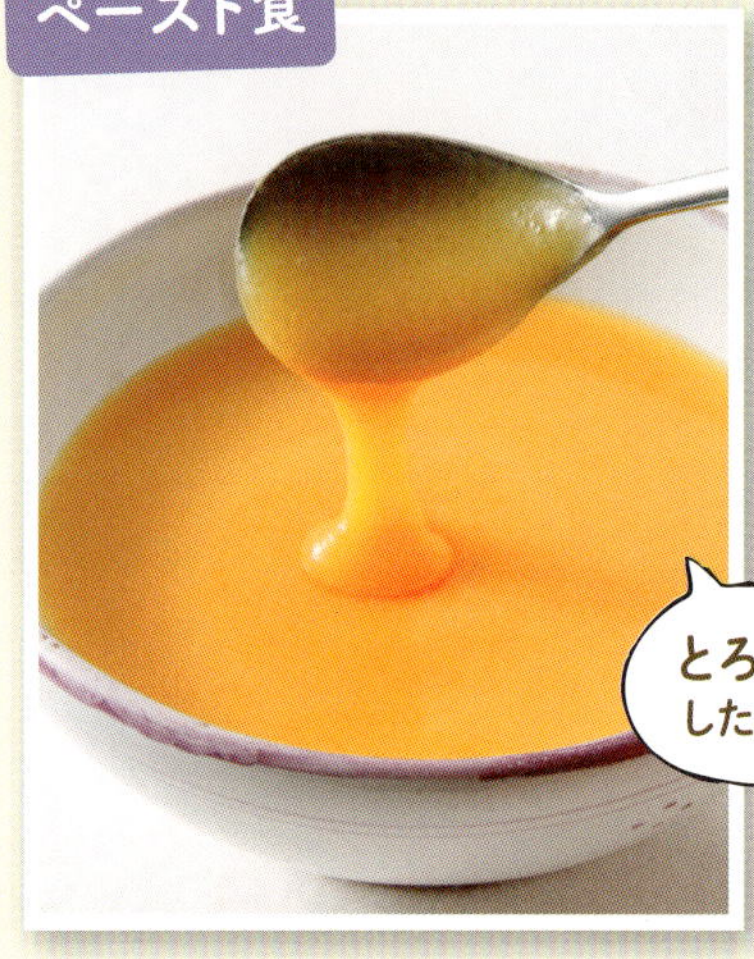

ペースト食は水分で誤嚥のリスクがあるかたや、かむ力、飲み込む力が弱いかたが対象です。スプーンを傾けても、形がある程度保たれゆっくりと塊になって落ちるくらいが目安です。

材料の大きさの目安

本書で紹介する料理の材料の切り方、「一口大」「粗みじん」「みじん切り」をほぼ実寸大で紹介します。食べやすい大きさにも個人差があります。本人の食べやすい大きさを、調理する家族などが把握する目安としてご活用ください。

一口大
1.2㎝角

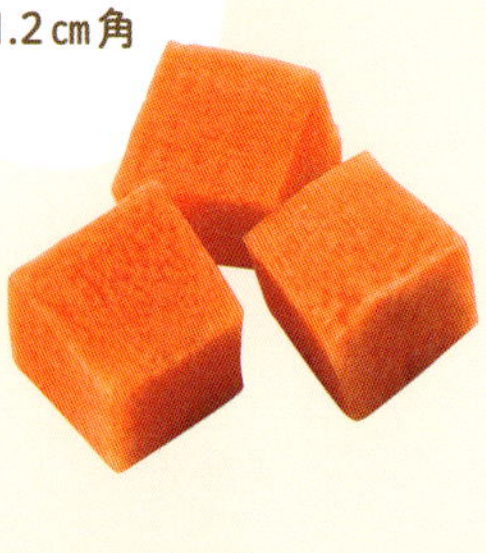

粗みじん
4～5㎜角

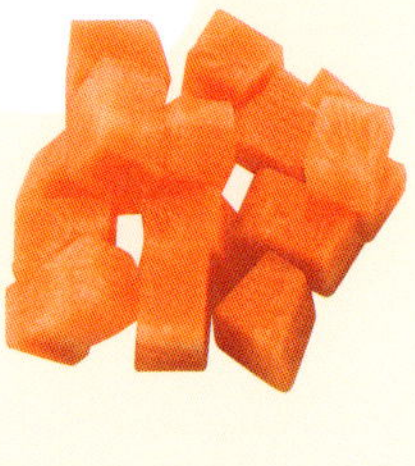

みじん切り
2㎜角

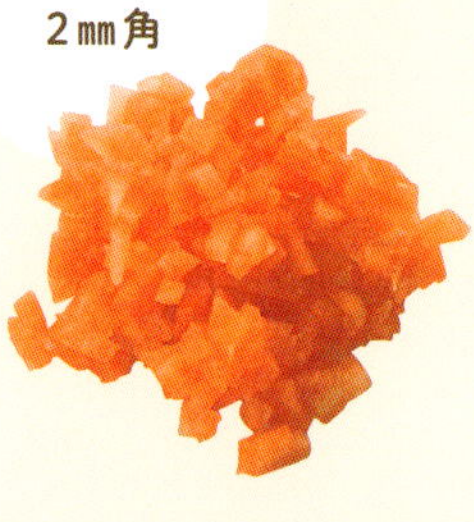

口とのどのがん（頭頸部がん）治療後の食事

料理ページの見方

●マーク

ゼリー食、サラサラ食、ペースト食、ソフト食、軟菜食の料理を示しています。

●材料表

作りやすい分量、人数分で紹介しています。分量は食べられない皮や骨、種を除いた正味重量です。「ブイヨン」と「鶏がらだし」は、市販の固形や顆粒のものを商品記載の水分量でとかしたものです。「ソフティアS」（商品名）の分量はスティック1包3gを基本に表記しました。

●栄養価

エネルギーとたんぱく質量を表示しました。そのほかの栄養成分値は108〜110ページをご覧ください。

●調理メモ

調理のさいの注意点など、知っておくと役立つことをまとめました。

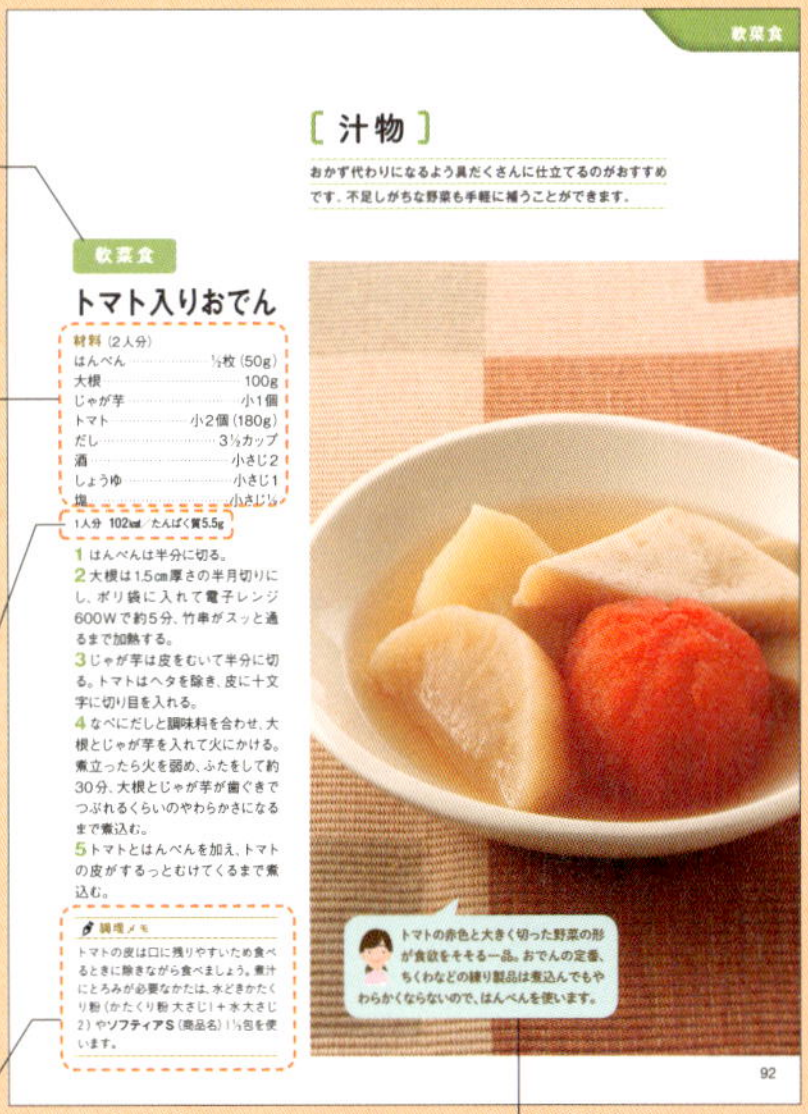
軟菜食

［汁物］

おかず代わりになるよう具だくさんに仕立てるのがおすすめです。不足しがちな野菜も手軽に補うことができます。

軟菜食

トマト入りおでん

材料（2人分）

はんぺん	½枚（50g）
大根	100g
じゃが芋	小1個
トマト	小2個（180g）
だし	3½カップ
酒	小さじ2
しょうゆ	小さじ1
塩	小さじ⅓

1人分 102kcal／たんぱく質5.5g

1 はんぺんは半分に切る。
2 大根は1.5cm厚さの半月切りにし、ポリ袋に入れて電子レンジ600Wで約5分、竹串がスッと通るまで加熱する。
3 じゃが芋は皮をむいて半分に切る。トマトはヘタを除き、皮に十文字に切り目を入れる。
4 なべにだしと調味料を合わせ、大根とじゃが芋を入れて火にかける。煮立ったら火を弱め、ふたをして約30分、大根とじゃが芋が歯ぐきでつぶれるくらいのやわらかさになるまで煮込む。
5 トマトとはんぺんを加え、トマトの皮がするっとむけてくるまで煮込む。

調理メモ

トマトの皮は口に残りやすいため食べるときに除きながら食べましょう。煮汁にとろみが必要なかたは、水どきかたくり粉（かたくり粉大さじ1＋水大さじ2）やソフティアS（商品名）1⅓包を使います。

トマトの赤色と大きく切った野菜の形が食欲をそそる一品。おでんの定番、ちくわなどの練り製品は煮込んでもやわらかくならないので、はんぺんを使います。

92

●栄養士からのアドバイス

症状に応じた食材の選び方や調理法、食べ方などをまとめました。

レシピ作成・指導◎川名加織（がん研有明病院　栄養管理部　NST専門療法士）

1日の食事の目安量とアドバイス

体重が減ったり、栄養状態が落ちるとそれだけで飲み込みの機能が低下することもあります。そのため栄養をしっかりと補給することがたいせつです。しかし、手術後は一度にたくさんの食事を摂ることがむずかしくなる場合があります。また、普通の食事に比べ嚥下《えんげ》調整食は水分が多くかさが増えるため、たくさん食べてもなかなか栄養が補給できないことも多くあります。間食などをとり入れてじょうずに栄養補給しましょう。それでも体重が減り続けてしまう場合は医師、管理栄養士に相談しましょう。

●食事目安量の一例

1日3食合計 ＝ 1000kcal

主菜

1食に1〜2つ

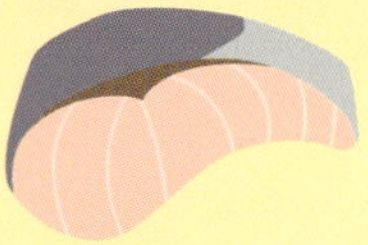

魚 1切れ

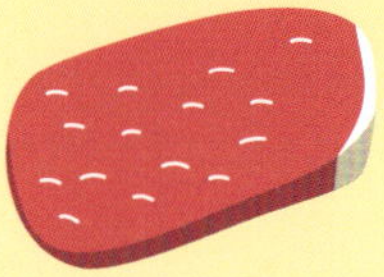

肉 50g

卵 1個

豆腐 ⅓丁

主食

1食に1つ

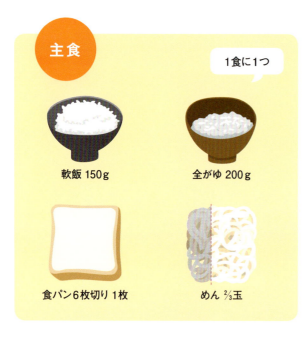

軟飯 150g

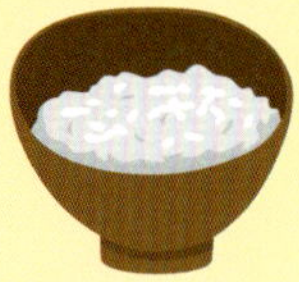

全がゆ 200g

食パン6枚切り 1枚

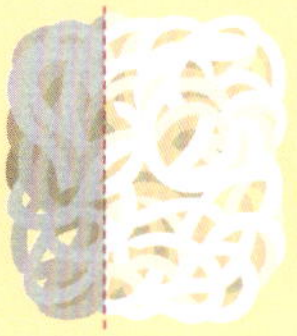

めん ⅔玉

副菜

1食に手の平1つ

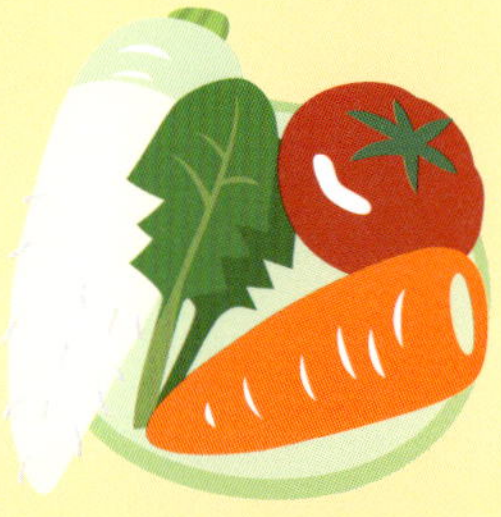

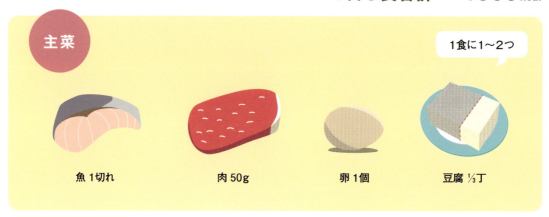

野菜1日に300g
（1食に100g）

1日2～3回　合計400～500kcal

間食

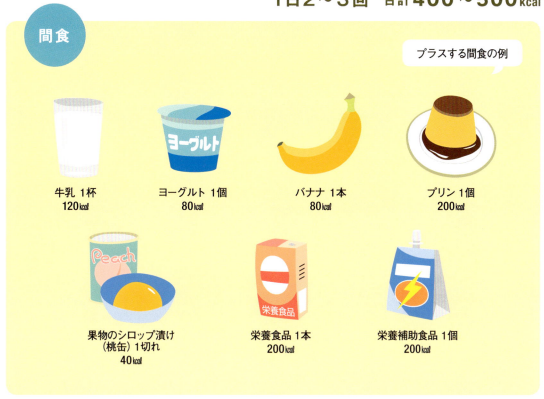

プラスする間食の例

牛乳 1杯
120kcal

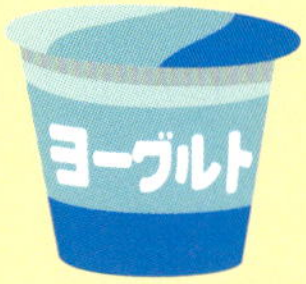

ヨーグルト 1個
80kcal

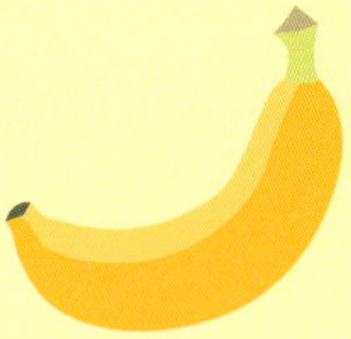

バナナ 1本
80kcal

プリン 1個
200kcal

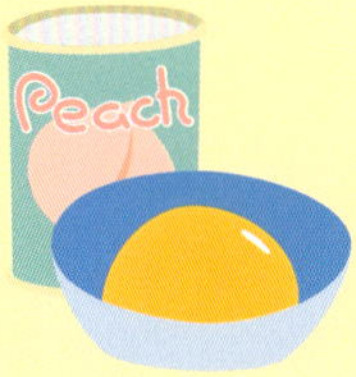

果物のシロップ漬け
（桃缶）1切れ
40kcal

栄養食品 1本
200kcal

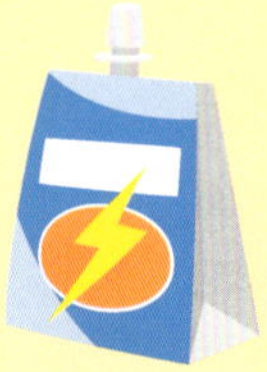

栄養補助食品 1個
200kcal

脱水の予防に水分はしっかりとりましょう。

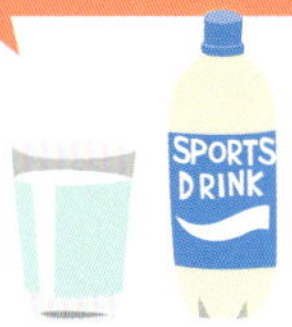

水分を1日に500～1000mlを目標にとりましょう。食事量が少ないときは塩分も不足する可能性があるためスポーツ飲料や経口補水液をとり入れることもおすすめです。水分は誤嚥をしやすい食品のひとつでもあるため必要なかたはとろみ調整食品や水分補給ゼリーなども活用しましょう。

●必要なエネルギー量の求め方

ご自身の必要エネルギー量に合わせて
食事量や間食の量を調整しましょう。

1日の必要エネルギー量［　　　kcal］＝ 体重［　　　kg］× 30～35kcal

例）体重50kgの場合＝1500～1750kcal

※体重が多い方は標準体重で計算

標準体重 ＝ 身長（m）× 身長（m）×22

ゼリー食

均質なゼリーやムース状の状態で、離水が少ないことがたいせつです。ゼラチンや固形化補助食品の「ホット＆ソフト プラス」でかためます。丸飲みできるくらいのかたさが目安です。

[主食]

おかゆも、米粒が残っているとロの中で散らばって飲み込みにくい場合があります。ミキサーにかけたおかゆをかため、丸飲みできるような形に調整します。

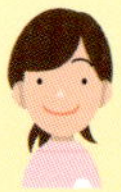

全がゆをミキサーにかけてかためます。おもゆよりエネルギー量が多く、米のうま味や甘味もしっかり味わえます。全がゆは市販品を活用してもよいでしょう。

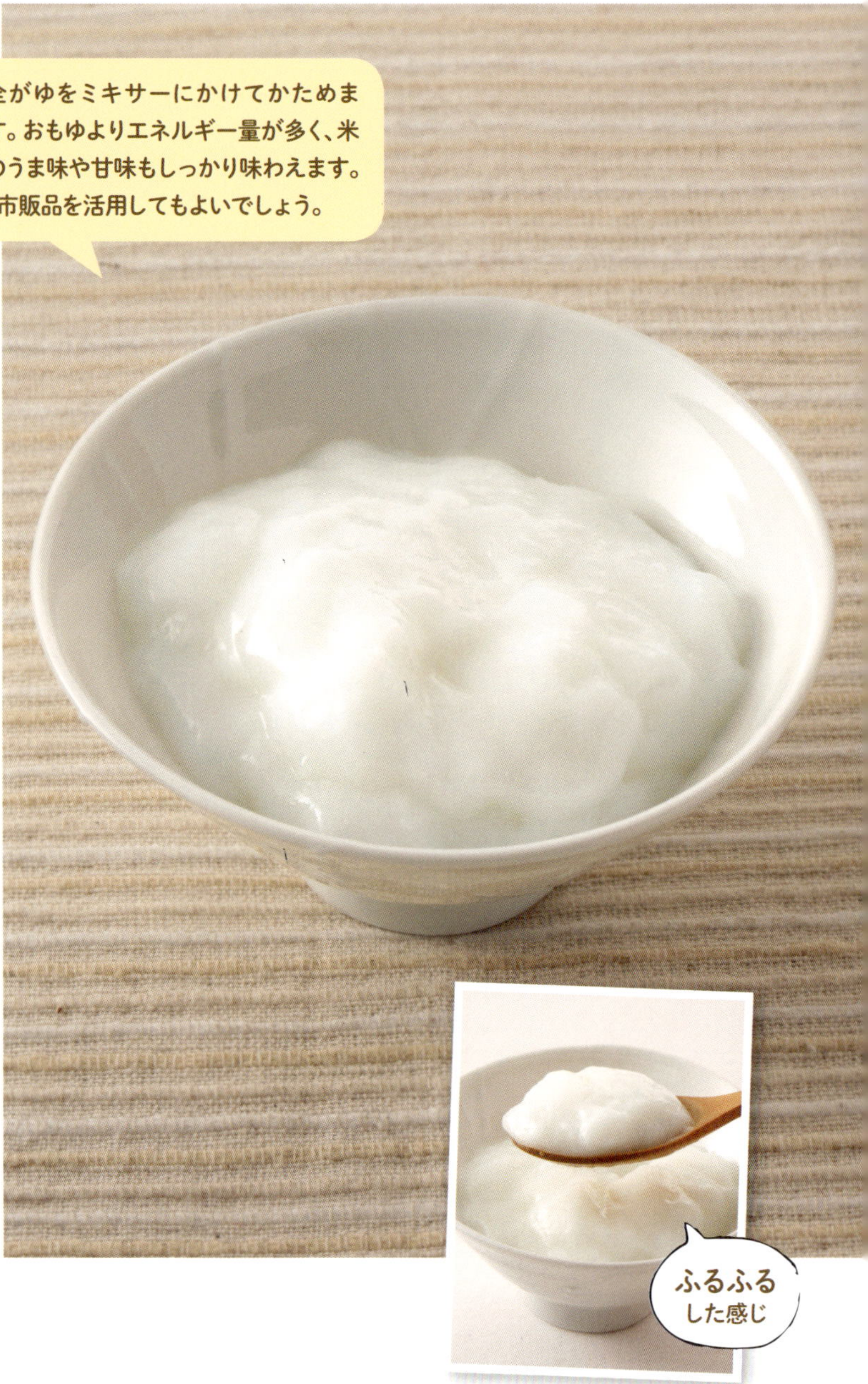

ゼリー食

ムースがゆ

材料（1人分）
全がゆ（64ページ参照）…………200g
ホット＆ソフト プラス（商品名）
……………………小さじ1（2.5g）

1人分 143kcal／たんぱく質2.0g

1 全がゆは70℃以上に温め、ミキサーに入れる。
2 ホット＆ソフト プラスを加えてふたをし、1分ほど攪拌する。
3 かゆの粒が完全につぶれてなめらかになり、プリン状にかたまっていたら器に盛る（写真）。

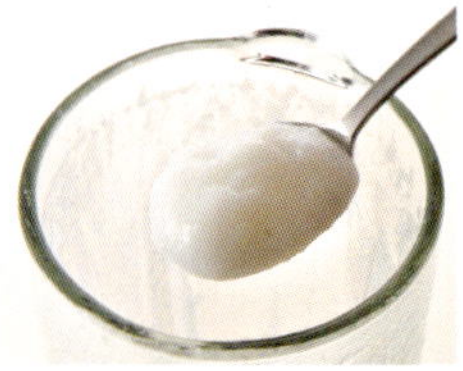

調理メモ

米をミキサーにかけるとでん粉によってベタつきやすくなります。**ホット＆ソフト プラス**（商品名）にはでん粉分解酵素が入っているので、ベタつかず、なめらかに仕上がります。うまくかたまらなかった場合は、電子レンジにかけるか、なべに移して再加熱してください。

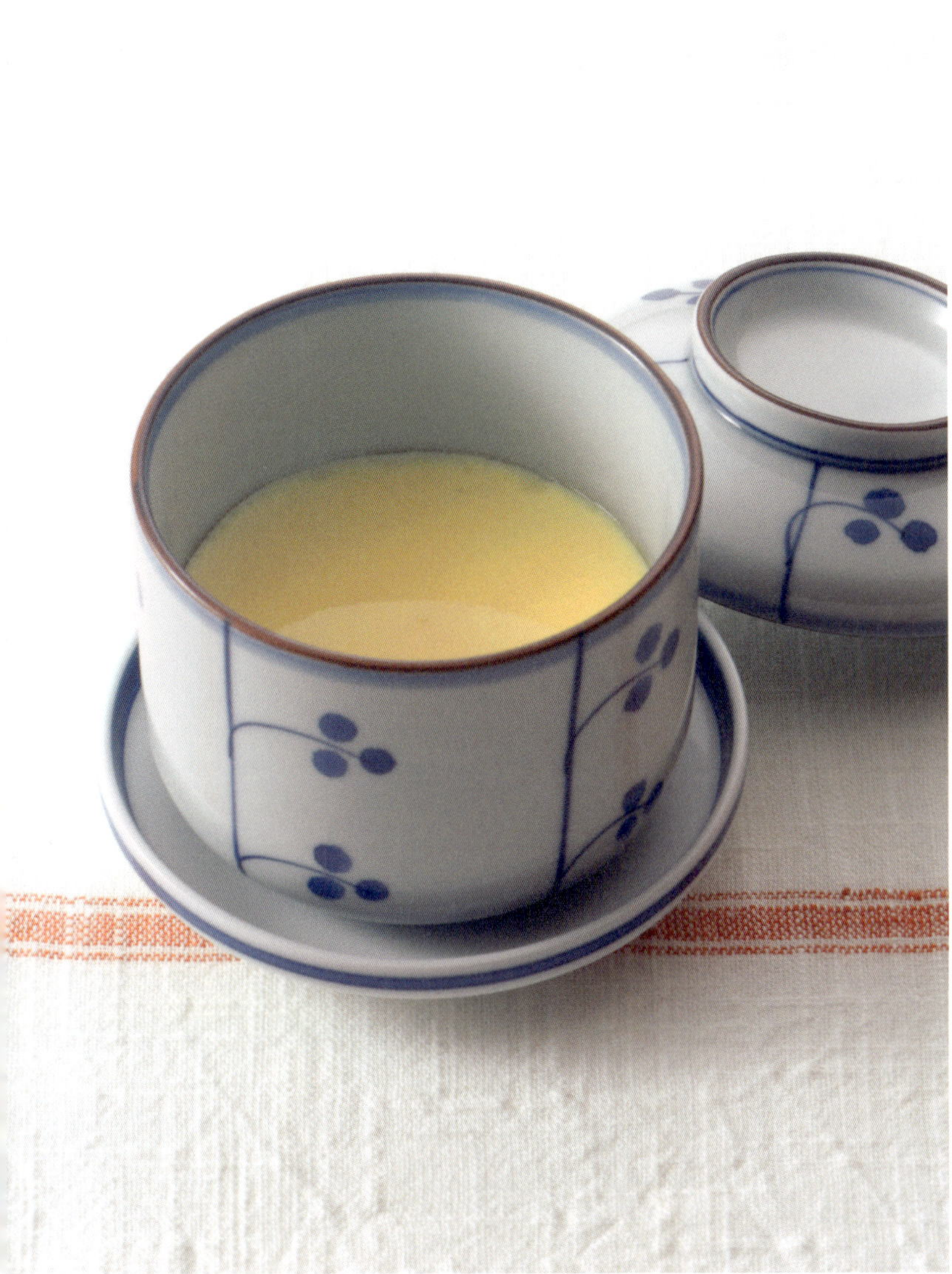

主菜

ゼリー食で家庭で安心して作って食べられるものに茶わん蒸しや卵豆腐があります。いずれも市販品で食べやすいものを選んで利用してもけっこうです。

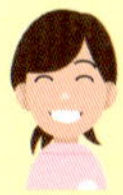

電子レンジで手軽にできます。卵豆腐ではかたくて食べにくいという人におすすめです。だしをコンソメや牛乳に変えれば洋風茶わん蒸しになります。

ゼリー食

簡単茶わん蒸し

材料（2個分）

卵……1個
だし……$\frac{3}{4}$カップ
塩……少量
みりん……小さじ$\frac{1}{2}$
しょうゆ……小さじ$\frac{1}{2}$

1個分　44kcal／たんぱく質3.4g

1 材料をボールに合わせてよく混ぜ、こし器を通しながら1人分の耐熱容器に流し入れ、ラップをふわりとかぶせる。

2 電子レンジ200Wで7分加熱する。容器をゆすって、かたまっていないようならさらに2～3分加熱する。

調理メモ

だしの分量でやわらかさを加減できますが、離水する部分があったら、食べるときに注意するか、水分を残すようにしましょう。

おすすめ市販食品

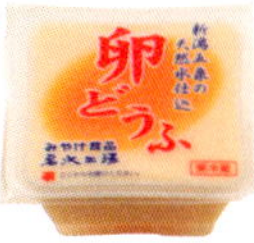

卵豆腐

卵豆腐は商品による差が少なく、求めやすい食品です。ただ、茶わん蒸しよりかためなので、食べやすいかどうか、少量で試してから食べましょう。添付のたれも、水で誤嚥する場合は避けるか、とろみをつけましょう。

[デザート]

砂糖や乳製品を使うことで、エネルギーの補給に役立ちます。ただ、ゼラチンは口の中で体温によってとけはじめて液状に変化しやすいので、水分で誤嚥するリスクがある人は注意が必要です。

ゼリー食

コーヒーゼリー

材料（4個分）

- ［粉ゼラチン……5g
- 　水……大さじ2
- 水……1½カップ
- インスタントコーヒー……大さじ1
- 砂糖……大さじ3
- コーヒークリーム……5㎖

1個分　**46**㎉／たんぱく質**1.6**g

1 粉ゼラチンは水にふり入れてふやかす。

2 なべに水、コーヒー、砂糖を合わせて火にかけ、砂糖を煮とかす。

3 **2**に**1**を加えてゼラチンがとけるまで加熱をし、器に流して冷蔵庫で冷やしかためる。

4 クリームをかける。

調理メモ

水分にとろみがないとむせてしまう人は、コーヒークリームにもとろみ剤を使用してください。

ゼリー食になる栄養補助食品

市販の栄養食品の中でも、もともとゼリー状になっているものもあります。おすすめは「エンジョイゼリー」（クリニコ）、「プロッカZn」（ニュートリー）です。冷蔵庫に入れておけば、手軽に栄養補給ができます。詳細は106㌻をご覧ください。

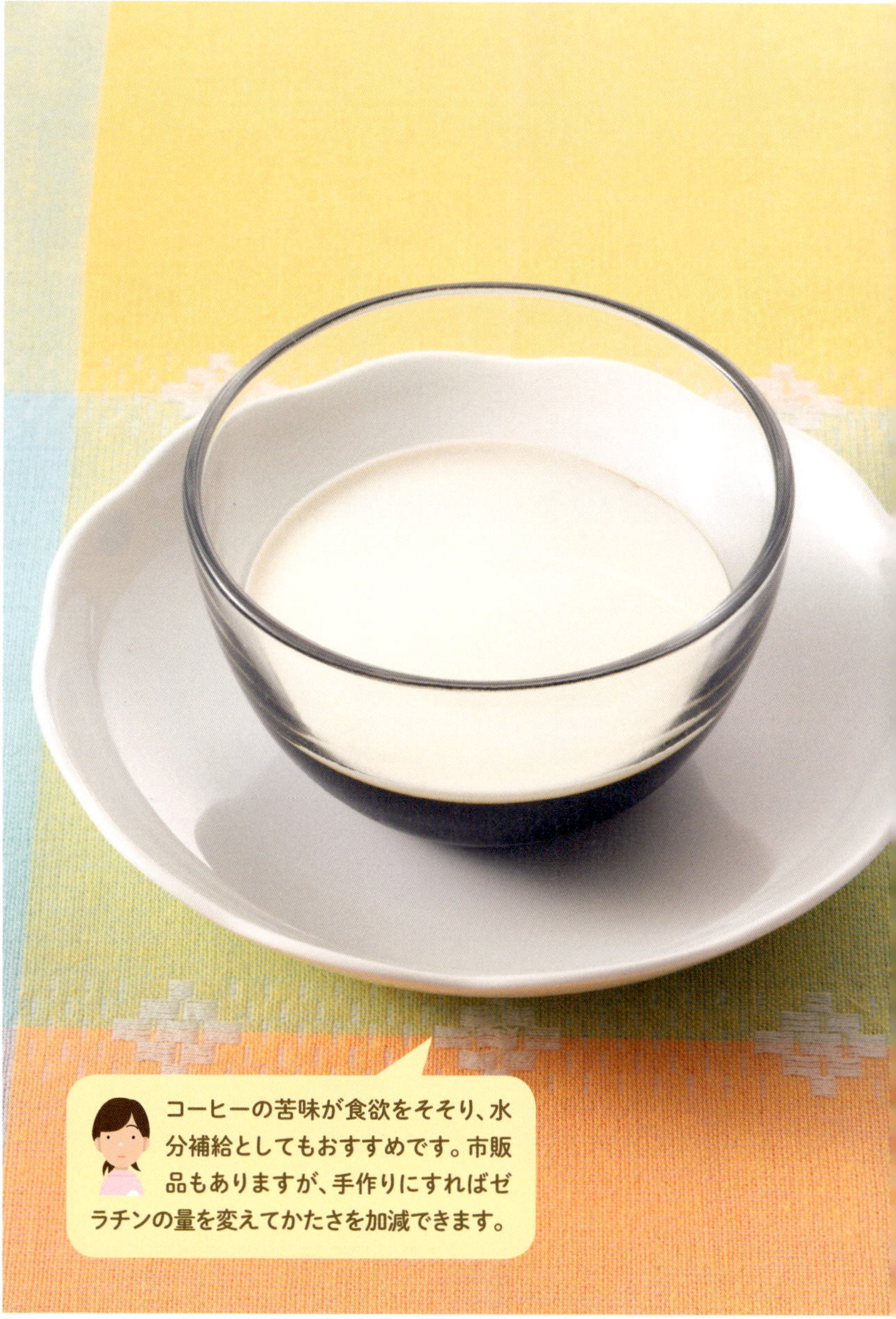

コーヒーの苦味が食欲をそそり、水分補給としてもおすすめです。市販品もありますが、手作りにすればゼラチンの量を変えてかたさを加減できます。

ゼリー食

抹茶ゼリー

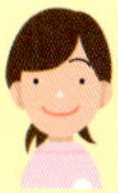

抹茶の苦味と牛乳や生クリームのまろやかなこくがよく合い、栄養価も高いデザートに。栄養補助食品の味に飽きたときにおすすめです。

材料（6個分）

粉ゼラチン	5g
水	大さじ2
抹茶	大さじ1
砂糖	大さじ2
熱湯	大さじ2
牛乳	1カップ
生クリーム	1カップ

1個分　184kcal／たんぱく質2.8g

1 粉ゼラチンは分量の水にふり入れてふやかしておく。

2 小なべに抹茶と砂糖を入れて湯を加え、なめらかに練り混ぜる。

3 2に牛乳を加えて弱火にかけてよく混ぜ、まわりがフツフツと小さく泡立ってきたら1を加えてとかす。

4 火を消し、生クリームを加えてよく混ぜ、容器に流して冷蔵庫で冷やしかためる。

調理メモ

好みで黒みつをかけてもよいでしょう。生クリームの代わりに栄養補助食品の**テルミール2.0**（商品名）を使うと、より高栄養のデザートになります。

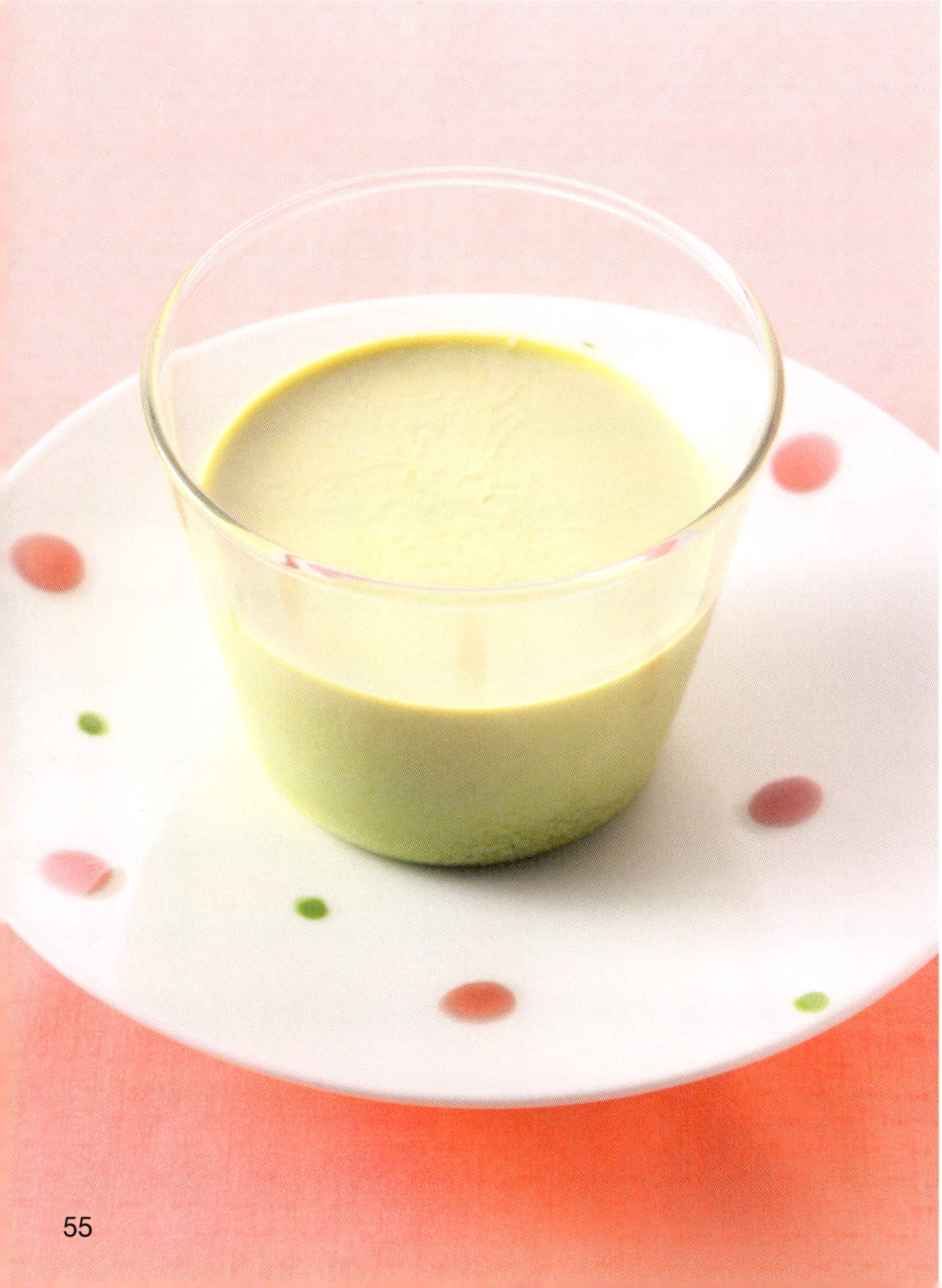

おすすめ市販食品

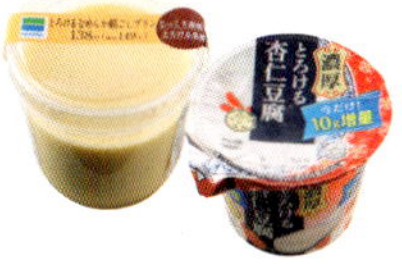

おすすめは、生クリームや牛乳を加えてやわらかめにかためたタイプ。ムース、ババロアなどもよいでしょう。ゼラチンの代わりにゲル化剤（増粘多糖類）を使った商品なら、離水の心配がありません。食べてみて自分に合うものを探しましょう。

サラサラ食
ペースト食

どちらもやわらかく加熱した食材をミキサーで均一にします。水分ととろみを調整することで、サラサラ食をペースト食に、あるいはペースト食をサラサラ食に作り変えることができます（とろみの目安は48ページを参照）。

［ 主食 ］

おかゆをなめらかになるまでミキサーにかけ、飲める形態やスプーンですくえる形態に調整します。基本的に五分がゆミキサーは喉頭を摘出しており、誤嚥リスクがないかたが対象です。

サラサラ食

五分がゆミキサー

材料（1人分）
ごはん……50g
水……1¼カップ

1人分 84kcal／たんぱく質1.3g

1 なべにごはんと水を入れて火にかけ、フツフツと煮立ってきたら弱火にして5分ほど煮る。
2 火を消してふたをして約10分蒸らす。
3 温かいうちにおかゆをミキサーに移し、なめらかになるまで攪拌する。

ペースト食

全がゆミキサー

材料（1人分）
全がゆ（64ページ参照）……200g

1人分 134kcal／たんぱく質2.0g

全がゆは温かいものをミキサーに移して（写真）なめらかになるまで攪拌する。

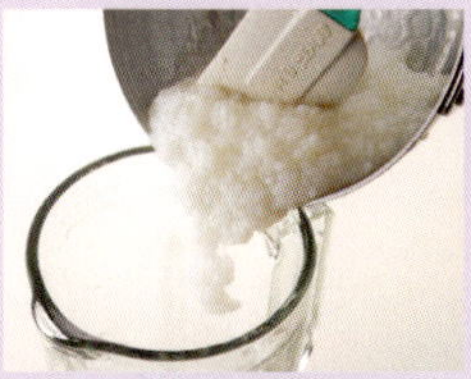

Column **おかゆの友**

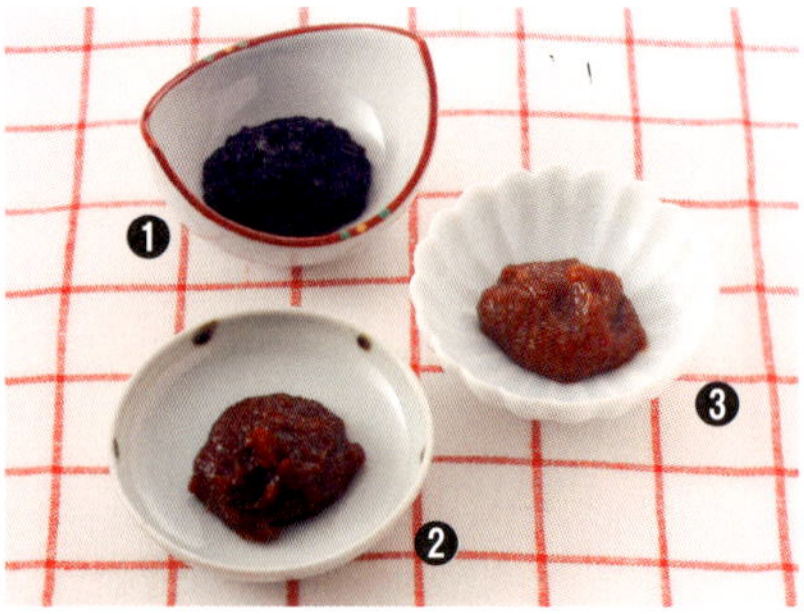

白がゆに飽きたときの食欲増進役。のどに引っかからないよう粒や繊維のないものを選びます。梅びしおは裏ごしタイプがなければ、茶こしなどで裏ごすとよいでしょう。

❶ のりのつくだ煮　❷ タイみそ
❸ 梅びしお（裏ごしタイプ）

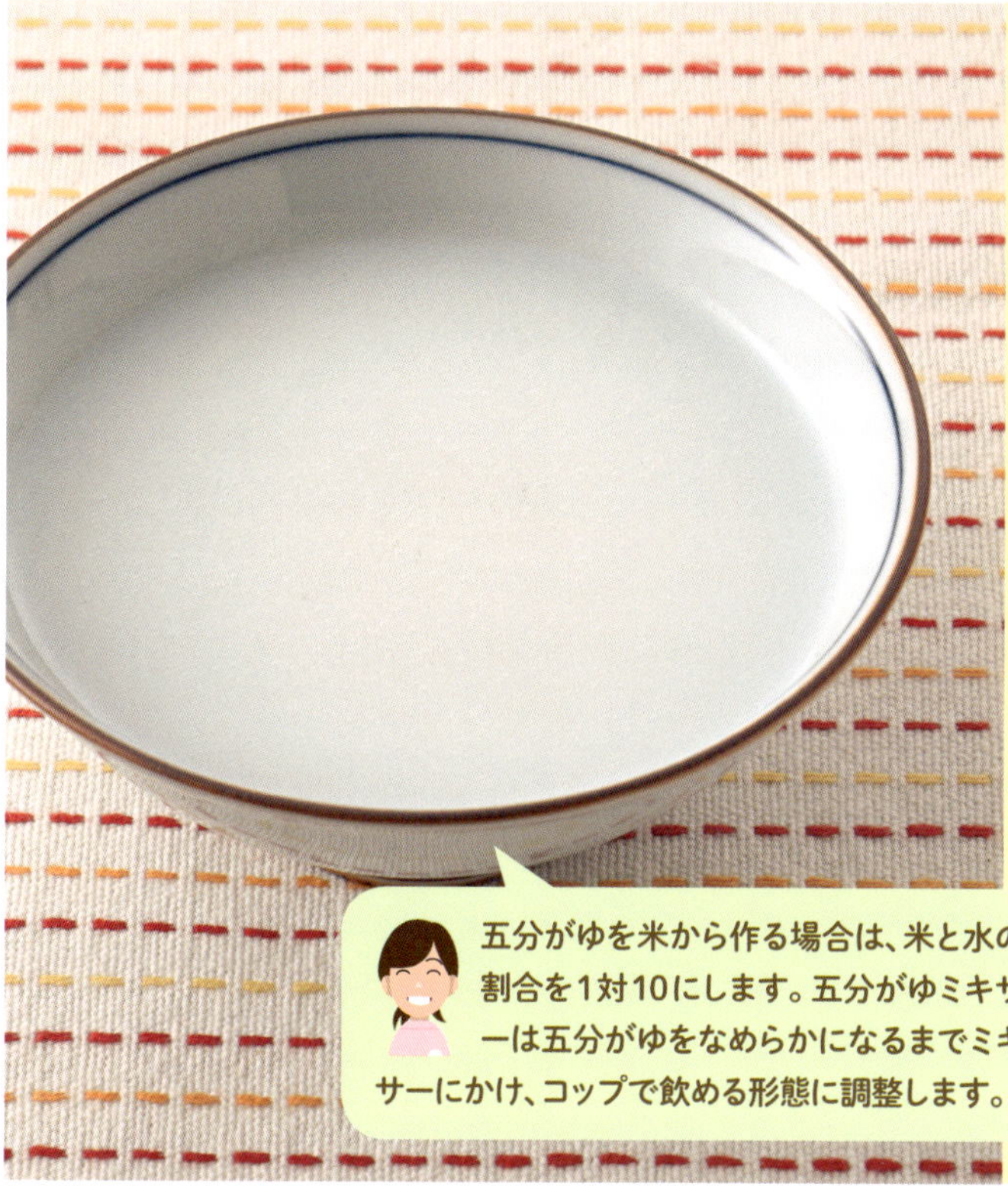

五分がゆを米から作る場合は、米と水の割合を1対10にします。五分がゆミキサーは五分がゆをなめらかになるまでミキサーにかけ、コップで飲める形態に調整します。

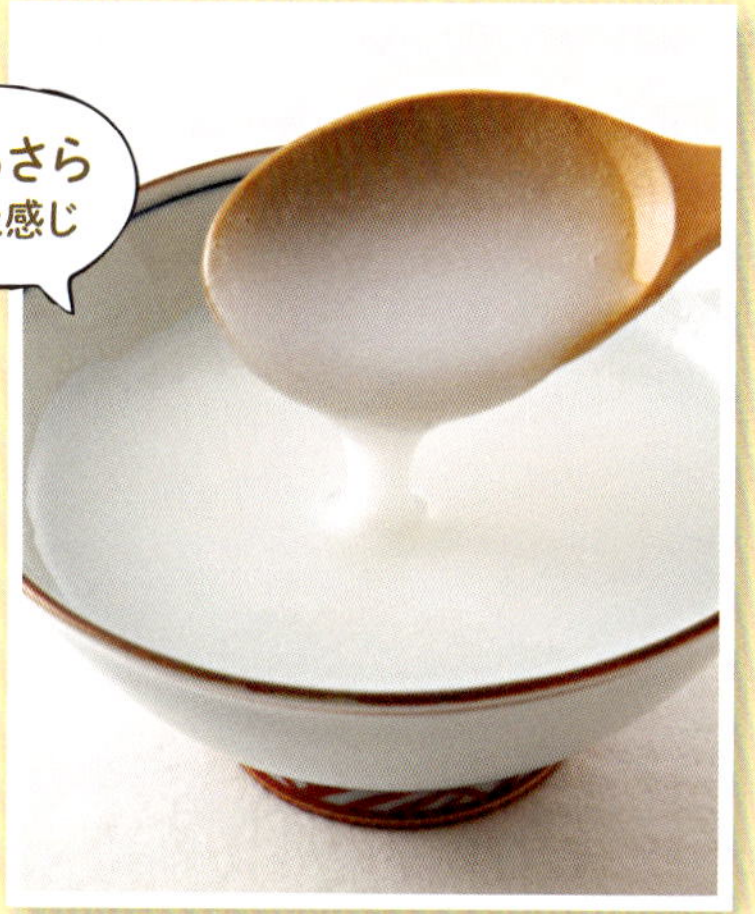

調理メモ

電子レンジでもできます。大きめの耐熱容器にごはん30gと水¾カップを入れ、端を少し開けてラップをかぶせ、600Wの電子レンジで約2分間加熱します。ラップをしたまま約10分蒸らし、ミキサーにかけます。

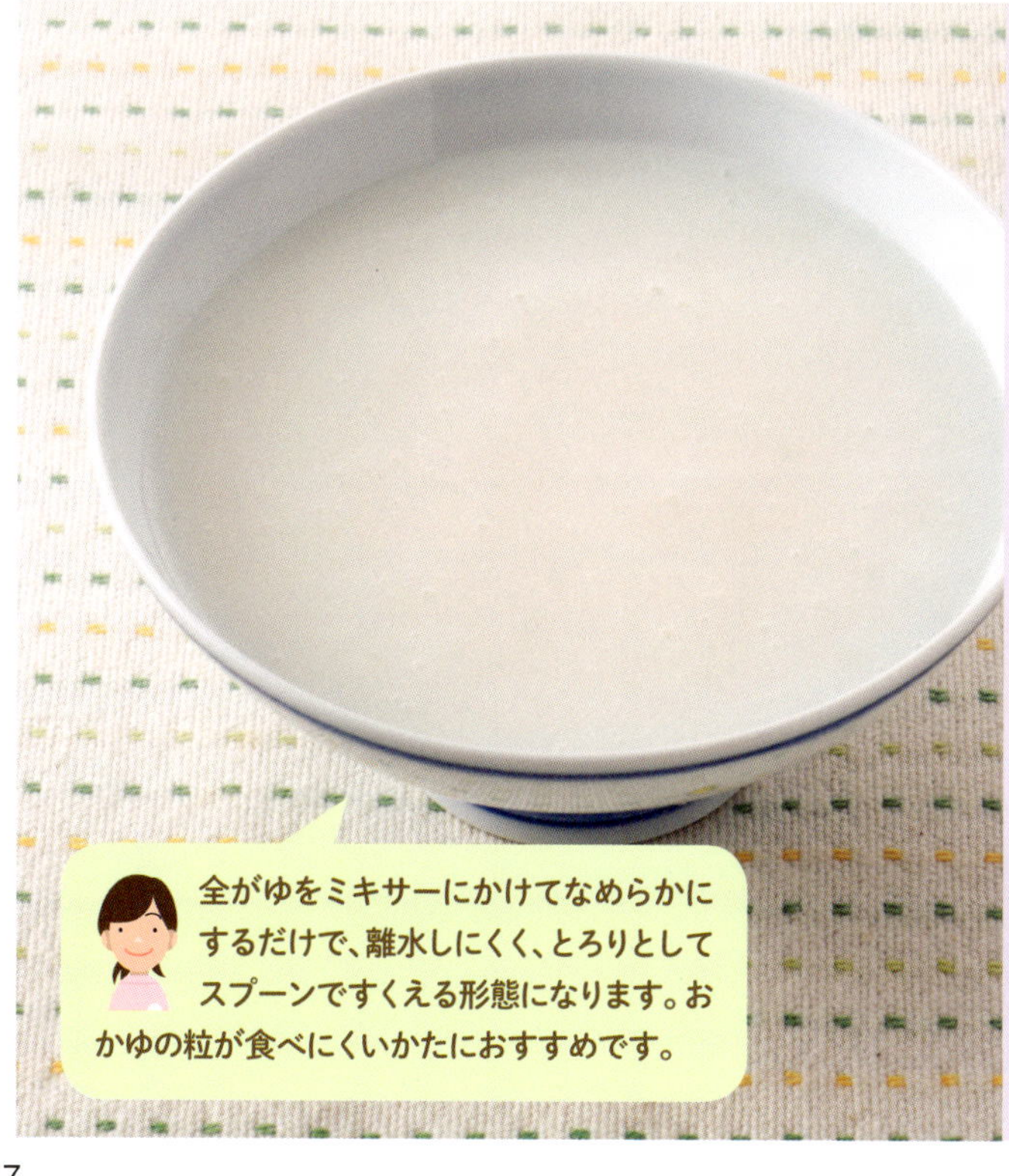

全がゆをミキサーにかけてなめらかにするだけで、離水しにくく、とろりとしてスプーンですくえる形態になります。おかゆの粒が食べにくいかたにおすすめです。

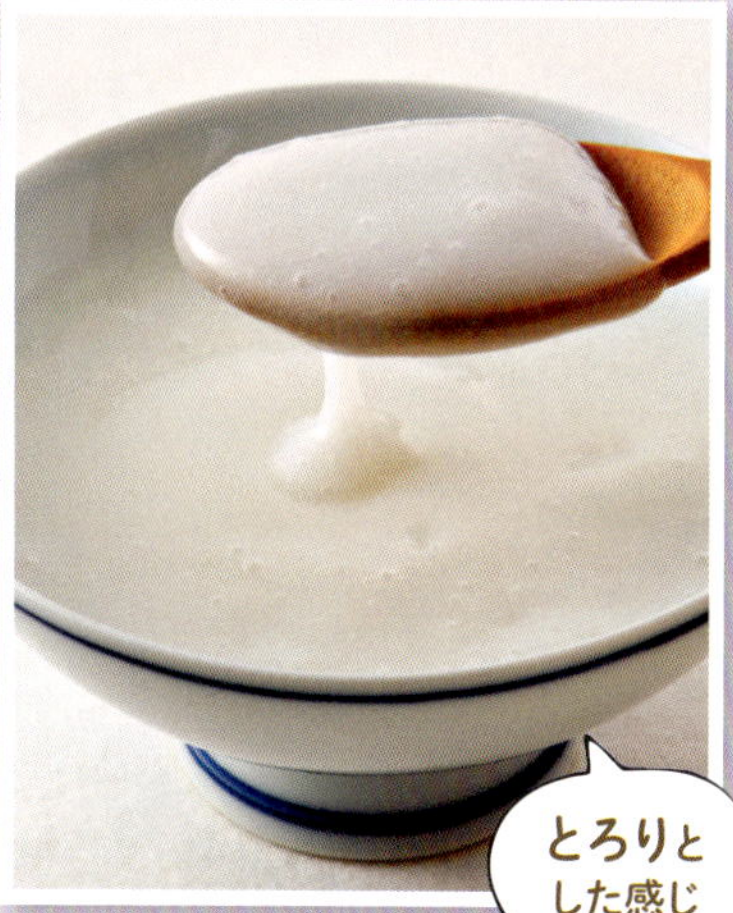

調理メモ

全がゆペーストがうまく飲み込めるようになったら、ごはん粒が少し残る程度に攪拌する半ミキサー食を試して訓練をしてもよいでしょう。

汁物

やわらかく煮た食材をミキサーにかけるとサラサラ食に、さらにとろみ剤を加えればペースト食になります。食材を変えればバリエーションが広がり、いろいろな味が楽しめます。

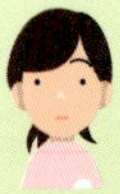

青背魚などをミキサーにかけると生臭さが出るのでミキサー食にはむきません。はんぺんや白身魚なら臭みもなく、おいしくできます。

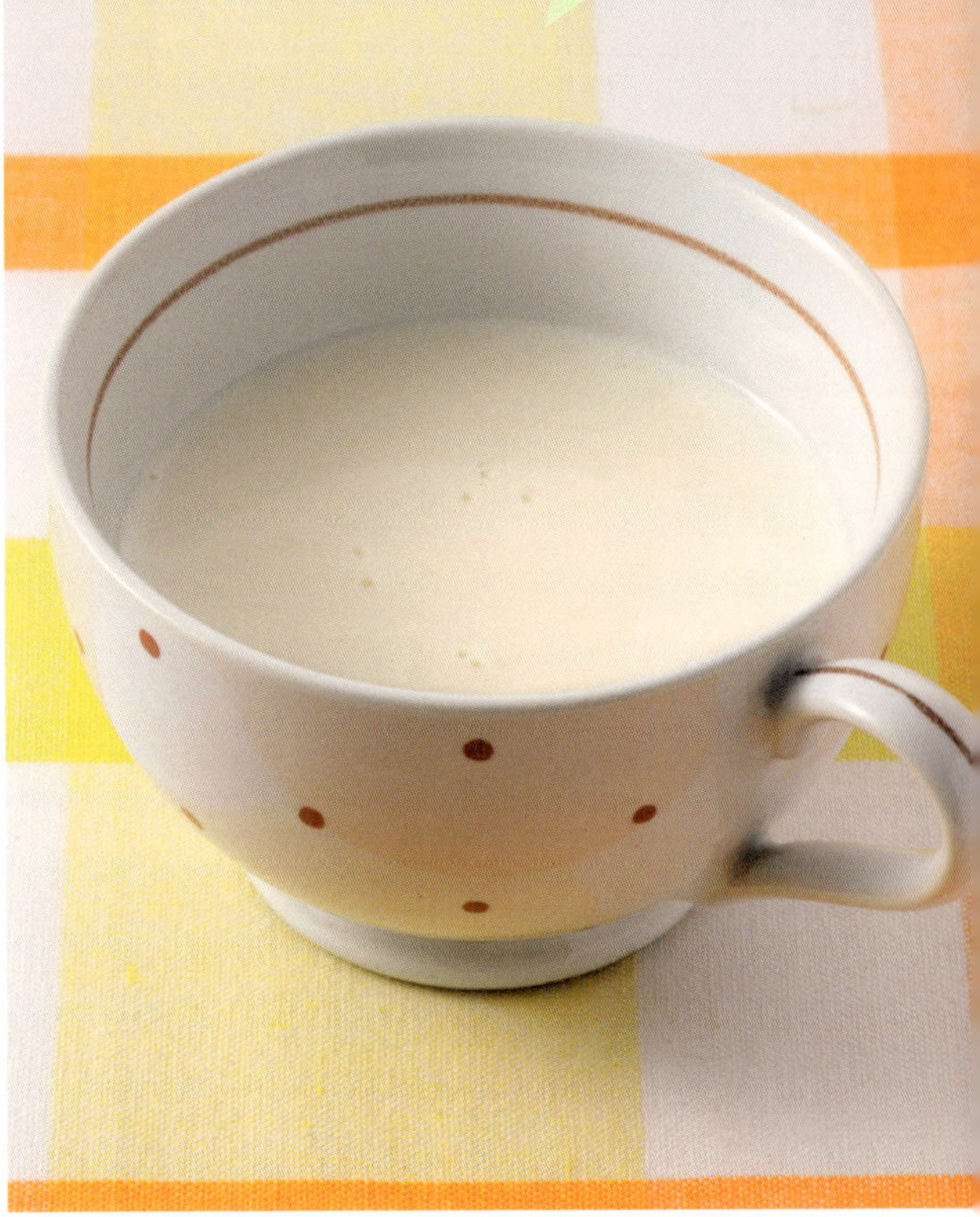

はんぺんのクリームスープ

材料（2人分）

はんぺん……………………½枚（50g）
牛乳…………………………………220㎖
ホワイトソース缶………⅕缶（60g）
顆粒鶏がらだしのもと……小さじ½
塩…………………………………………少量

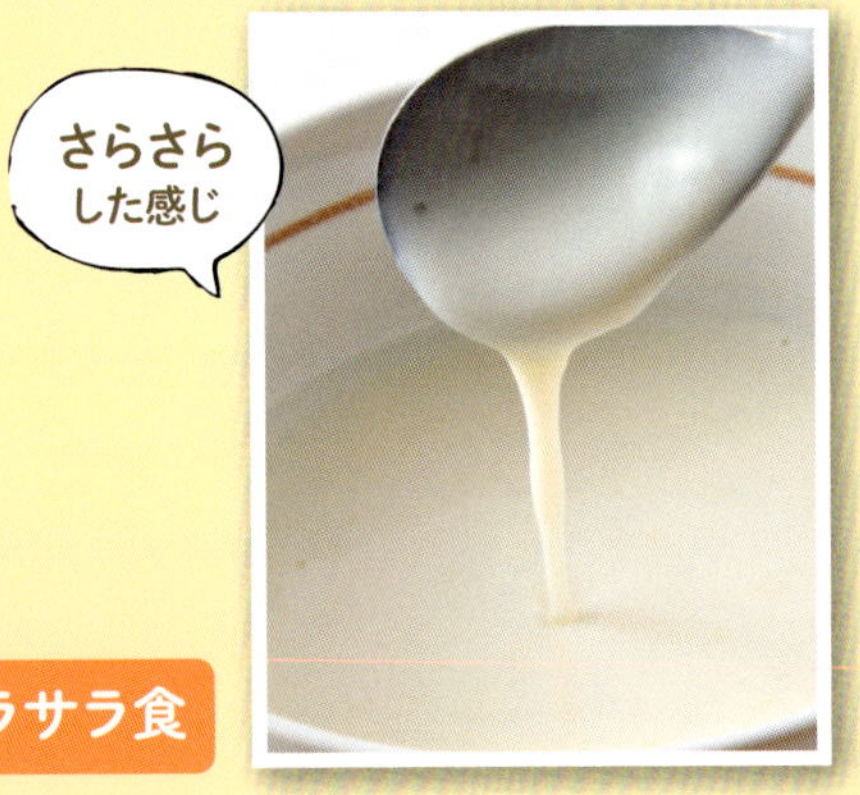

サラサラ食

1 はんぺんと牛乳をミキサーに入れてなめらかになるまで攪拌する。
2 なべに移して温め、鶏がらだしのもと、ホワイトソース缶を加えてよく混ぜながら煮、塩で味を調える。

1人分　131㎉／たんぱく質6.9g

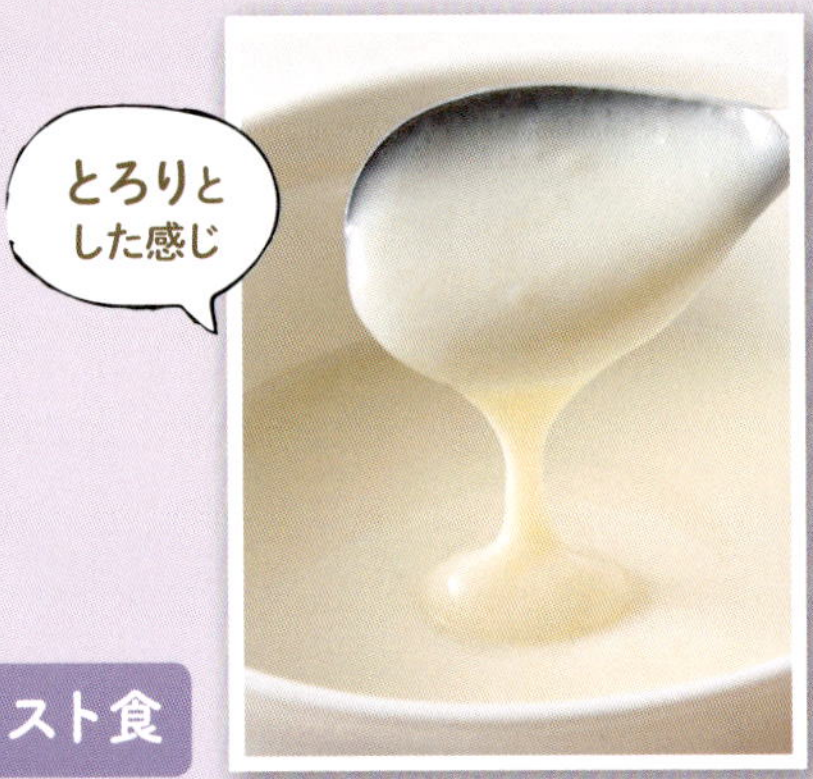

ペースト食

サラサラ食 の1人分に対してソフティアS（商品名）を約⅓包加えてよく混ぜ、とろみをつける。ソフティアSの分量は、食べやすい粘度になるよう加減する。

1人分　134㎉／たんぱく質6.9g

野菜ピュレスープ

材料（2人分）

- 玉ねぎ……1/10個（20g）
- じゃが芋……1/2個（80g）
- にんじん……1/8本（20g）
- バター……5g
- ブイヨン……1 1/2カップ
- 塩……少量

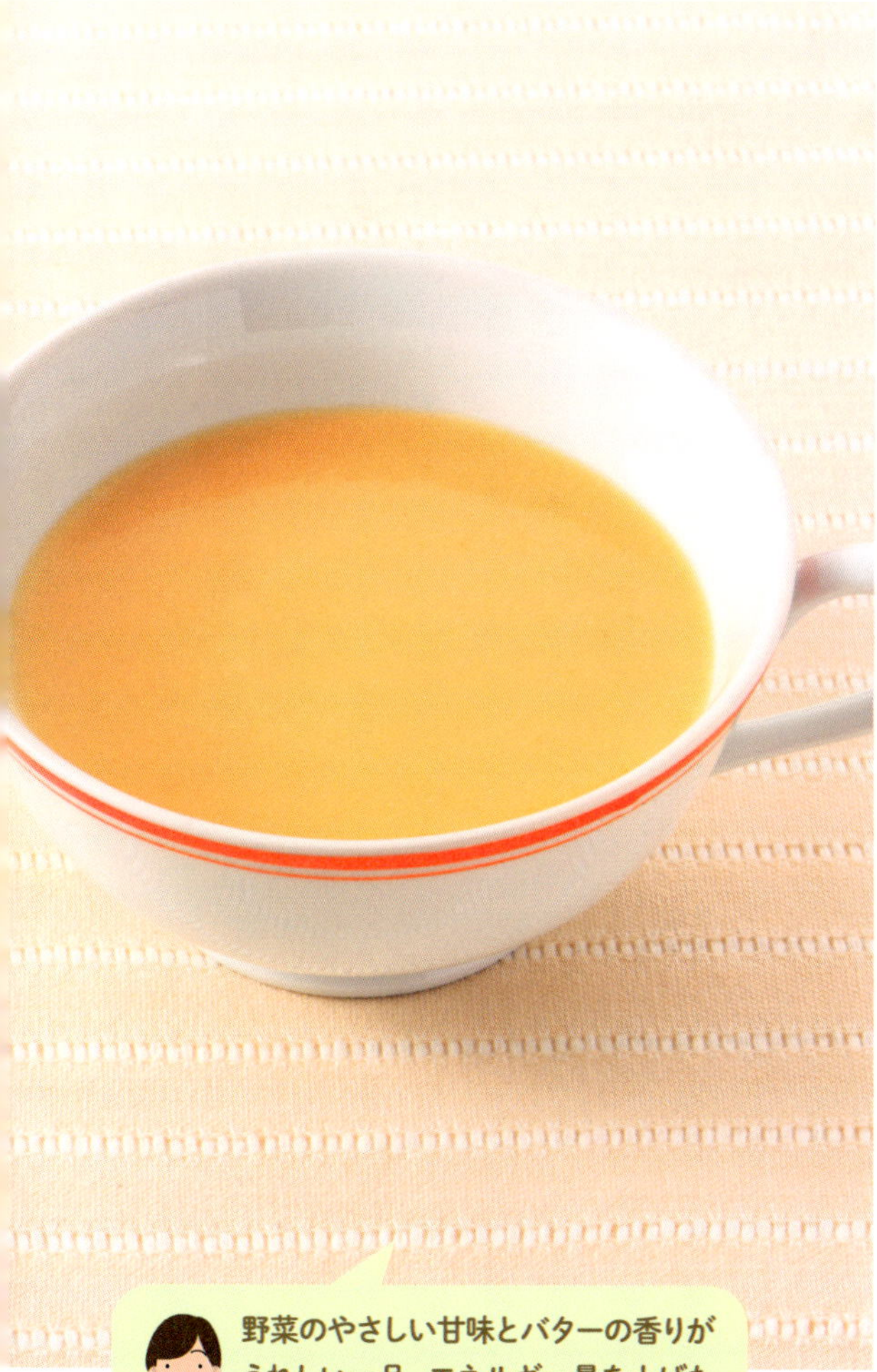

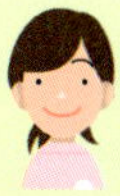

野菜のやさしい甘味とバターの香りがうれしい一品。エネルギー量を上げたい場合はバターをもう少し増やしても（バター10gで75kcalアップ）。冷凍保存もできるので、多めに作っておくと重宝です。

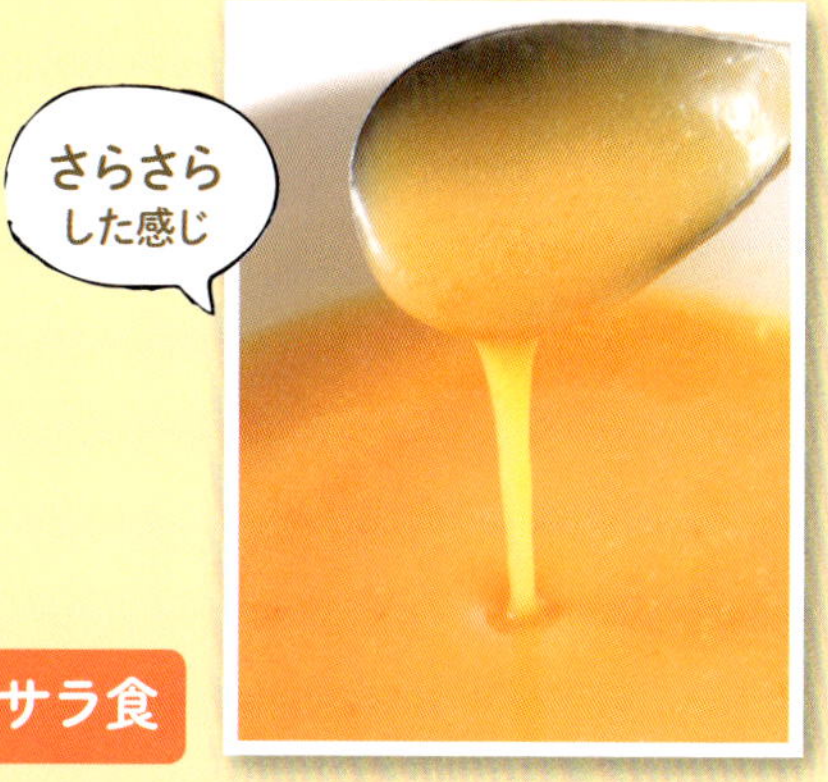

サラサラ食

1 野菜はどれも薄切りにする。
2 なべにバターをとかして1を入れて焦がさないようにいため、ブイヨンを加えてやわらかくなるまでふたをして煮る。
3 ミキサーに入れてなめらかになるまで攪拌する。
4 なべに戻し入れて温め、塩で味を調える。

1人分　63kcal／たんぱく質1.0g

調理メモ

もう少しサラサラにしたいかたはブイヨンのスープの分量を増やして調整してください。

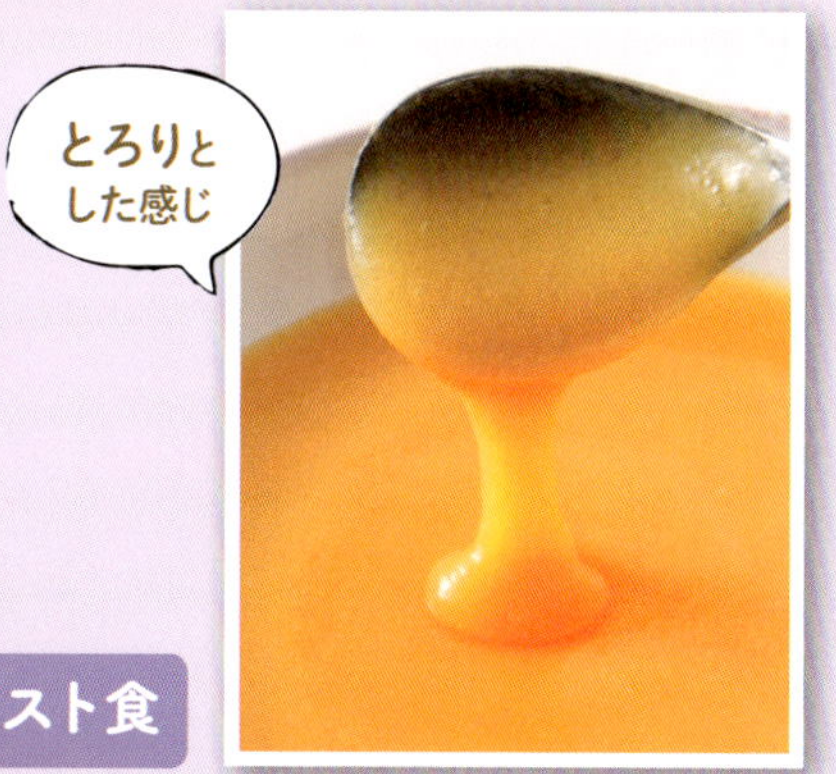

ペースト食

サラサラ食の1人分に対してソフティアS（商品名）を約1/3包混ぜ、スプーンですくえる程度に調整する。

1人分　65kcal／たんぱく質1.0g

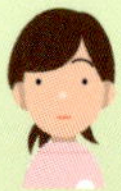

ごぼうはかむ力が低下すると食べにくい根菜ですが、ミキサーにかければ無理なく食べられます。永久気管孔がある患者さんは力むことができないので排便しにくくなることもあります。ごぼうスープは便秘予防にもおすすめです。

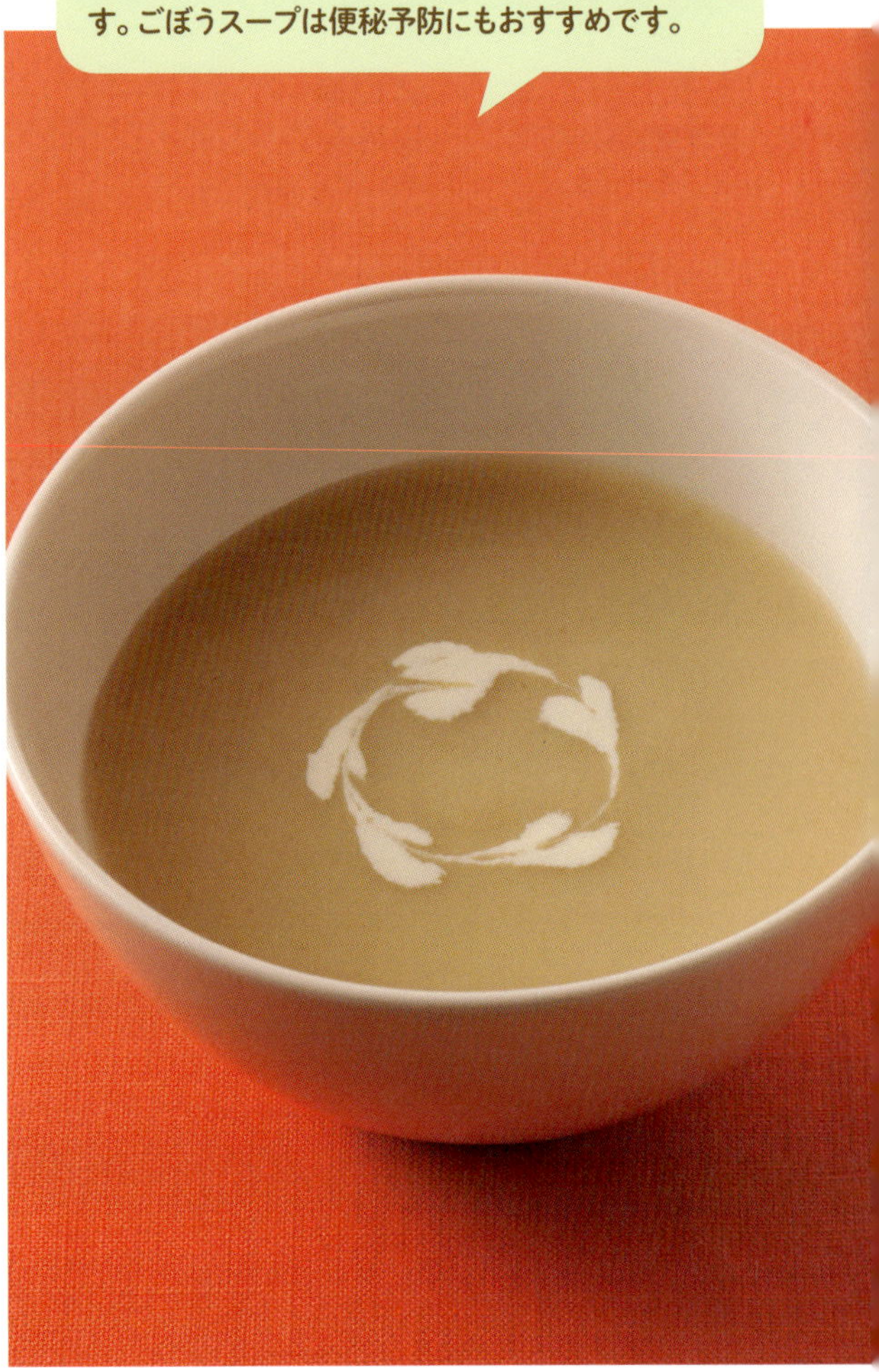

ごぼうのスープ

材料（4人分）

ごぼう……½本（80g）
じゃが芋……小½個（60g）
玉ねぎ……¼個（50g）
おろしにんにく……小さじ1
オリーブ油……大さじ1
ブイヨン……2カップ
こしょう……少量
生クリーム……適量

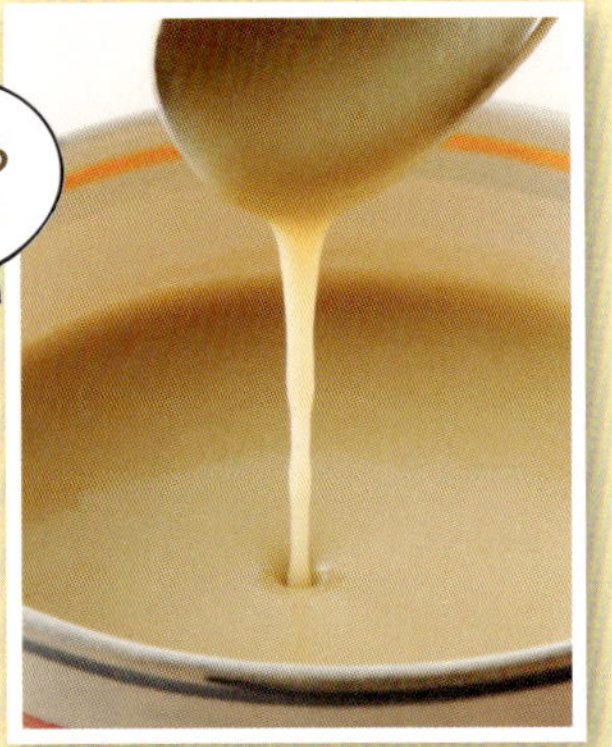

サラサラ食

1 ごぼうは皮をこそげて斜め薄切りに、じゃが芋は薄切りにし、ともに水でさらす。玉ねぎは薄切りにする。
2 なべにおろしにんにくとオリーブ油を入れて熱し、香りが出たら玉ねぎを加えて透き通るまでいためる。
3 **1**のごぼう、じゃが芋の水けをきって**2**に入れ、ごぼうに油がなじんでつやが出るまでいためる。ブイヨンを加えて弱めの中火でごぼうがやわらかくなるまで煮る。
4 ミキサーに入れてなめらかになるまで攪拌する。
5 なべに戻して温め、器に盛り、生クリームを入れてこしょうをふる。

1人分　85kcal／たんぱく質1.0g

調理メモ

もう少しサラサラにしたい場合は生クリームかブイヨンの量を増やしましょう。

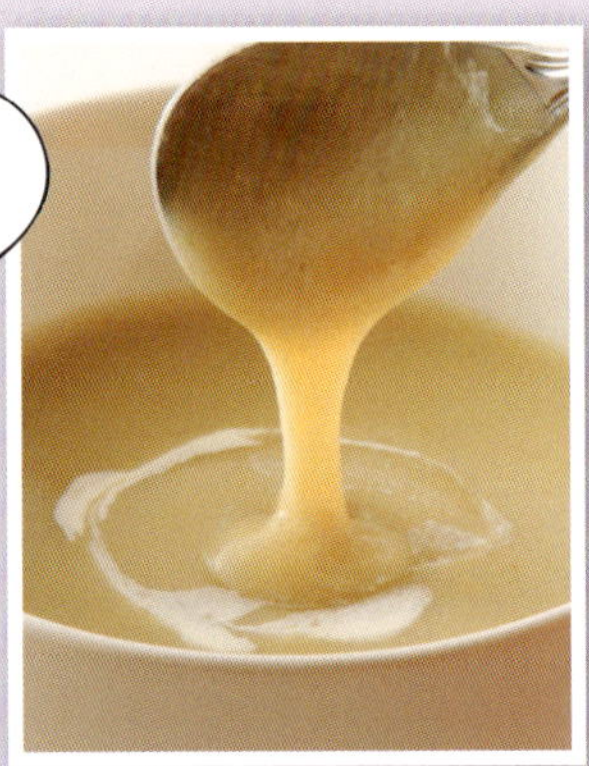

ペースト食

サラサラ食 の1人分に対してソフティアS（商品名）を⅔包加えてよく混ぜ合わせる。

1人分　87kcal／たんぱく質1.0g

ブロッコリーのポタージュ

材料（2人分）

- 冷凍ブロッコリー……40g
- ホワイトソース缶……60g
- 牛乳……1カップ
- 塩……少量

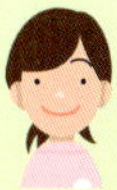

ミキサー食は、食材の組み合わせによっては色が悪くなることがあるので、食材の色をそろえるなど少しくふうすると見た目もよくなります。

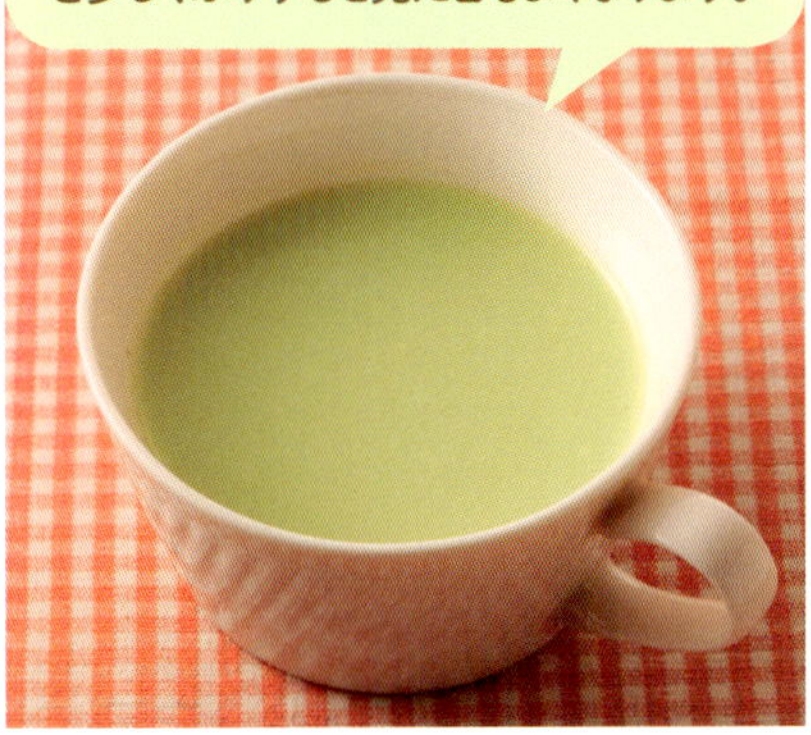

サラサラ食

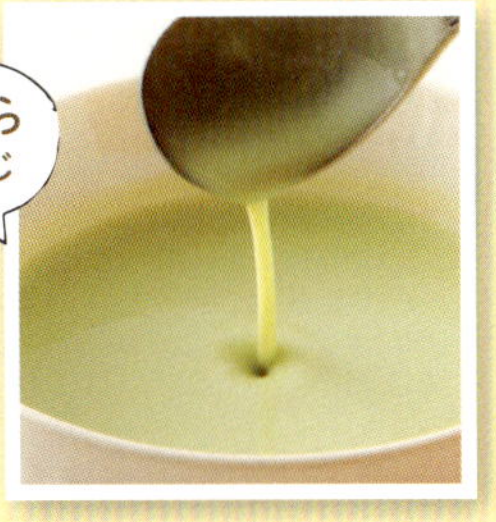

1 ホワイトソース缶と牛乳をなべに入れてよく混ぜ弱火で温める。
2 ブロッコリーを凍ったまま入れてやわらかくなるまで煮る。
3 ミキサーに入れてなめらかになるまで撹拌し、塩で味を調える。

1人分　105kcal／たんぱく質4.7g

調理メモ

冷凍のほうれん草や小松菜を使っても同じようにできます。

ペースト食

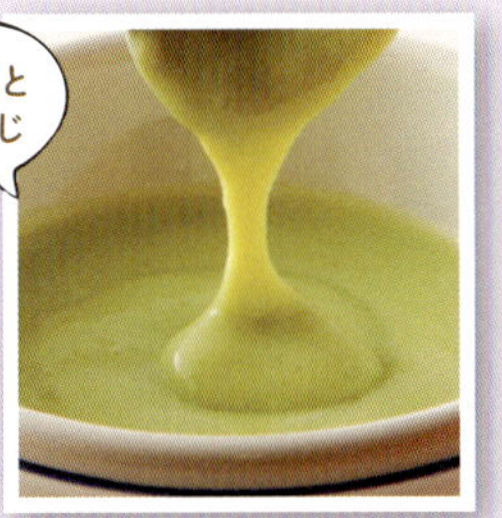

サラサラ食 の1人分にソフティアS（商品名）を⅔包加えてとろみをつける。

1人分　111kcal／たんぱく質4.7g

さつま芋のスープ

材料（2人分）

- さつま芋……½本（100g）
- 牛乳……1½カップ
- 生クリーム……大さじ1⅓
- 顆粒鶏がらだしのもと……小さじ½
- 塩……少量

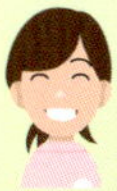

さつま芋は付着性が高く、のどにうまく送り込みができないことがあります。スープにすれば手軽にとることができます。

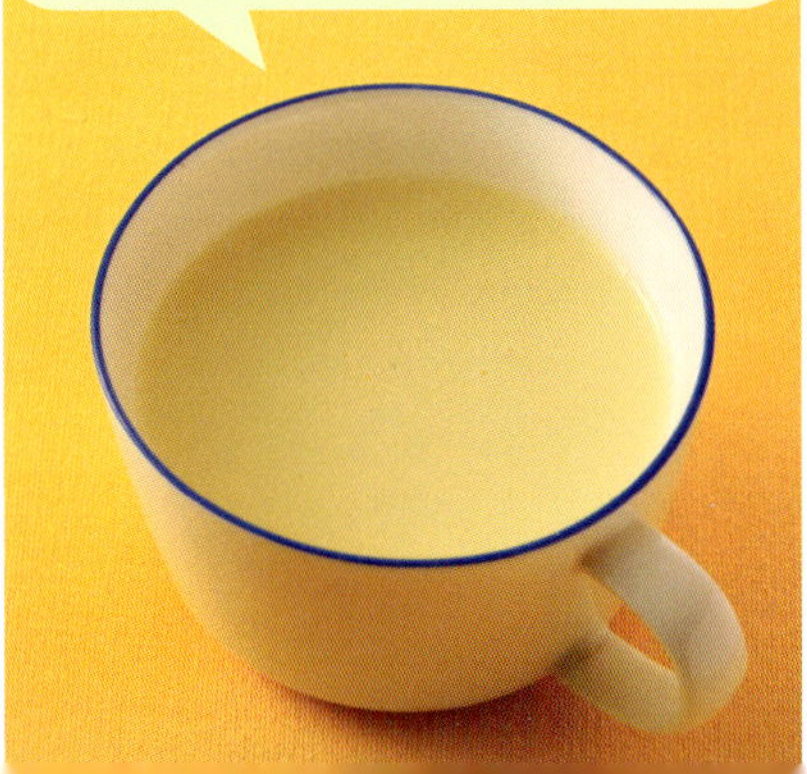

サラサラ食

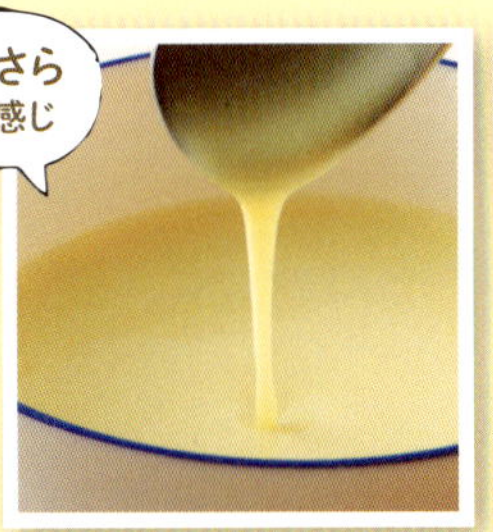

1 さつま芋は皮をむいて1cm幅の輪切りにし、水にさらす。
2 なべに入れて水をひたひたに加えて火にかけ、やわらかくなるまでゆで、ざるにあげる。
3 ミキサーに**2**を入れて牛乳、生クリーム、鶏がらだしのもとを加え、なめらかになるまで撹拌する。
4 なべに戻して温め、塩で調味する。

1人分　217kcal／たんぱく質6.1g

調理メモ

もう少しサラサラにしたい場合は牛乳の量を増やしましょう。

ペースト食

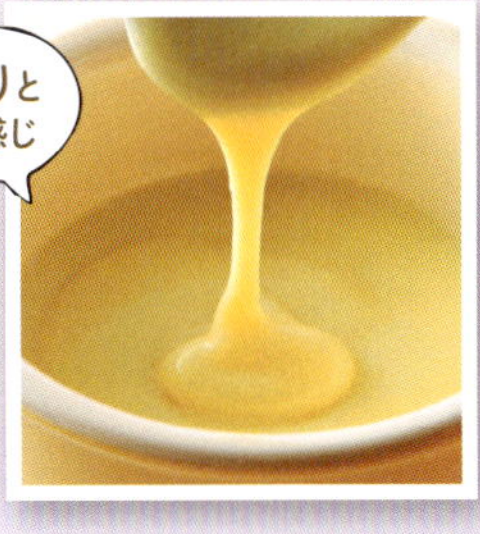

サラサラ食 の1人分に対してソフティアS（商品名）を1包、加える。

1人分　226kcal／たんぱく質6.1g

デザート

不足しがちな乳製品や果物、野菜をミキサーにかければ栄養が手軽にとれます。

ヨーグルトにニュートリーコンク2.5（商品名）を混ぜると手軽にエネルギー量も約75kcal増します。乳酸菌で便通を整える効果が期待でき、栄養剤に飽きたとき、甘い味が苦手なかたにもおすすめです。

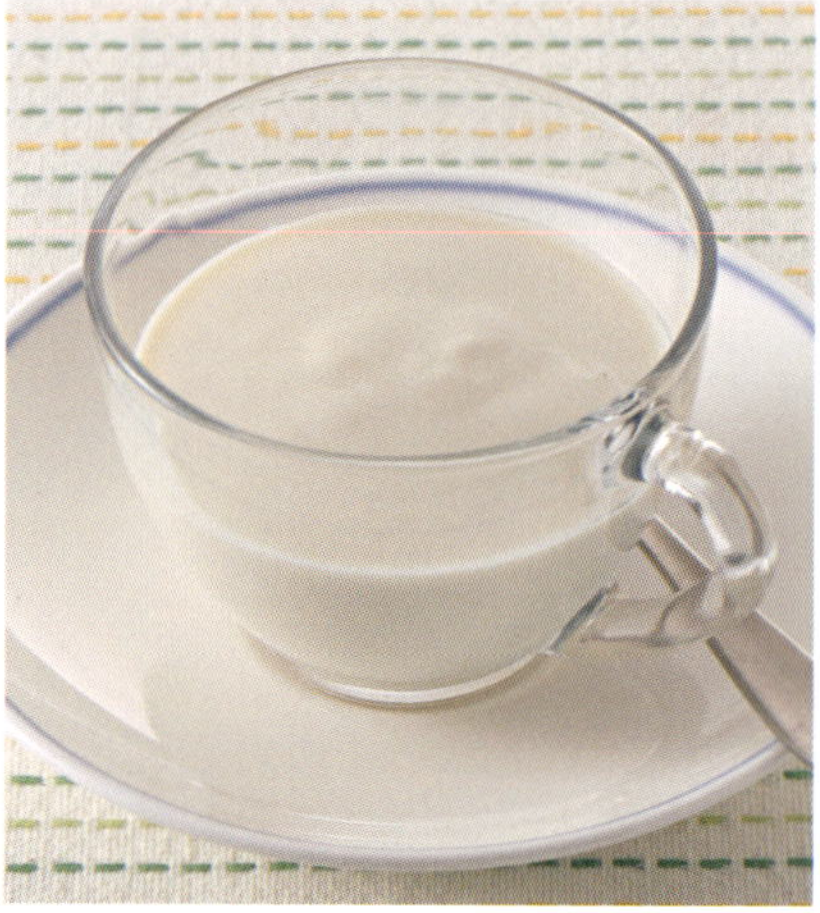

ペースト食

ヨーグルトコンク

とろりとした感じ

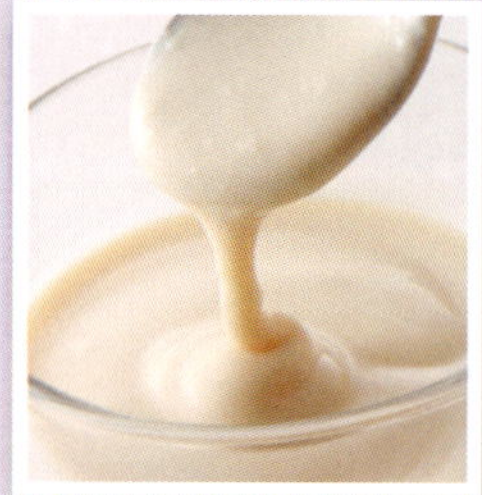

材料（1人分）
プレーンヨーグルト ………… 100g
ニュートリーコンク2.5（商品名）
………………… 大さじ2（約35g）

ヨーグルトとニュートリーコンク2.5を合わせてよく混ぜる。

1人分　150kcal／たんぱく質6.4g

バナナミルク

材料（1杯分）
バナナ ……………………………… $\frac{1}{2}$本
牛乳 ……………………………… $\frac{3}{4}$カップ
はちみつ ……………………………… 小さじ2

バナナは糖質が多いのでエネルギー補給に便利です。牛乳を加えると飲める形態になり、たんぱく質とカルシウムも補うことができます。

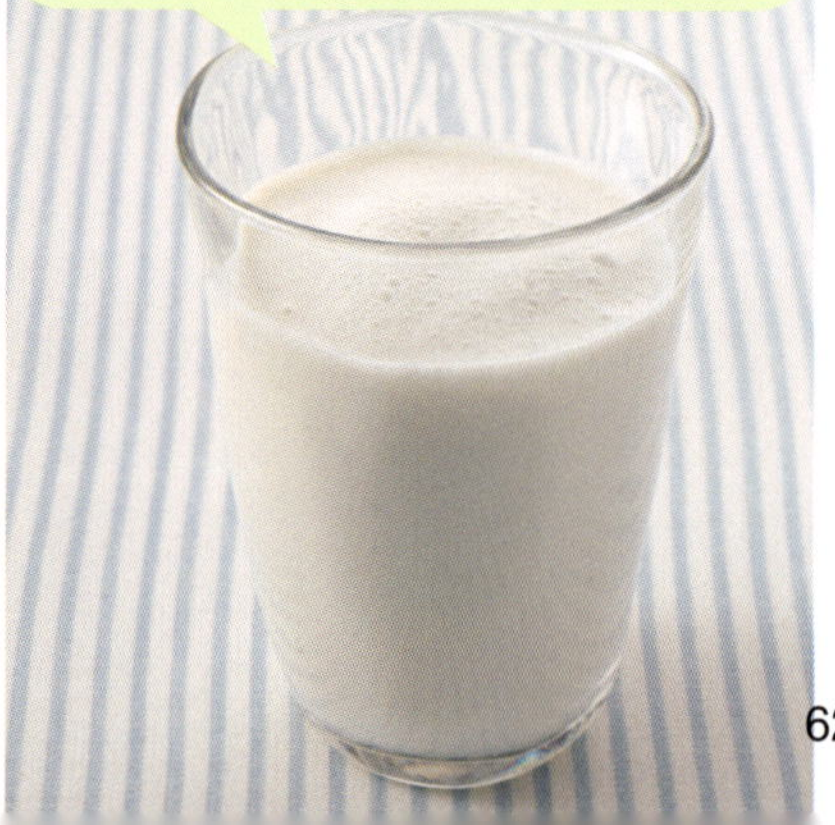

サラサラ食

さらさらした感じ

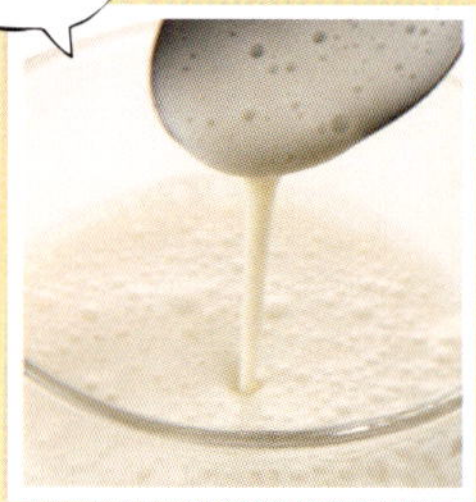

材料はすべてミキサーに入れてなめらかになるまで撹拌する。

1杯分　199kcal／たんぱく質5.9g

調理メモ
もう少しサラサラにしたい場合は牛乳の分量を増やして調整してください。

ペースト食

とろりとした感じ

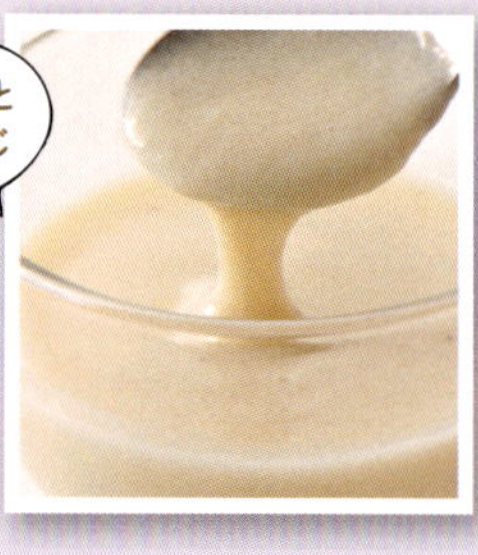

サラサラ食 の1杯分にソフティアS（商品名）を約1包加えてよく混ぜる。

1杯分　207kcal／たんぱく質5.9g

オレンジスムージー

材料（作りやすい分量、約2杯分）

オレンジ	1個（正味150g）
にんじん	½本（75g）
氷	少量
はちみつ	適量

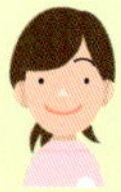

柑橘類は果肉から汁が飛び出して誤嚥する可能性があるため、ミキサーにかけて均質の果汁にすると飲み込みやすくなります。

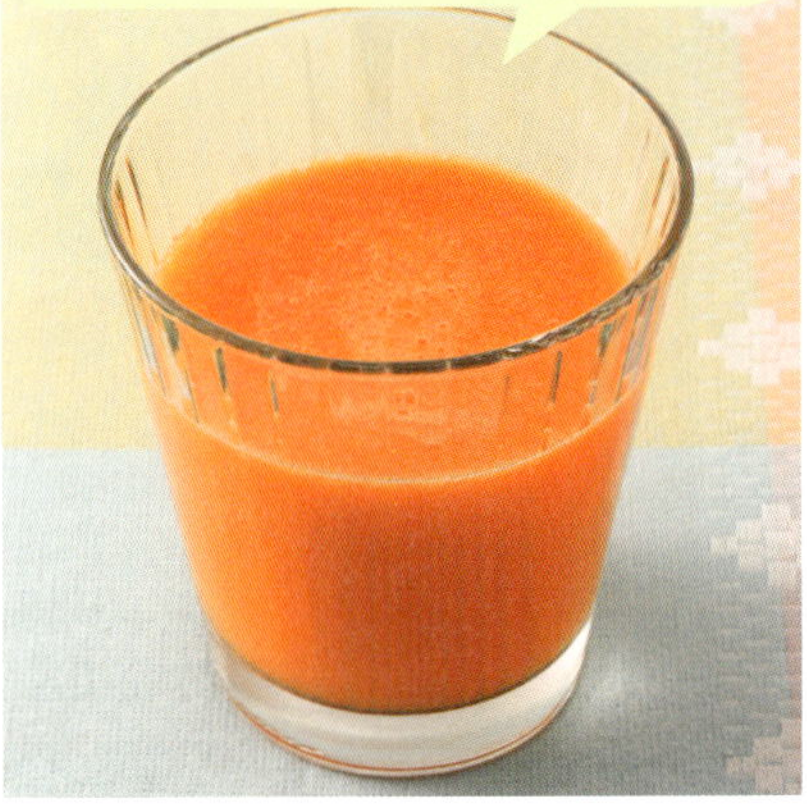

サラサラ食

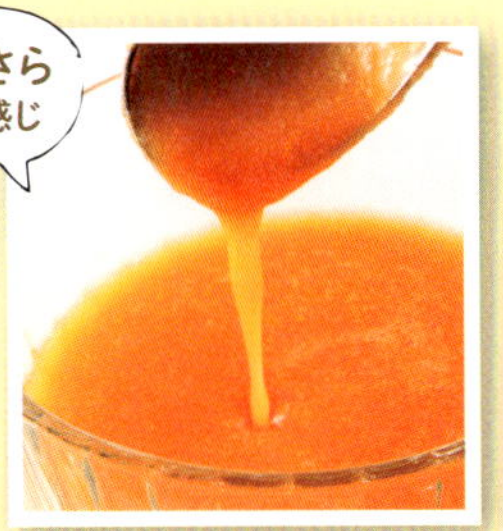

1 オレンジは外皮を白いわたまでむく。にんじんは薄切りにする。
2 **1**と氷、はちみつを合わせてミキサーに入れ、なめらかになるまで攪拌する。

1杯分　63kcal／たんぱく質1.1g

調理メモ

もう少しサラサラにしたい場合は水を足して調整します。オレンジの薄皮はミキサーの種類によっては繊維が残る場合があります。のどに引っかかる場合は注意してください。

ペースト食

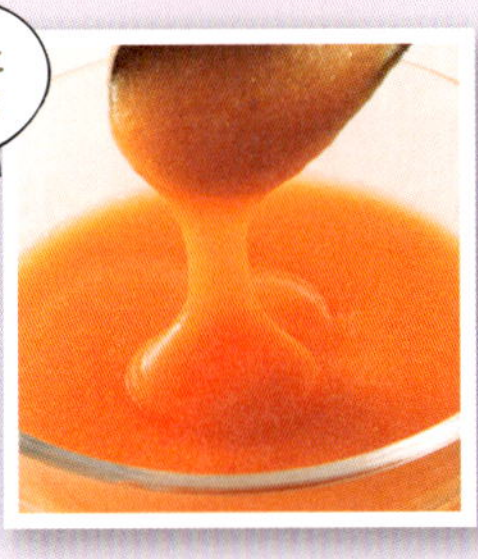

サラサラ食 の1杯分にソフティアS（商品名）を⅔包加えてよく混ぜ、スプーンですくえるくらいのとろみをつける。

1杯分　69kcal／たんぱく質1.1g

グリーンスムージー

材料（作りやすい分量、3杯分）

小松菜	50g
バナナ	1本
牛乳	1カップ
レモン汁	小さじ1
はちみつ	適量

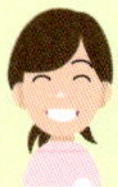

繊維が残りやすく食べにくい小松菜も、ミキサーにかければとりやすくなります。

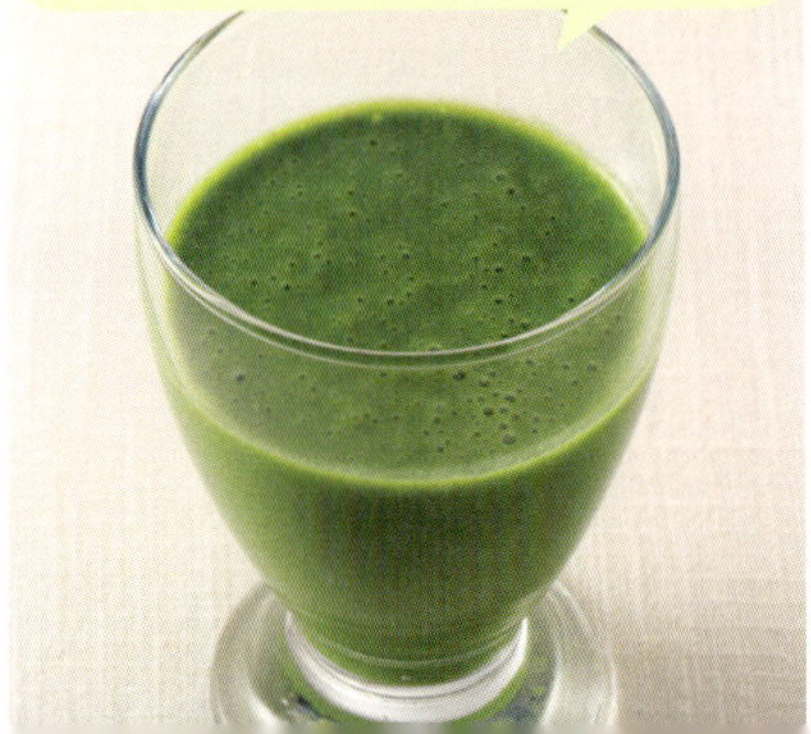

サラサラ食

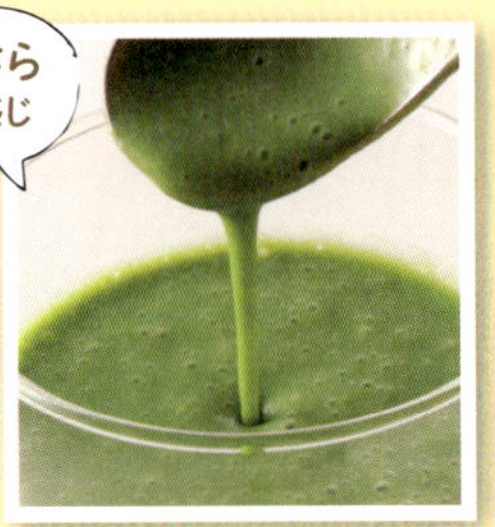

小松菜はざっと刻み、残りの材料とともにミキサーに入れ、なめらかになるまで攪拌する。

1杯分　91kcal／たんぱく質3.0g

調理メモ

もう少しサラサラにしたい場合は牛乳の分量を増やして調整してください。

ペースト食

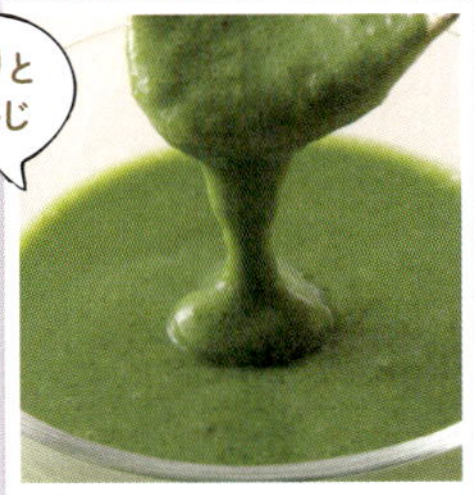

サラサラ食 の1杯分にソフティアS（商品名）を1包加えてよく混ぜる。

1杯分　100kcal／たんぱく質3.0g

ソフト食

舌と上あごで押しつぶせるやわらかさで、押しつぶしたときに散らばったり離水しない形態です。食材が増え、とろみ剤を利用することで料理のバリエーションも広がります。

[主食]

全がゆがそのまま食べられます。パンもかゆにしたり、スープに浸せば食べやすくなります。

ソフト食

全がゆ

材料（1人分、でき上がり200～250g）
ごはん……………………………100g
水……………………………1カップ

1人分 168kcal／たんぱく質2.5g

1 なべにごはんと水を入れて火にかけ、フツフツと煮立ってきたら弱火にして5～6分煮る。
2 火を消してふたをし、約10分蒸らす。

調理メモ

電子レンジなら、ごはん50gと水½カップを大きめの耐熱容器に入れ、端を少し開けてラップをかぶせ、電子レンジ600Wで約2分加熱。とり出してラップをしたまま約10分蒸らします。炊飯器のおかゆモードでまとめて炊き、冷凍保存してもよいでしょう。

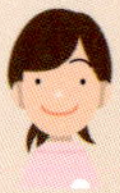

ごはん粒がやわらかくても、水分が多いとむせることがあります。水分が残りすぎないように蒸らしましょう。

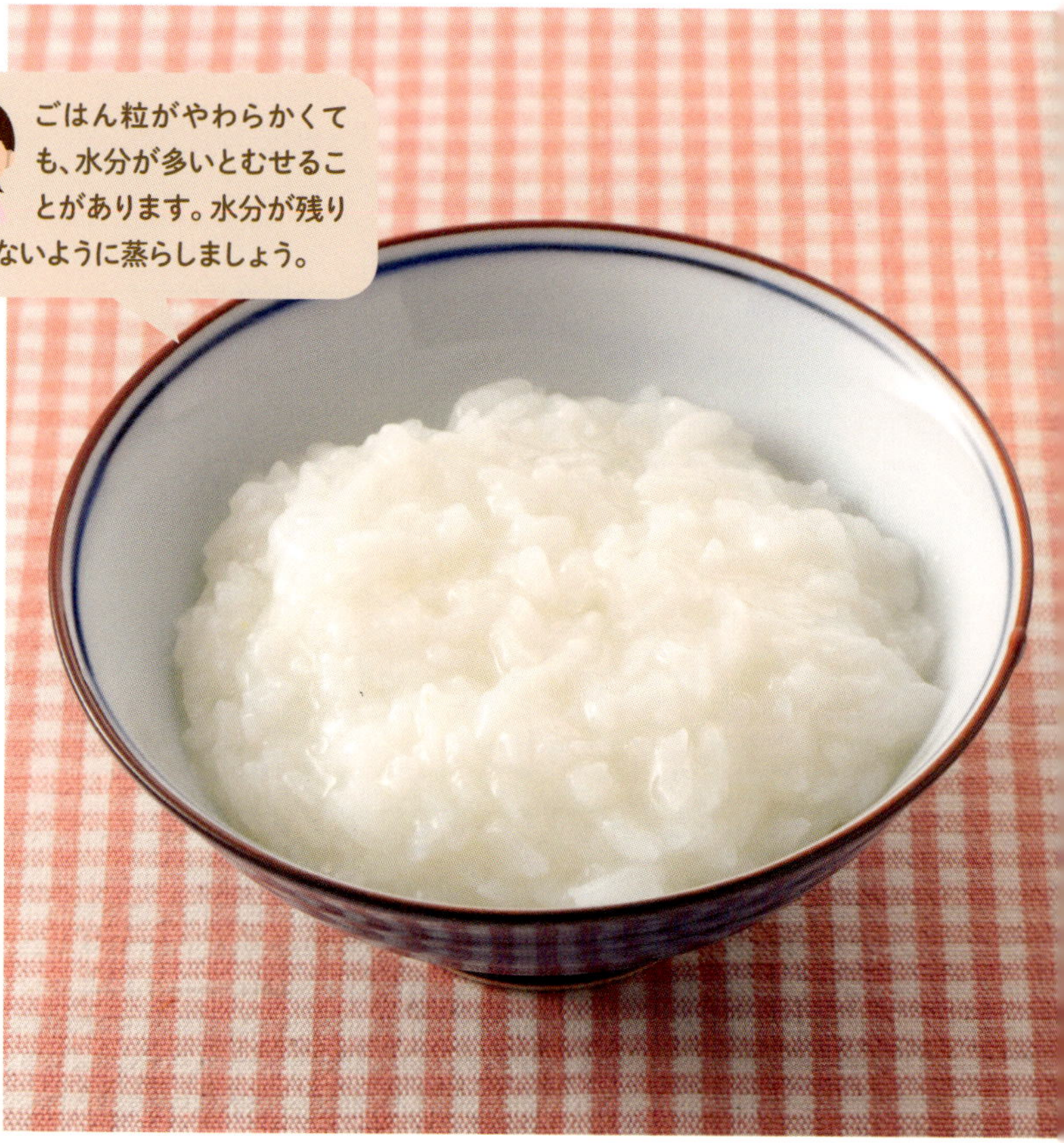

Column **うすくずあん**

全がゆが口の中で散らばって食べにくい場合に、このあんをかけるだけでまとまりがよくなります。全がゆだけでなく、パサついて食べにくい料理に幅広く使えます。かたくり粉の代わりに**ソフティアS**（商品名）1包でもけっこうです。

材料と作り方

だし¾カップ、塩ひとつまみ（0.5g）、しょうゆ小さじ½、かたくり粉小さじ2をなべに合わせてよく混ぜ、とろみがつくまで煮る。

全量で 25kcal／たんぱく質0.7g

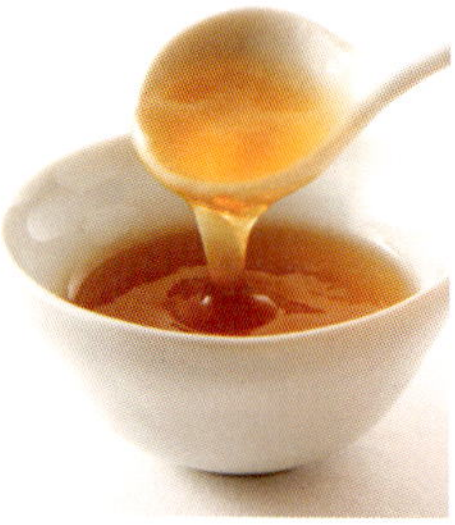

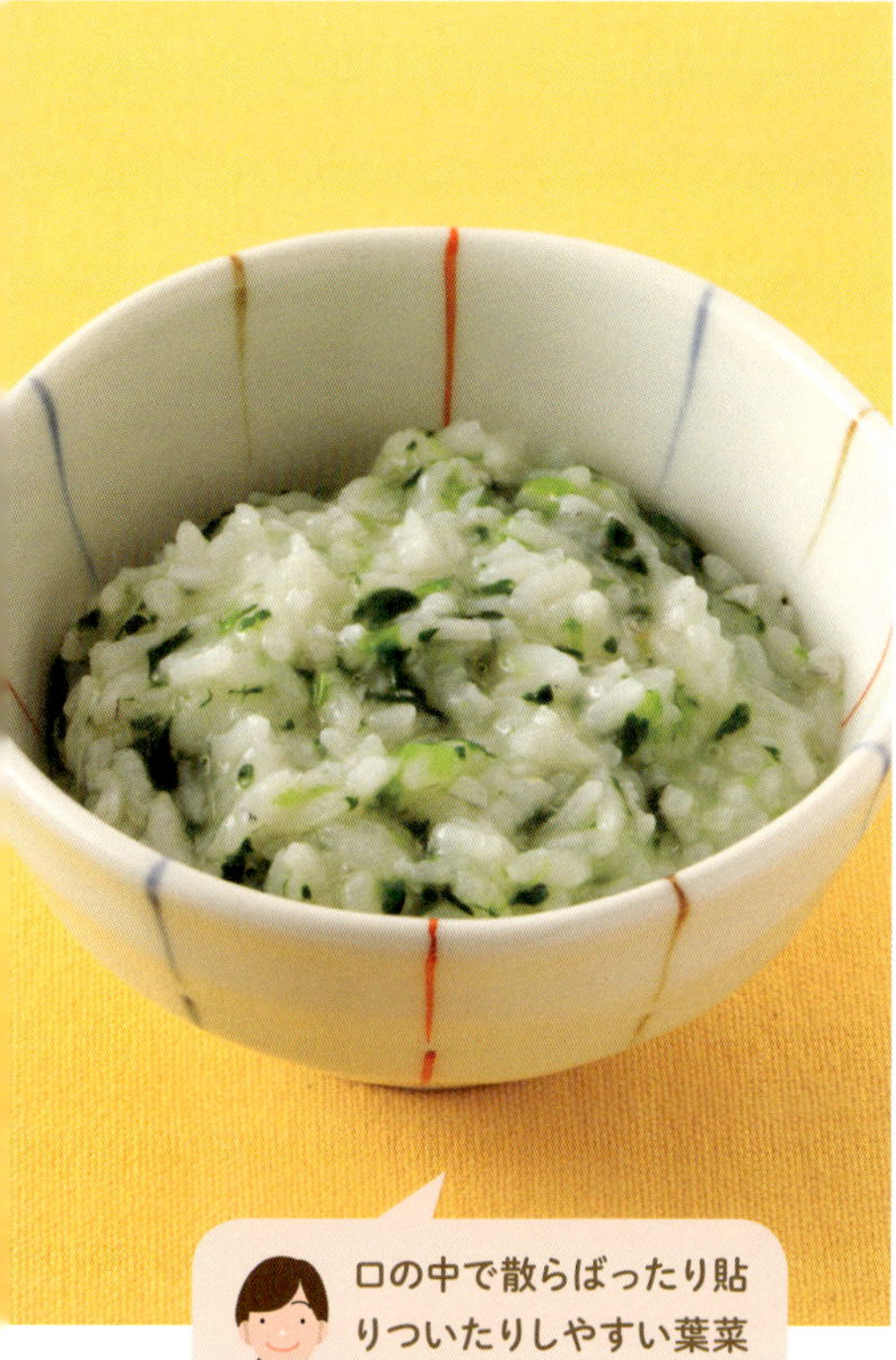

ソフト食

野菜がゆ

材料（1人分）

ほうれん草……………… 15g
ごはん……………………80g
鶏がらだし…………… 160mℓ
シラス干し………………10g
塩……………………… 少量

1人分 154kcal／たんぱく質5.1g

調理メモ

好みで最後にごま油を回しかけてもよいでしょう。香ばしい香りが食欲をそそり、エネルギーもとれます（ごま油大さじ1で約100kcal）。

1 なべに湯を沸かして塩少量（分量外）を加え、ほうれん草を歯ぐきでつぶせるやわらかさになるまでゆで、水にとる。水けをきつく絞り、みじん切りにする。

2 なべにごはんと鶏がらだしを入れて火にかけ、ごはんをほぐしながら煮る。煮立ったら3～5分煮る。

3 シラス干しはみじん切りにし、**1**とともに**2**に入れて混ぜ、味をみて塩で調味する。

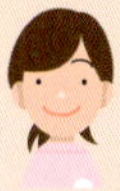

口の中で散らばったり貼りついたりしやすい葉菜も、全がゆと混ぜることでまとまりよく食べやすくなります。

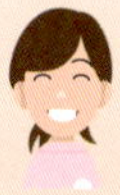

全がゆの食感や形態を変えることなく、良質なたんぱく質をとることができます。

ソフト食

卵がゆ

材料（1人分）

ごはん……………………… 80g
だし……………………… 160mℓ
卵………………………… 1個
塩………………………… 少量

1人分 215kcal／たんぱく質9.0g

1 なべにごはんとだしを入れて火にかけ、ごはんをほぐしながら煮る。煮立ったらさらに3～5分煮、塩で調味する。

2 卵を割りほぐしてなべ肌から回し入れて火を消し、ふたをして半熟になるまで蒸らす。

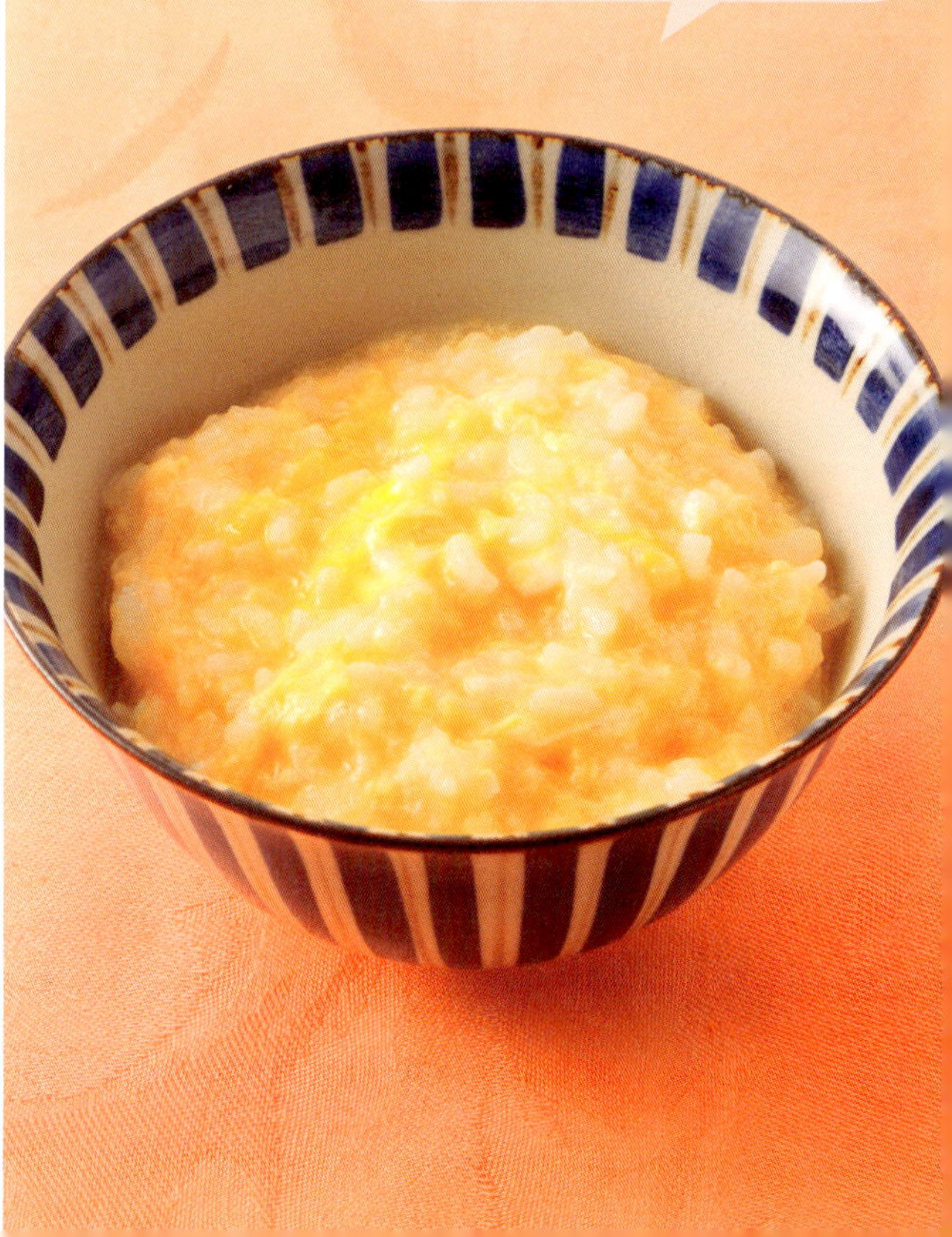

ソフト食

パンがゆ

材料（1人分）

- 食パン（6枚切り）…………………1枚
- 牛乳……………………………$\frac{3}{4}$カップ
- 砂糖……………………………小さじ1
- バター……………………………5g

1人分 287kcal／たんぱく質9.9g

1 食パンは耳を落としてちぎる。

2 なべに**1**を入れて牛乳、砂糖、バターを加えて中火にかけ、パンをつぶしながら煮る。パンがしっとりとして牛乳が沸騰してきたらでき上がり。

調理メモ

砂糖を入れずに、スープのもとなどを加えた甘くないパンがゆもおすすめです。バターの量を増やせばさらにエネルギーがアップします。

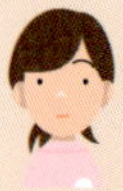

米のかゆに飽きたときにおすすめです。牛乳でたんぱく質やカルシウムがとれてバターでエネルギーもアップします。さめると付着性が高くなるので、温かいうちに食べましょう。

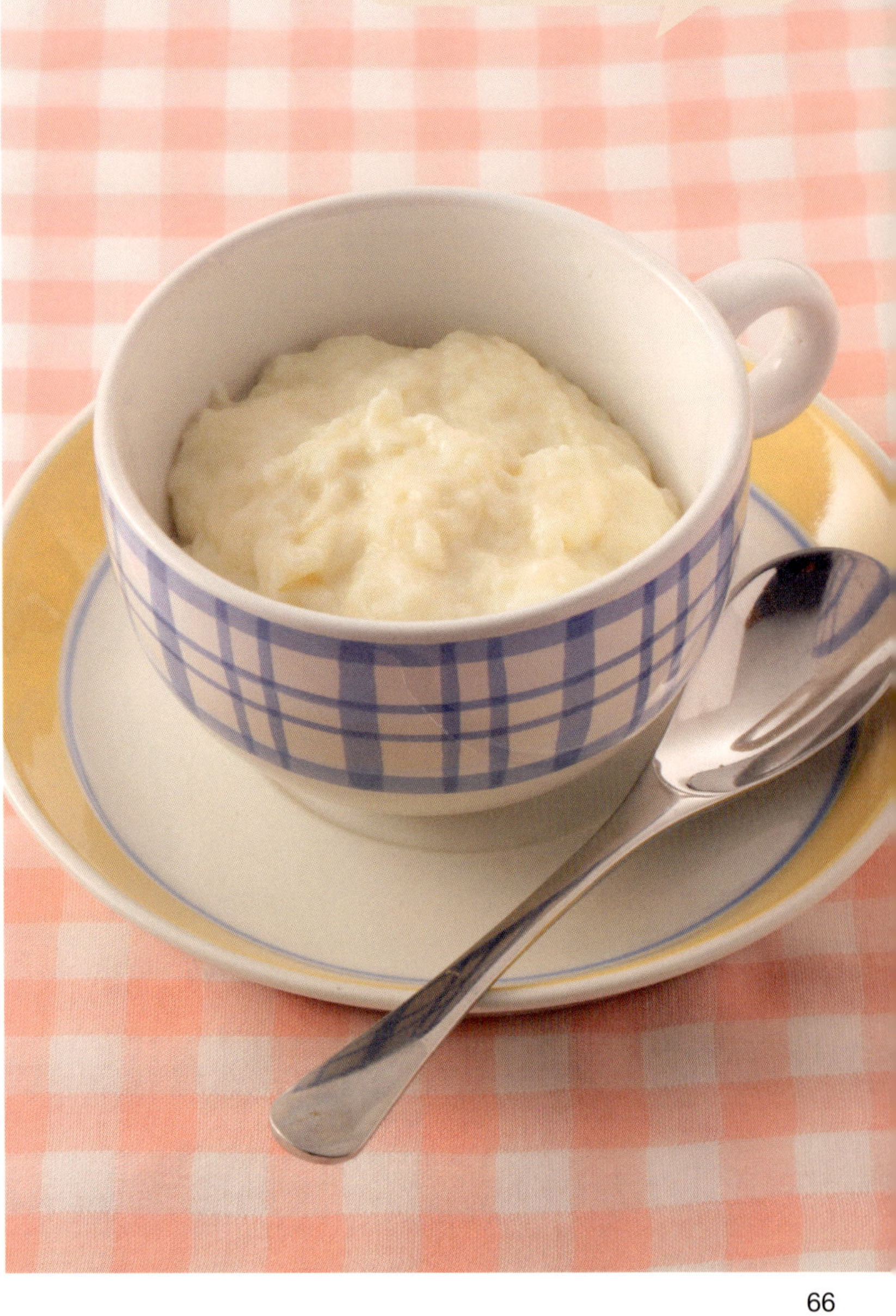

おすすめ市販食品

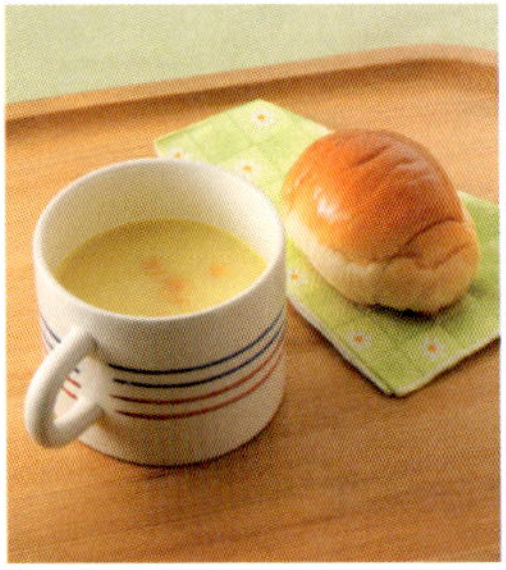

パン＆ポタージュ

とろみのあるポタージュにパンをちぎって浸すと食べやすいでしょう。パンの中でもロールパンは全体がやわらかくておすすめです。食パンも耳をはずせばだいじょうぶです。

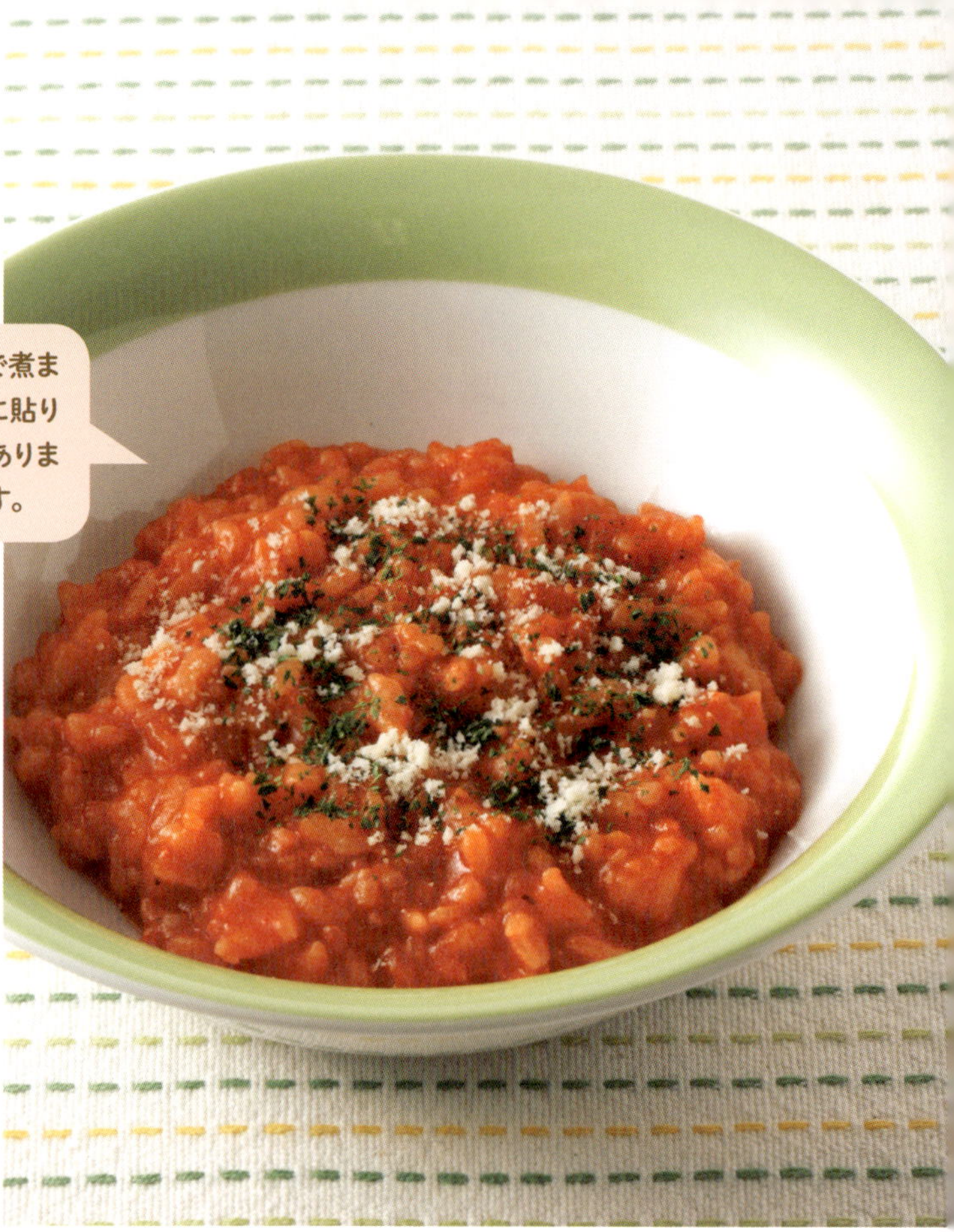

ごはんをトマトジュースで煮ます。トマトは皮が口の中に貼りついて食べにくいことがありますが、トマトジュースなら安心です。

ソフト食

はんぺん入り マカロニグラタン

▶材料と作り方は90ページ

1人分 417kcal／たんぱく質14.0g

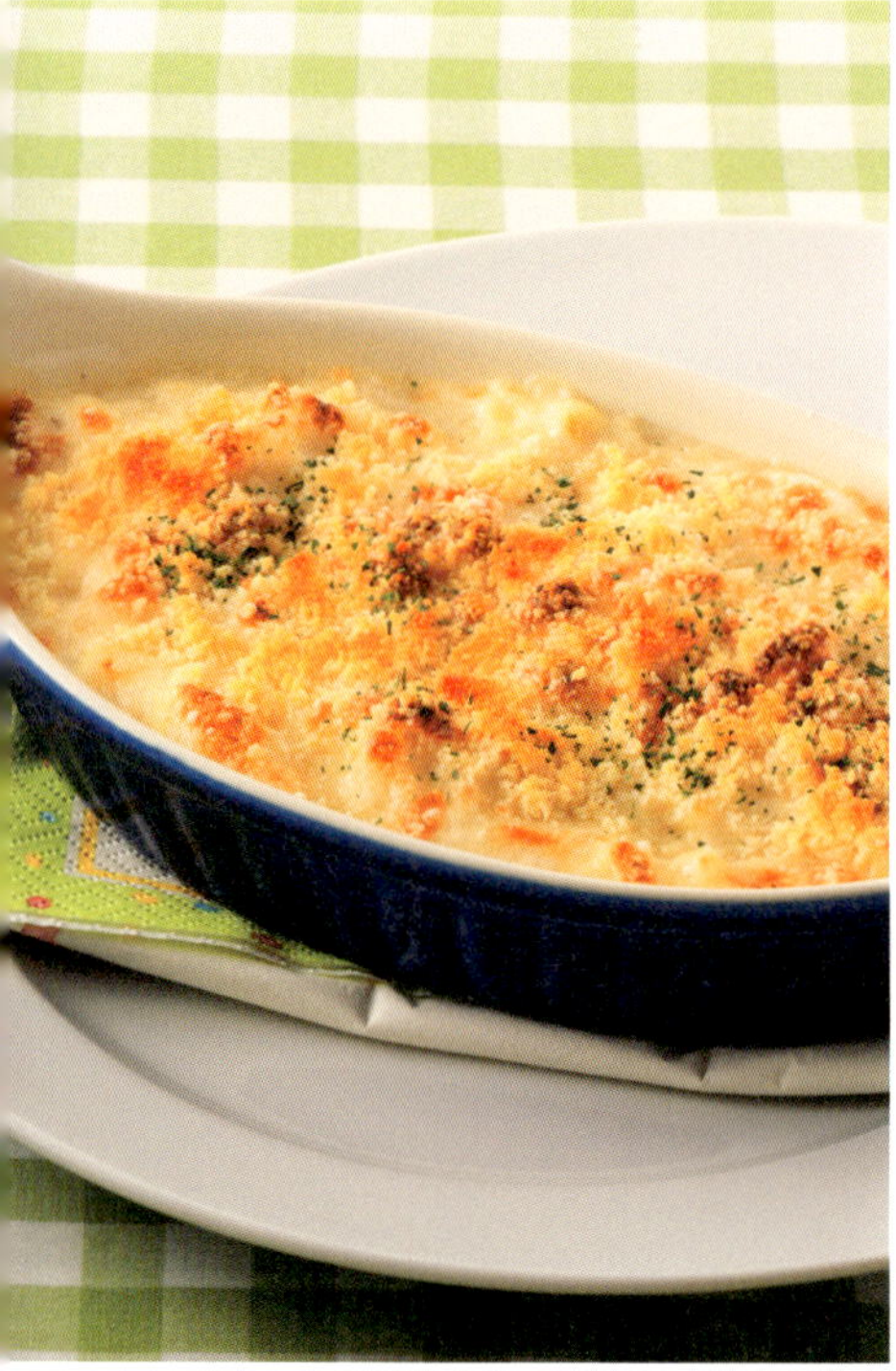

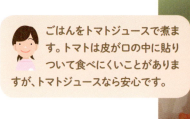

ソフト食

トマトリゾット

材料（2人分）

- ごはん……150g
- ベーコン……½枚（約10g）
- 玉ねぎのみじん切り……20g
- にんにくのすりおろし……小さじ½
- オリーブ油……小さじ2
- ブイヨン……¾カップ
- トマトジュース（食塩添加）……小1缶（160g）
- 塩・こしょう……各少量
- 砂糖……ひとつまみ
- 粉チーズ・乾燥パセリ……各少量

1人分 209kcal／たんぱく質3.6g

1 ベーコンはみじん切りにする。
2 なべにオリーブ油をなじませ、1、玉ねぎ、にんにくを入れて弱火でいためる。
3 玉ねぎがしんなりしたらブイヨンとトマトジュースを加えてひと煮立ちさせ、ほぐしながらごはんを加えて塩とこしょう、砂糖で味を調える。
4 火を消してふたをして10分ほど蒸らす。
5 器に盛り、粉チーズとパセリをふる。

調理メモ

全がゆの形態をめやすに、汁けがあまり多く残らないように仕上げましょう。パセリは生を刻むと口の中に残りやすいため、乾燥パセリのほうがおすすめです。

〔主食兼主菜〕

作り置きにも便利なカレーは、主食と主菜をまとめてとることができ、うれしい一品。家族といっしょのメニューが食べられます。

ソフト食

ポークカレー

材料（4～5人分）

豚バラ薄切り肉……150g
玉ねぎ……小1個（150g）
にんじん……⅔本（60g）
じゃが芋……1個（120g）
サラダ油……大さじ2
水……3カップ
トマト水煮缶……1缶（400g）
カレールウ……80g

1人分（⅕量） **294kcal／たんぱく質6.9g**

1 豚肉は粗みじんに切る。玉ねぎは繊維を断ち切る方向に薄切りにする。
2 にんじんとじゃが芋は小さめの角切りにし、じゃが芋は水にさらす。
3 なべに油を熱して**1**を入れていため、豚肉に火が通ったら**2**を加えていため合わせる。
4 トマト缶を加えてつぶしながらいため、水を加える。煮立ったらアクをすくってふたをし、中火にして野菜がスプーンでつぶせるくらいにやわらかくなるまで煮る。
5 火を消してカレールウを加えてとかし、再び弱火にかけてとろみがつくまで煮る。

食べ方アドバイス
ソフト食の主食は全がゆですが、カレーをかけて混ぜながら食べれば、軟飯でも食べられることがあります。

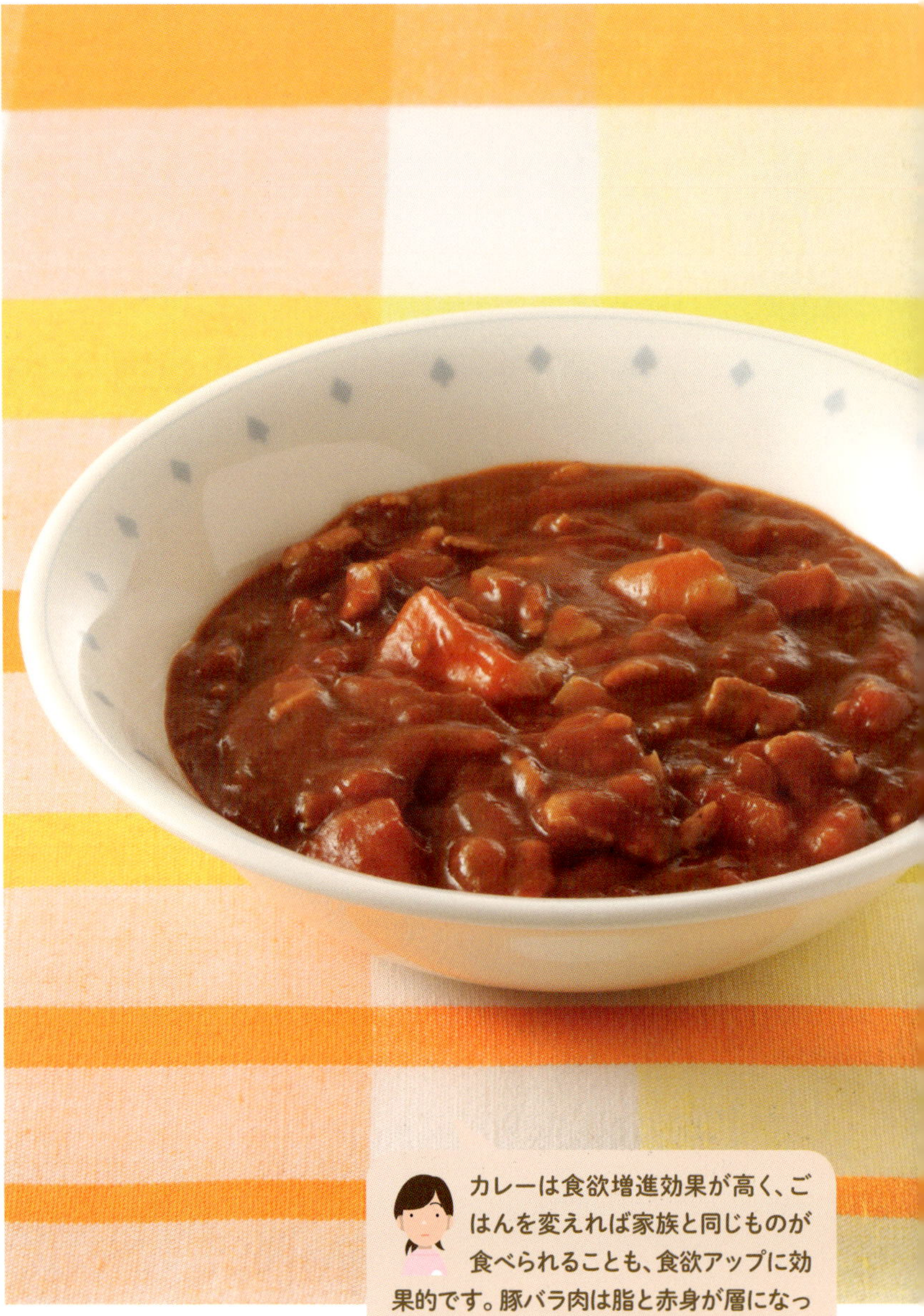

カレーは食欲増進効果が高く、ごはんを変えれば家族と同じものが食べられることも、食欲アップに効果的です。豚バラ肉は脂と赤身が層になっているので煮込むととろけるほどやわらかくなり、ソフト食でも充分に食べられます。

汁物

具だくさんの汁物はおかずも兼ねられ、いろいろな食材がかもし出すうま味が食欲をそそります。紹介した3品は軟菜食をベースにして煮くずしてとろみ剤を加えます。家族は軟菜食、本人はソフト食の形態で作っていっしょに食べましょう。

ソフト食

とろみつき豚汁

▶材料と作り方は93ページ

1人分　208kcal／たんぱく質8.5g

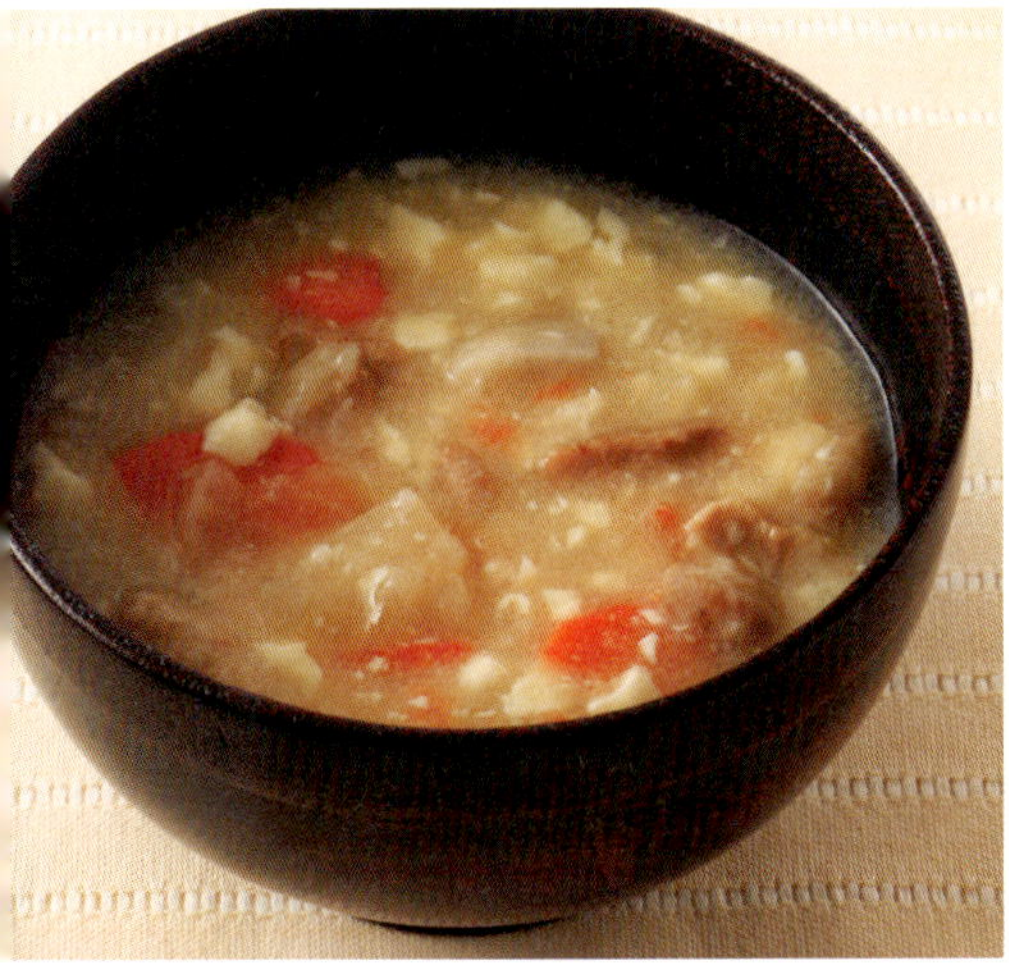

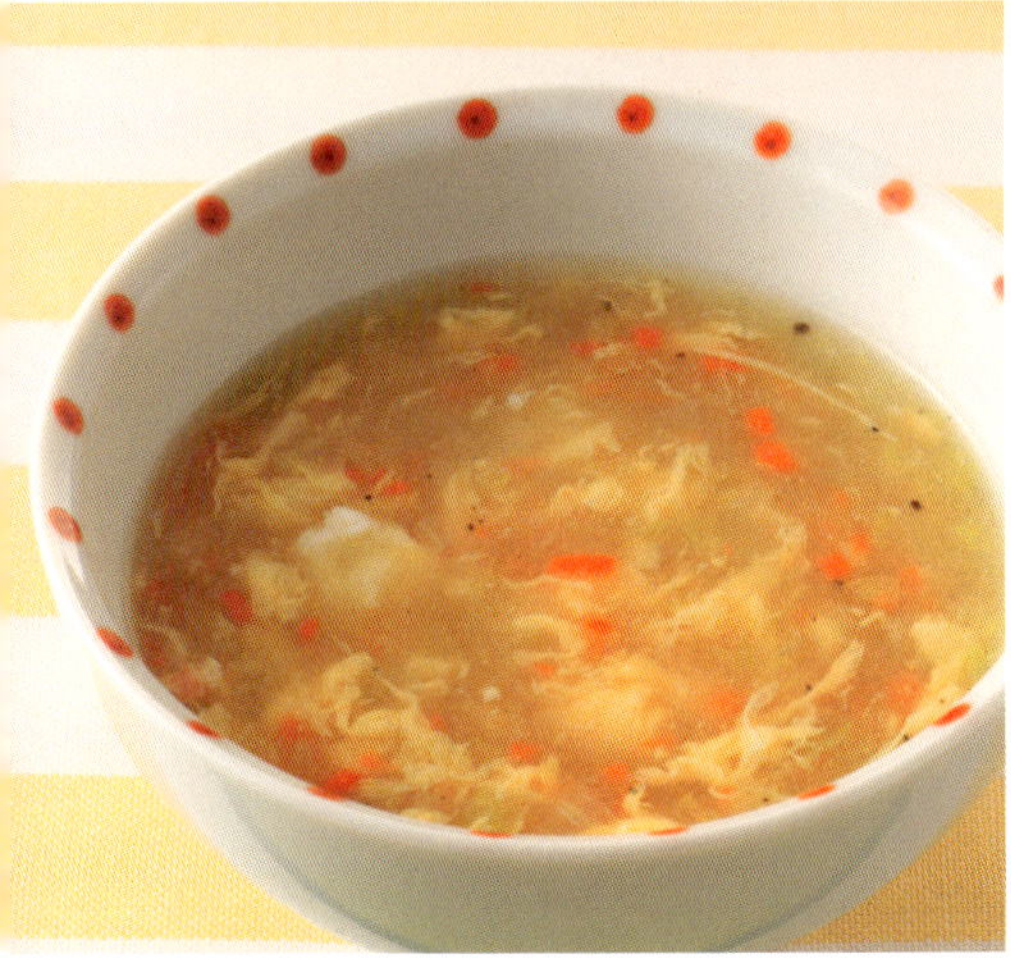

ソフト食

とろとろ中国風かき玉スープ

▶材料と作り方は95ページ

1人分　70kcal／たんぱく質1.8g

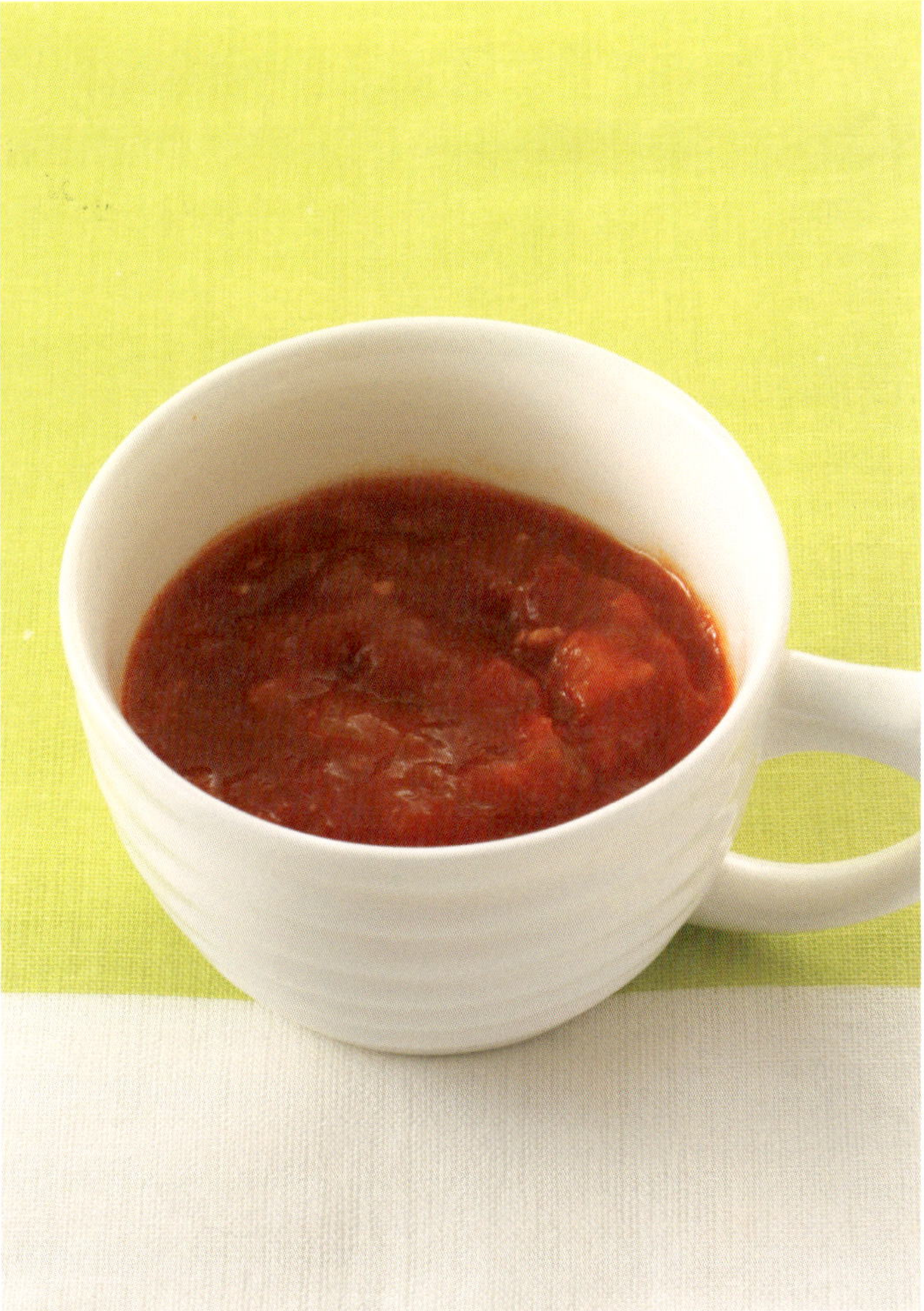

ソフト食

とろとろミネストローネ

▶材料と作り方は94ページ

1人分　116kcal／たんぱく質2.4g

［主菜］

少し手間がかかりますが、固形化補助食品を使って作るものと、いつもの料理に少し手を加えて作るものを紹介します。家族といっしょに食べられるメニューも増えてきます。

ソフト食

なめらかチキンのトマトソースかけ

材料（4人分）

鶏胸肉（皮なし）……200g
だし……1カップ
ホット＆ソフト プラス（商品名）……小さじ2
トマトソース
a ┌水……大さじ2⅔
　│トマトケチャップ……大さじ2⅔
　│砂糖……小さじ1
　└顆粒ブイヨン……小さじ1
バター……小さじ⅓
ソフティアS（商品名）……⅓包

1人分 **85kcal／たんぱく質12.1g**

1 鶏肉は水から入れて中に火が通るまでゆでる。
2 鶏肉をざっと切ってミキサーに入れ、だしを加えて攪拌する。なめらかになっていればよい。
3 ホット＆ソフト プラスを加え、さらに30秒ほど攪拌する。
4 なべに移してゴムべらで混ぜながら煮る。もったりとしていた生地がさらっと軽くなったら火を消す。
5 温かいうちにバットに広げたラップにとり、ラップを四方からたたみながら形を整える。
6 ソースを作る。耐熱容器にaを合わせてよく混ぜ、ラップをして電子レンジ600Wで40～60秒加熱する。温かいうちにバターを加え、ソフティアSを加えて混ぜる。
7 **5**のあら熱がとれたら切り分けて器に盛り、**6**をかける。

調理メモ

ホット＆ソフトプラス（商品名）は65℃以下になるとかたまり始めるので、成形はすばやく行ないましょう。

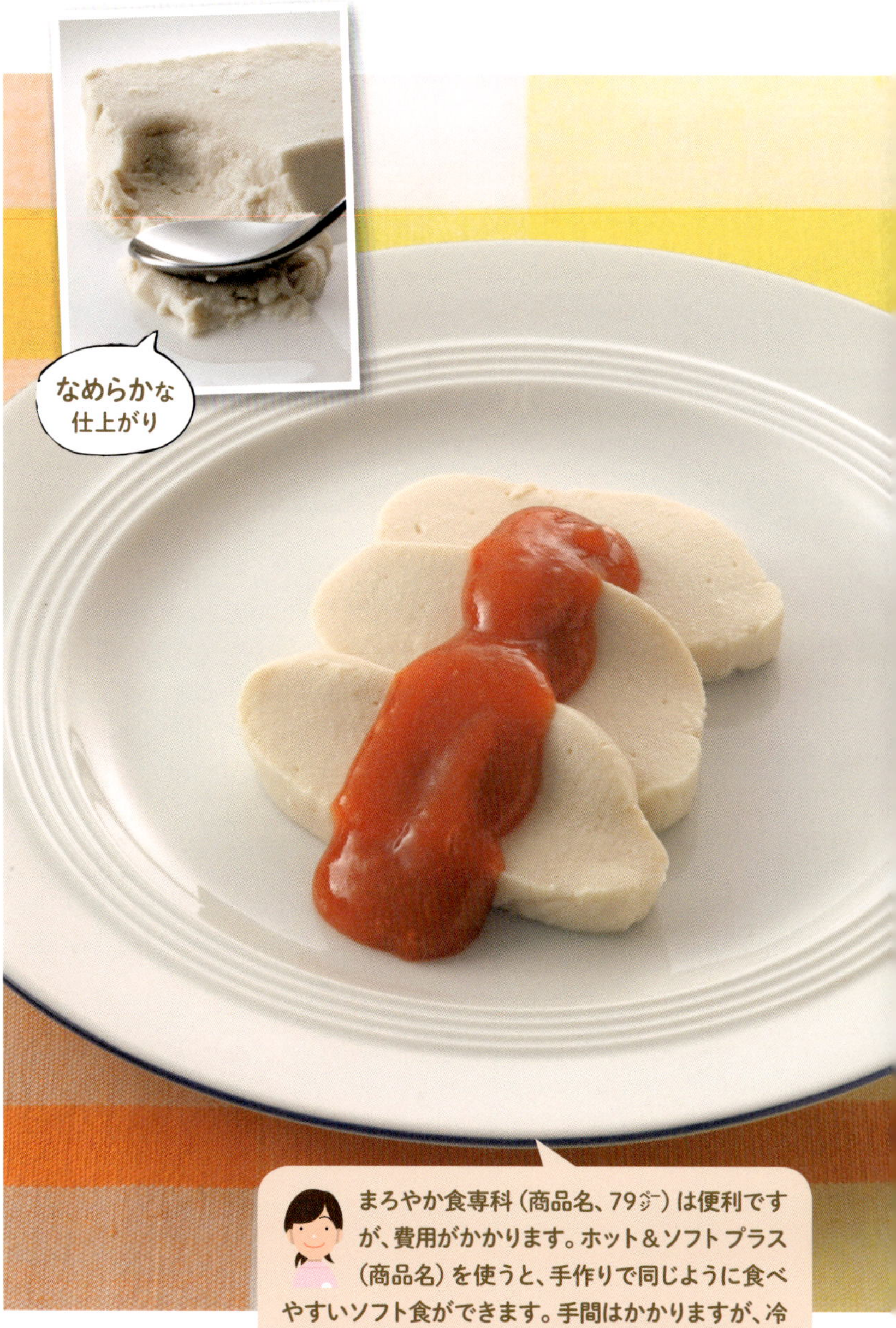

まろやか食専科（商品名、79㌻）は便利ですが、費用がかかります。ホット＆ソフトプラス（商品名）を使うと、手作りで同じように食べやすいソフト食ができます。手間はかかりますが、冷凍保存できるので作りおきにおすすめです。ソースにバターを加えることで風味豊かに仕上げます。

ソフト食が手作りできる

ホット&ソフト プラス（商品名）の使い方

**固形化補助食品の「ホット&ソフト プラス」（ヘルシーフード）で作る
ソフト食の手順を紹介します。
食材に加えてからミキサーで攪拌してペースト状にし、さらに加熱するのが基本です。**

1 材料を入れて攪拌し、ペースト状にする

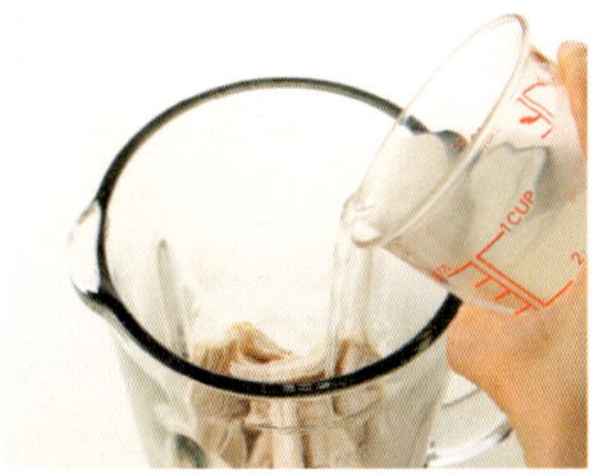

おかゆの場合は温めたものを、固形状の食材の場合はゆでてやわらかくしたものをミキサーに入れ、だしや水を加えて攪拌し、ペースト状にする。

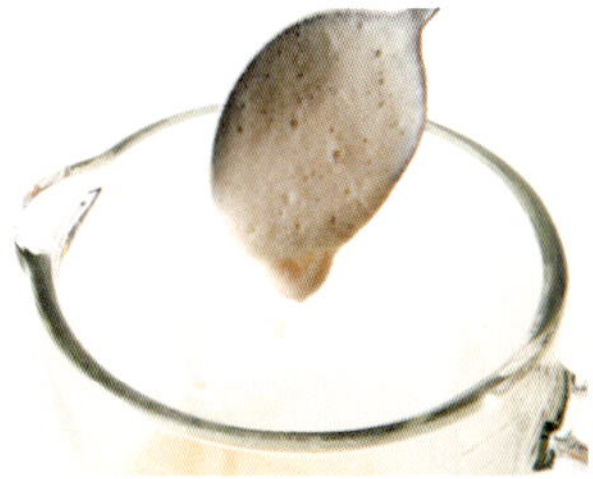

スプーンですくってみてなめらかになっていればよい。

2 ホット&ソフト プラスを加える

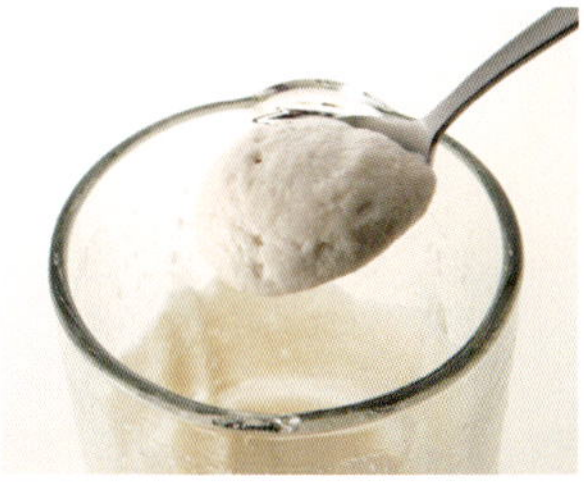

ホット&ソフト プラスを加え、さらに30秒ほど攪拌する。

3 なべに移して加熱する

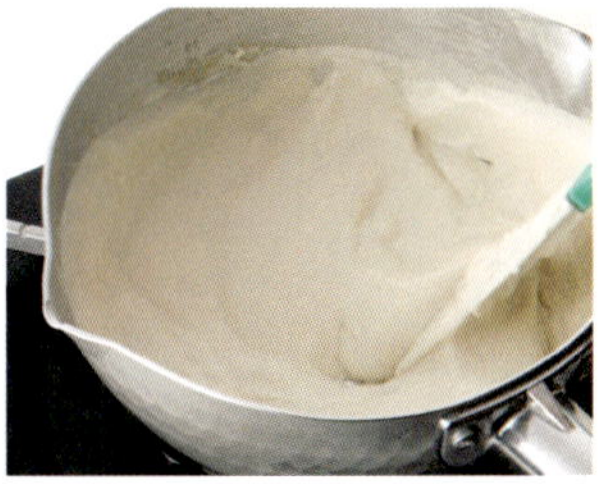

ゴムべらなどで混ぜながら煮る。もったりした生地がさらさらと軽くなったら火を消す。

4 ラップで包んで成形する

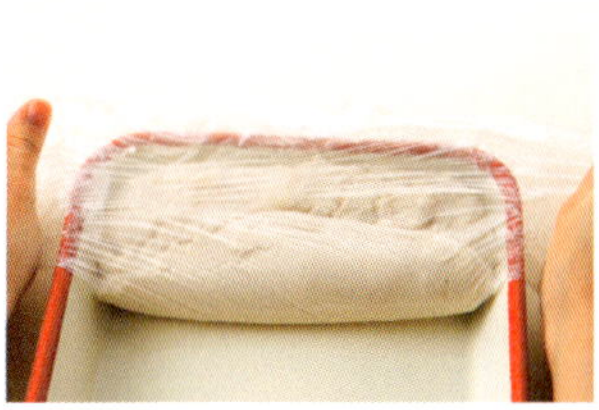

温かいうちにバットなどに広げたラップにとり、ラップを四方からたたみながら形を整える。生地が65℃以下になるとかたまり始めるので、手早く行なうこと。

冷凍保存する場合は

1回分ずつ小分けしてから冷凍します。食べるときは再度電子レンジで加熱するか、なべに移して加熱し、成形し直します。水分が蒸発してかたくなってしまった場合は、適宜水分を加えてかたさを調整します。

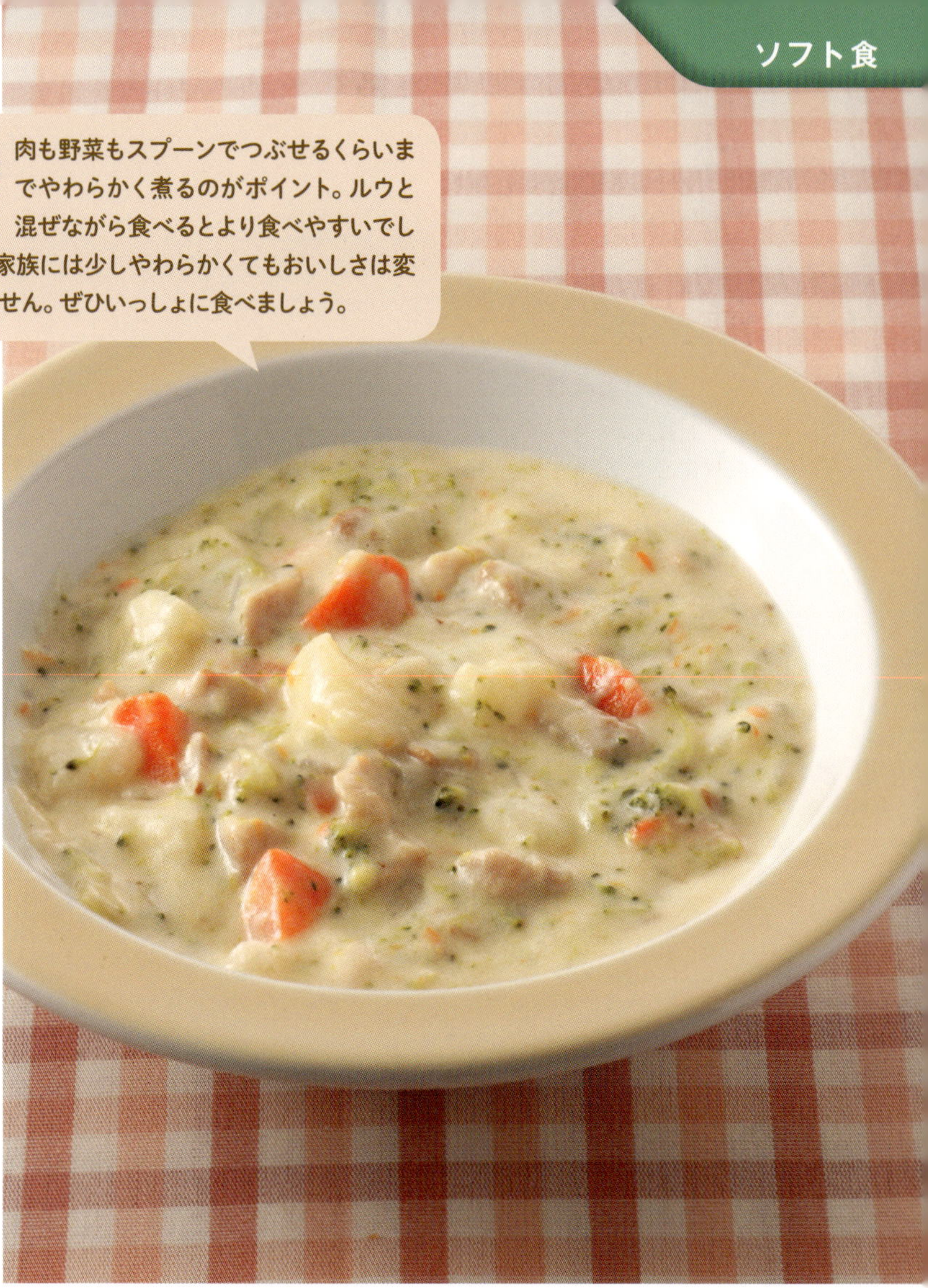

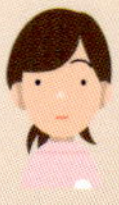

肉も野菜もスプーンでつぶせるくらいまでやわらかく煮るのがポイント。ルウと混ぜながら食べるとより食べやすいでしょう。家族には少しやわらかくてもおいしさは変わりません。ぜひいっしょに食べましょう。

ソフト食

チキン クリームシチュー

材料（2～3人分）

鶏もも肉（皮なし）…… 100g
玉ねぎ…… ½個（100g）
にんじん…… 40g
じゃが芋…… 1個（120g）
冷凍ブロッコリー…… 50g
サラダ油…… 大さじ1
ブイヨン…… 1カップ
ホワイトソース缶…… ½缶（150g）
牛乳…… ¾カップ
塩…… ひとつまみ
こしょう…… 少量

1人分 **219kcal／たんぱく質10.7g**

1 鶏肉は粗みじんに切る。
2 玉ねぎは小さめの一口大に切る。にんじんとじゃが芋は小さめの乱切りにする。
3 ブロッコリーは凍ったまま熱湯に入れてスプーンで簡単につぶせるまでゆで、水けをきって刻む。
4 なべに油を熱して鶏肉をいため、色が変わったら**2**を加えていため合わせる。
5 ブイヨンを加えて煮立ったらアクをすくい、ふたをして野菜が舌でつぶせるやわらかさになるまで煮る。
6 ホワイトソースを牛乳でのばして**5**に加え、とろみがつくまで煮る。最後に**3**を加えてひと煮し、塩とこしょうで味を調える。

軟菜食にするには

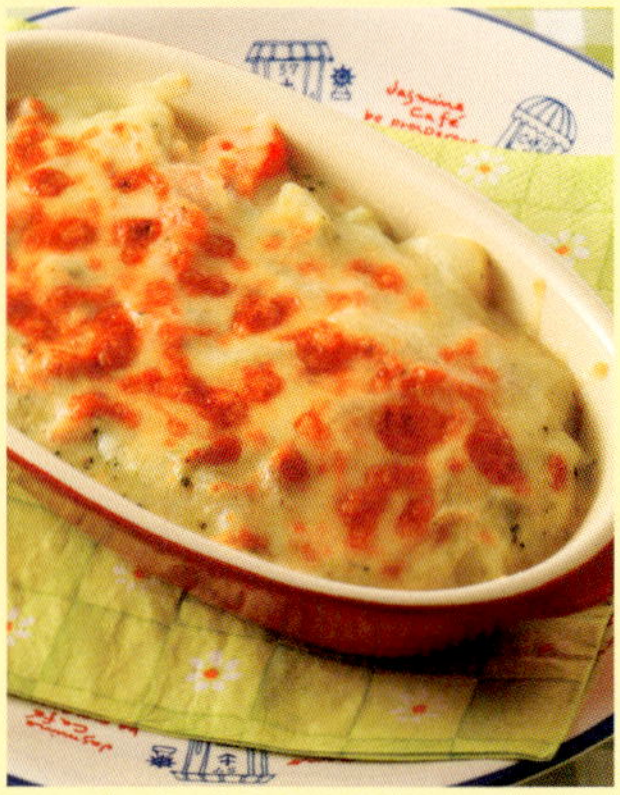

チキンクリームドリア

主食と主菜、副菜まで兼ねた栄養満点のレシピ。シチューをカレー（68ページ）に代えればカレードリアに。

1人分軟飯150gを温めてバター10gを混ぜ耐熱容器に盛る。チキンクリームシチュー100gを一面にかけてとろけるチーズ15gを散らし、オーブントースターで焼き色をつける。

1人分 **386kcal／たんぱく質11.1g**

ソフト食

煮込みハンバーグ

材料（6人分）

絹ごし豆腐……300g
牛豚ひき肉……300g
┌玉ねぎ……½個（100g）
└サラダ油……小さじ1
パン粉……40g
卵……1個
塩・こしょう・ナツメグ（あれば）……各少量
サラダ油……大さじ2
a ┌水……1½カップ
　│トマトケチャップ……大さじ4
　│中濃ソース……大さじ2
　└砂糖……小さじ1

つけ合わせ
┌マッシュポテト
│　じゃが芋……2個
│　牛乳……大さじ2
│にんじんのグラッセ
│　にんじん……40g
│　b ┌砂糖……小さじ2
│　　└バター……10g
└冷凍ブロッコリー……120g

1人分　**336kcal／たんぱく質15.2g**

1 玉ねぎはみじん切りにし、油で透き通るまでいため、さましておく。

2 ボウルに豆腐を水きりをせずに入れてパン粉を加えてよく混ぜ、水分を吸わせる。続いてひき肉、**1**、卵、塩、こしょう、ナツメグを加えて粘りけが出るまでよく混ぜる。6等分してそれぞれ小判型にまとめる。手に少量の油をつけると成形しやすい。

3 フライパンに油を熱して**2**を並べ、両面に軽く焼き色をつける。

4 **3**にaを加え、ハンバーグに火が通って煮汁にとろみがつくまで煮込む。

5 マッシュポテトを作る。じゃが芋は皮をむいてラップで包み、電子レンジ600Wで約6分加熱し、熱いうちにフォークなどでつぶし、牛乳を加えてのばす。

6 にんじんのグラッセを作る。にんじんは5～6mm厚さの輪切りにし、なべに入れてbを加え、水をかぶるまで注いでふたをし、スプーンで簡単につぶせるやわらかさになるまで煮る。途中で水が足りなくなったら足す。

7 ブロッコリーは凍ったまま熱湯でスプーンでつぶせるやわらかさになるまでゆで、粗みじんに切る。

8 ハンバーグを器に盛って**5**～**7**を添え、ハンバーグに煮汁をたっぷりとかける。

豆腐とひき肉を同量で作るのでやわらかく、ボリュームがあっても食べやすく、喜ばれます。焼き上がりは冷凍できるので、作りおきにおすすめです。マッシュポテトは口の中やのどに付着しやすいので、ハンバーグの煮汁をからめて食べてください。

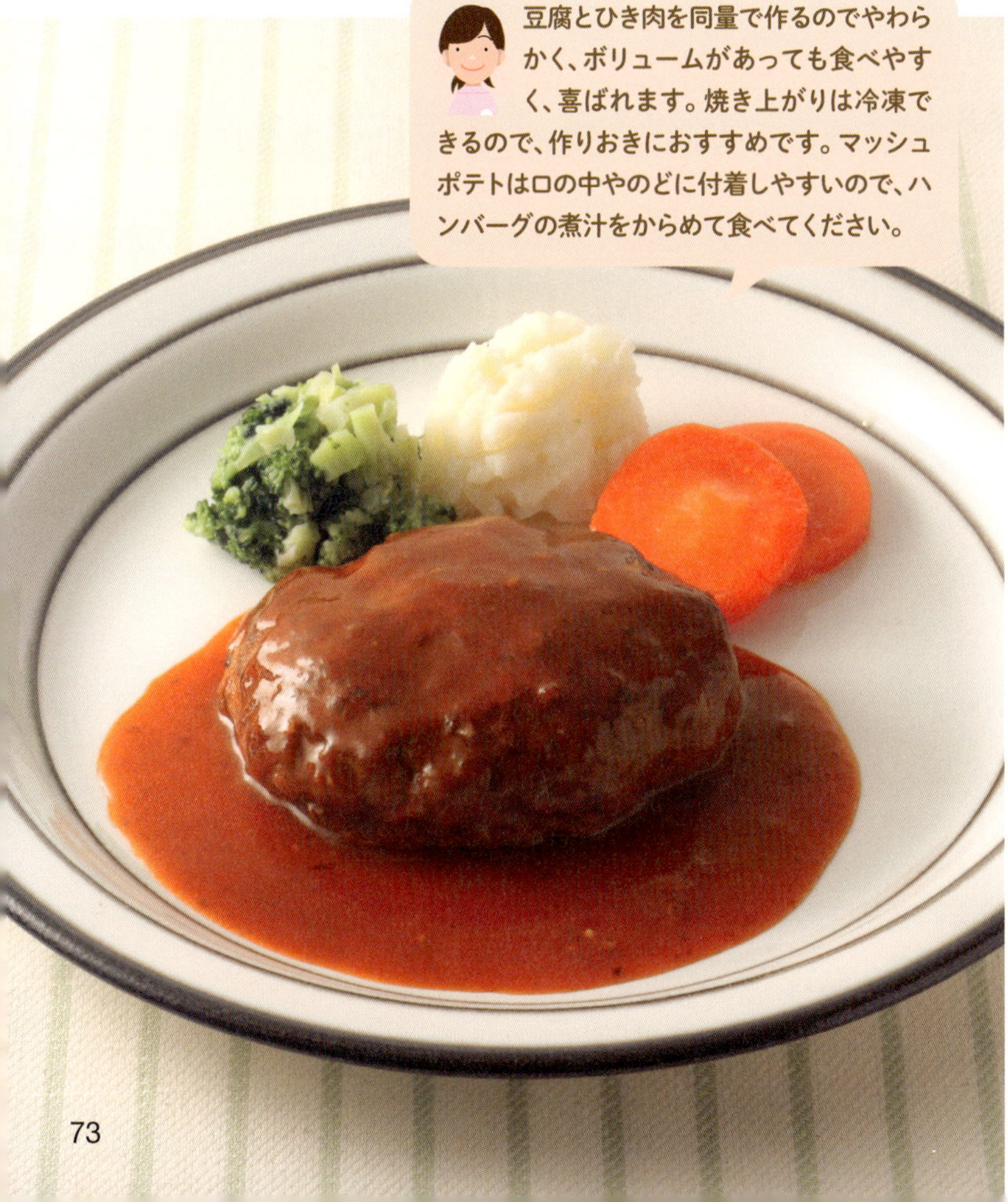

調理メモ

サラダ油をオリーブ油に代えればより風味がよくなります。ハンバーグだねを混ぜるときに、フードプロセッサー（104㌻）を使うとよりなめらかに仕上がります。

ソフト食

カニ玉

材料（2人分）

卵……2個
カニ風味かまぼこ……30g
ねぎ……¼本（15g）
生しいたけ……1枚
ごま油……小さじ2
塩……少量
ごま油……大さじ1
あん
鶏がらだし……½カップ
酒・しょうゆ……各小さじ1
オイスターソース・ごま油……各小さじ1
砂糖……小さじ2
酢……大さじ1
かたくり粉……大さじ½

1人分 235kcal／たんぱく質8.9g

1 かまぼこ、ねぎ、しいたけは細かいみじん切りにする。

2 フライパンにごま油小さじ2を温め、ねぎとしいたけを入れてしんなりするまでいためる。

3 ボウルに卵を割りほぐし、**2**とかまぼこ、塩を加えて混ぜ合わせる。

4 フライパンを強火で熱し、ごま油大さじ1を加え、**3**を流して大きく混ぜながら丸く整える。裏面が焼けたら上下を返し、表面をさっと焼き器に盛る。

5 あんの材料をボウルに合わせてよく混ぜ、あいたフライパンに流し入れて火にかけ、透明になってとろみがつくまで底から混ぜながら煮、**4**にかける。

調理メモ

かたくり粉は沈殿しやすいので、加熱する直前によく混ぜておくこと。

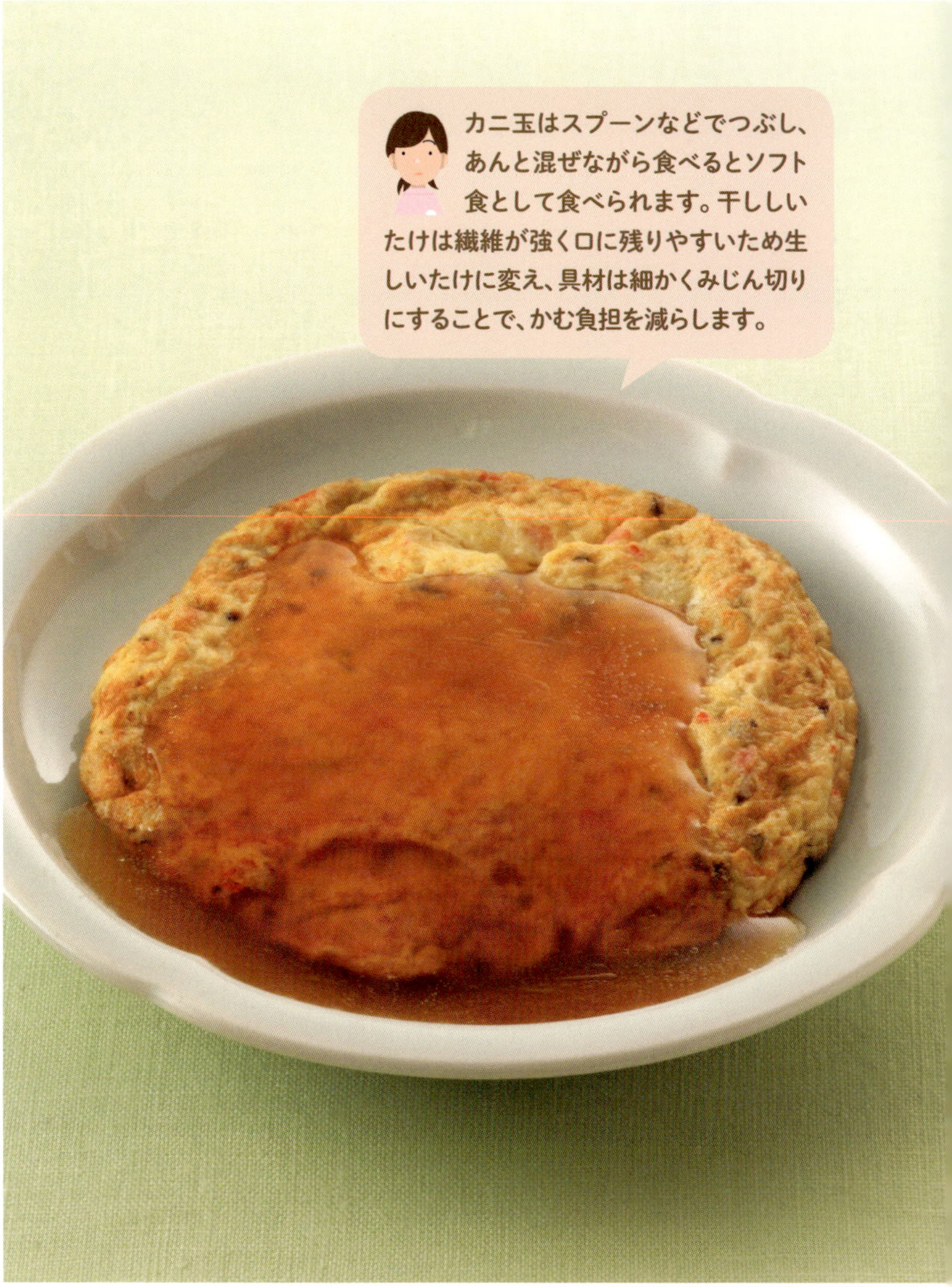

カニ玉はスプーンなどでつぶし、あんと混ぜながら食べるとソフト食として食べられます。干ししいたけは繊維が強く口に残りやすいため生しいたけに変え、具材は細かくみじん切りにすることで、かむ負担を減らします。

おすすめ市販食品

温泉卵

傷の治りをよくするには良質なたんぱく質が必要です。卵には良質なたんぱく質が含まれており、温泉卵であればそのまま食べられて便利です。付属のたれに**ソフティアS**（商品名）を少量加えてとろみをつけることでより食べやすくなります。

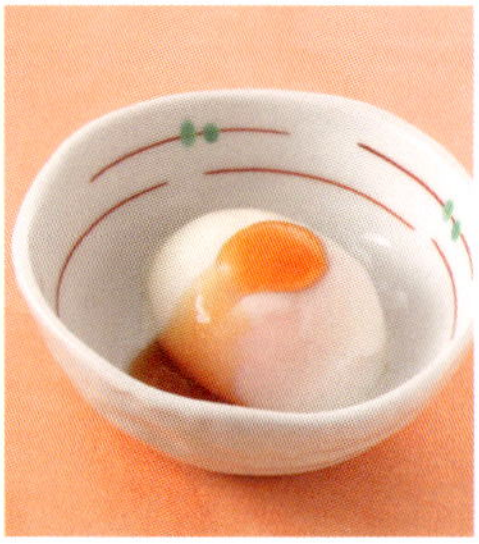

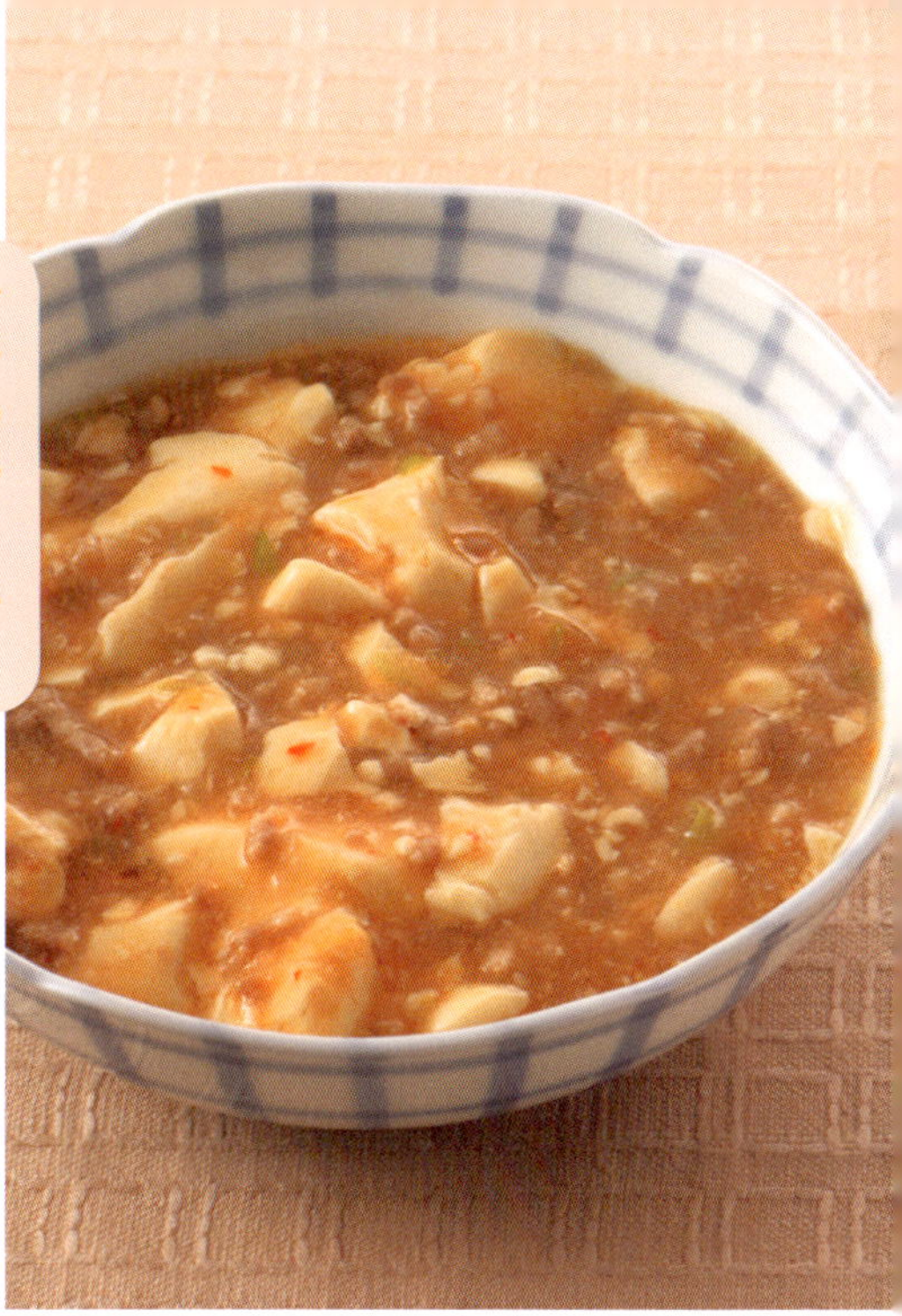

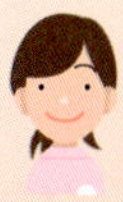

絹ごし豆腐はそのままでも充分やわらかく食べやすい食材の一つです。麻婆豆腐はかたくり粉のとろみが加わるので、口の中でまとまりやすくなり、より食べやすくなります。辛さが食欲をそそり、家族と同じものが食べられるのもうれしい魅力です。

ソフト食

麻婆豆腐

材料（3～4人分）

絹ごし豆腐……1丁（300g）
豚ひき肉……100g
ねぎ……⅓本
おろしにんにく……小さじ1
おろししょうが……少量
豆板醤……小さじ1
ごま油……大さじ2
a ［みそ・酒……各大さじ1
　しょうゆ……大さじ1
　オイスターソース……小さじ2
　砂糖……小さじ2］
鶏がらだし……1カップ
b ［かたくり粉……大さじ1
　水……大さじ2］

1人分（⅓量）262kcal／たんぱく質12.8g

1 豆腐は水けをきって2cm角に切る。ねぎは細かいみじん切りにする。
2 フライパンを温めてごま油、にんにく、しょうが、豆板醤を入れて熱し、香りが出たらひき肉を加え、細かくほぐしながらいためる。
3 ひき肉の色が変わったらねぎを入れて軽くいため、aを加えて味がなじむまでいためる。
4 鶏がらだしを加えてフツフツと煮立ったら豆腐を加え、ひと煮立ちさせる。
5 一度火を消し、bをよく混ぜて流し入れ、とろみがつくまで煮る。

調理メモ

豆腐はスプーンで食べやすい大きさにすくいながら、フライパンに入れてもよいでしょう。最後に好みでラー油や粉ざんしょうを加えても。

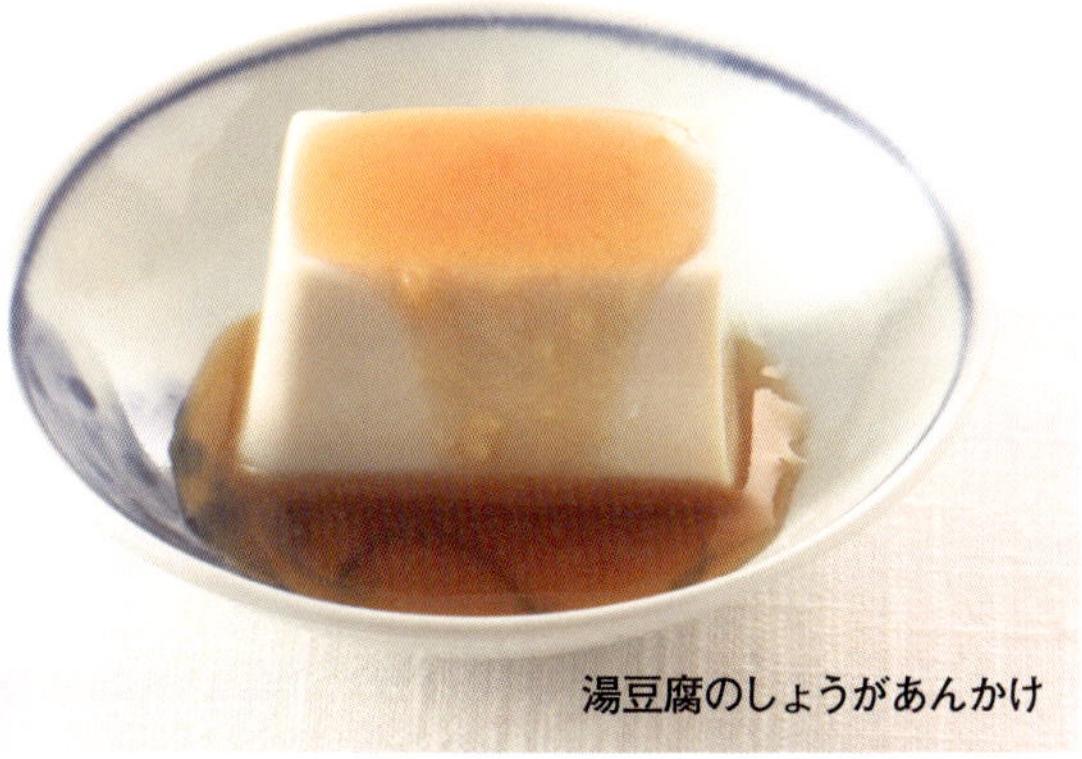

湯豆腐のしょうがあんかけ

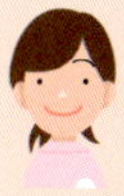

湯豆腐もあんをかけることでぐんと食べやすくなります。あんは豆腐以外にも、蒸した魚や鶏肉、ゆでた野菜にも合います。

ソフト食

湯豆腐のあんかけ 3種

材料を耐熱容器に合わせて電子レンジ600Wで40秒程度加熱し、ソフティアSを混ぜる。

しょうがあん

材料（2人分）

だし大さじ4、しょうゆ小さじ1⅓、みりん小さじ⅓、酒小さじ1、おろししょうが少量、**ソフティアS**（商品名）½包

1人分 11kcal／たんぱく質0.4g

梅あん

材料（2人分）

だし大さじ5⅓、梅びしお16g、しょうゆ小さじ⅓、砂糖小さじ½、**ソフティアS**（商品名）⅔包

1人分 23kcal／たんぱく質0.3g

中華あん

材料（2人分）

鶏がらだし大さじ4、塩少量、砂糖・ごま油各小さじ⅓、しょうゆ少量、**ソフティアS**（商品名）½包

1人分 12kcal／たんぱく質0.1g

ソフト食

サケのレンジ蒸し

材料（1人分）

サケ（脂の多いもの）…………1切れ（90g）
塩………………少量
酒………………大さじ1
コンソメあん（2人分）
- ブイヨン…………大さじ4
- 砂糖…………ひとつまみ
- 塩・しょうゆ・こしょう…………各少量
- 乾燥パセリ…………少量
- **ソフティアS**（商品名）…………½包

1人分 215kcal／たんぱく質19.4g

1 サケは塩をふって水けが出たらふいて生臭みを除き、耐熱皿にのせて酒をふり、ラップをかけて電子レンジ600Wで2〜3分加熱する。

2 あんはソフティアS以外の材料を耐熱容器に合わせ、電子レンジ600Wで30〜60秒加熱し、ソフティアSを加えてとろみをつけ、半量をサケにかける。

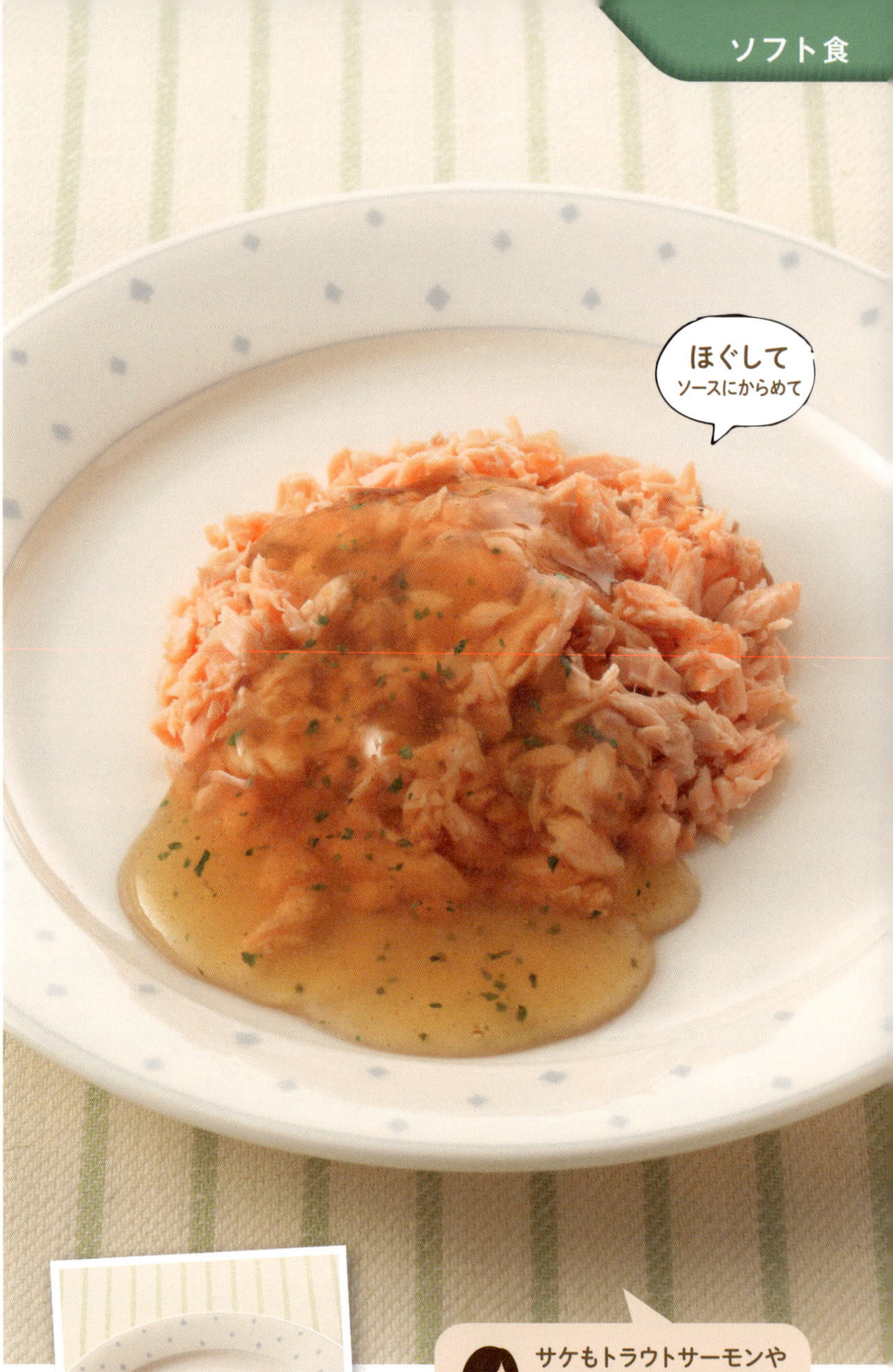

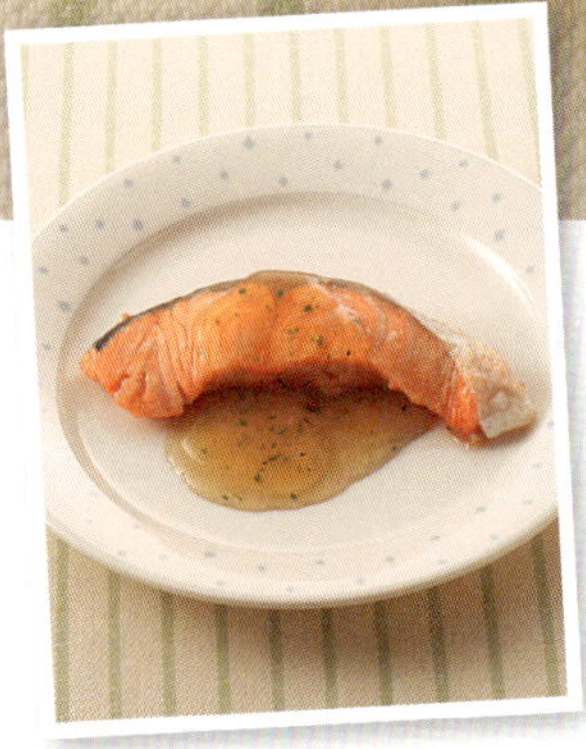

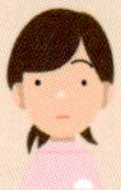

サケもトラウトサーモンやアトランティックサーモンを選ぶと、脂が多くて身がやわらかく、家族の分といっしょに切り身のまま調理できます。食卓で自分で食べやすくほぐしてソースとあえながら食べましょう。

食べ方アドバイス

コンソメあんの残りは湯豆腐、ゆでた野菜などに使えます。

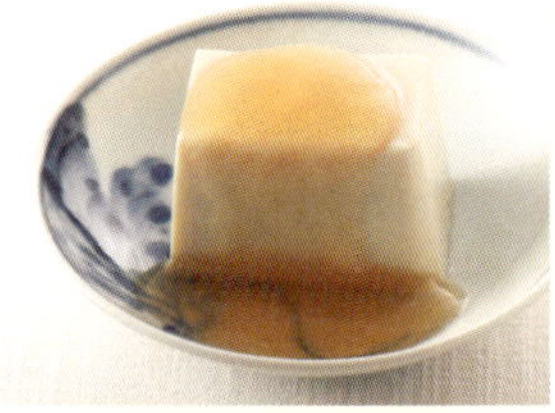

湯豆腐のコンソメあんかけ

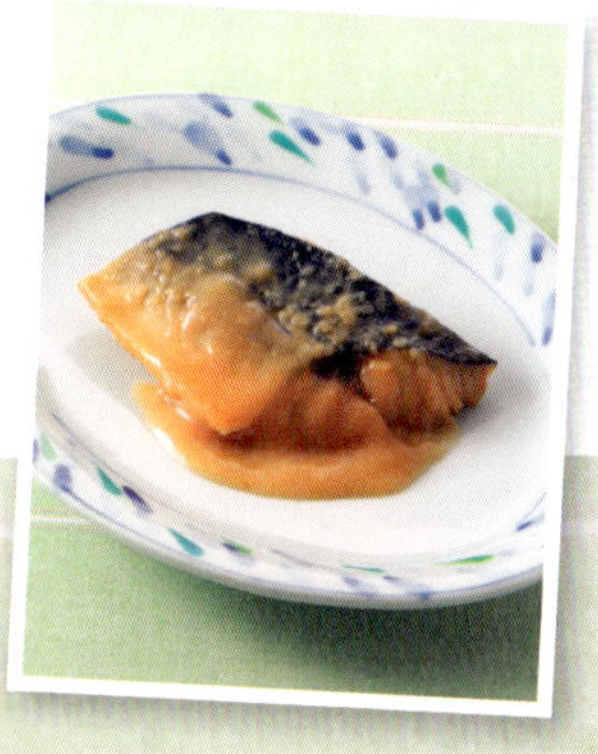

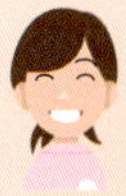

サバも大西洋サバ（ノルウェーサバ）などを選ぶと脂肪が多く、身もやわらかいので、みそ煮にしてほぐし、煮汁をからめながら食べるとソフト食になります。

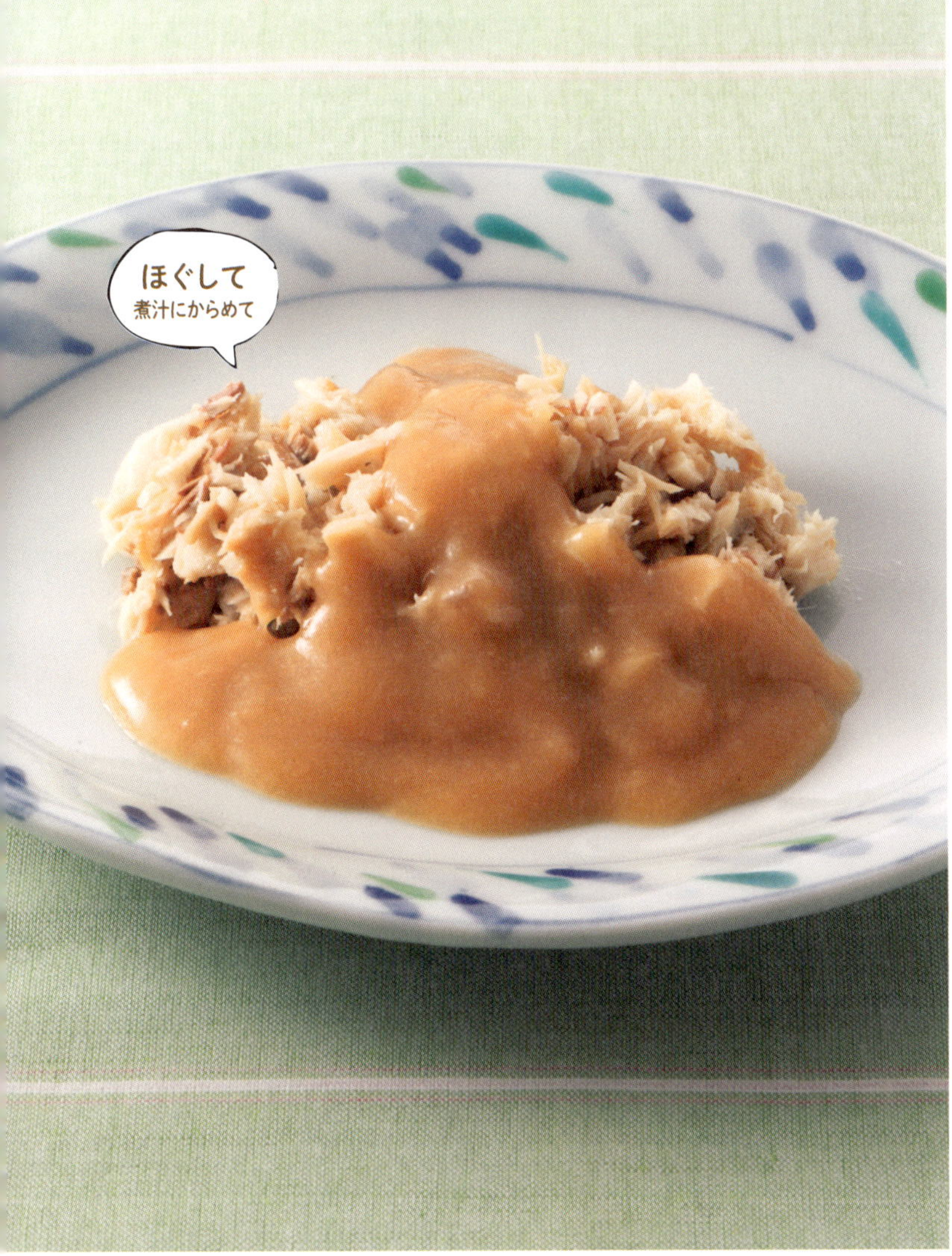

ソフト食

サバのみそ煮

材料（2人分）

サバ（脂の多いもの）……2切れ（140g）
だし……½カップ
みそ・砂糖……各小さじ2
しょうゆ……小さじ½
酒……大さじ2
おろししょうが……小さじ1
a ［かたくり粉……小さじ½
　 水……小さじ1

1人分　273kcal／たんぱく質13.1g

1 サバは洗って皮に浅く切り目を入れ、湯を回しかけ、水けをふく。

2 なべにだしと調味料、おろししょうがを合わせて火にかけ、煮立ったらサバを入れる。空気穴をあけたアルミホイルなどで落としぶたをし、中火で8～10分煮、サバは器にとり出す。

3 煮汁にaを流し入れて煮立てとろみがついたらサバにかける。

調理メモ

ほぐすときに骨はもちろん、皮も除いたほうが安心です。aの水どきかたくり粉の代わりに**ソフティアS**（商品名）を約⅓包加えてもけっこうです。

ソフト食

白身魚の煮つけ

材料（2人分）
白身魚（カラスガレイ）
……………………2切れ（140g）
水……………………………¾カップ
砂糖…………………………大さじ1
酒・しょうゆ……………各大さじ1
おろししょうが……………小さじ1
a［かたくり粉……………小さじ½
　 水…………………………小さじ1

1人分 233kcal／たんぱく質10.1g

1 煮汁の材料をなべに合わせて煮立て、魚を入れて落としぶたをして味がなじむまで煮る。
2 魚は器にとり出し、煮汁にaを流し入れてとろみがつくまで煮、魚にかける。

調理メモ

aの水どきかたくり粉の代わりに**ソフティアS**（商品名）を約⅓包入れてもよいでしょう。

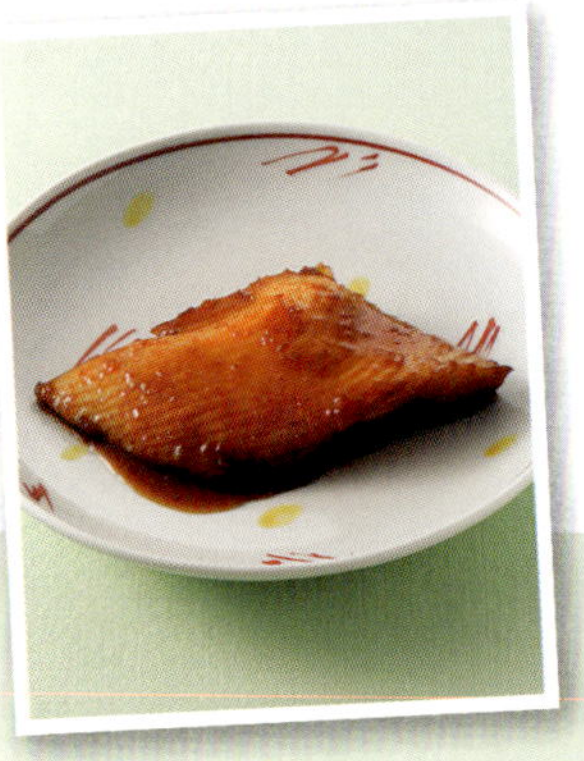

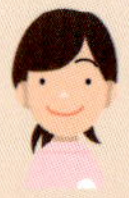

白身魚は、種類によって肉質がまちまちです。脂肪の多い切り身を選ぶと身がやわらかく、食べやすいでしょう。写真はカラスガレイです。

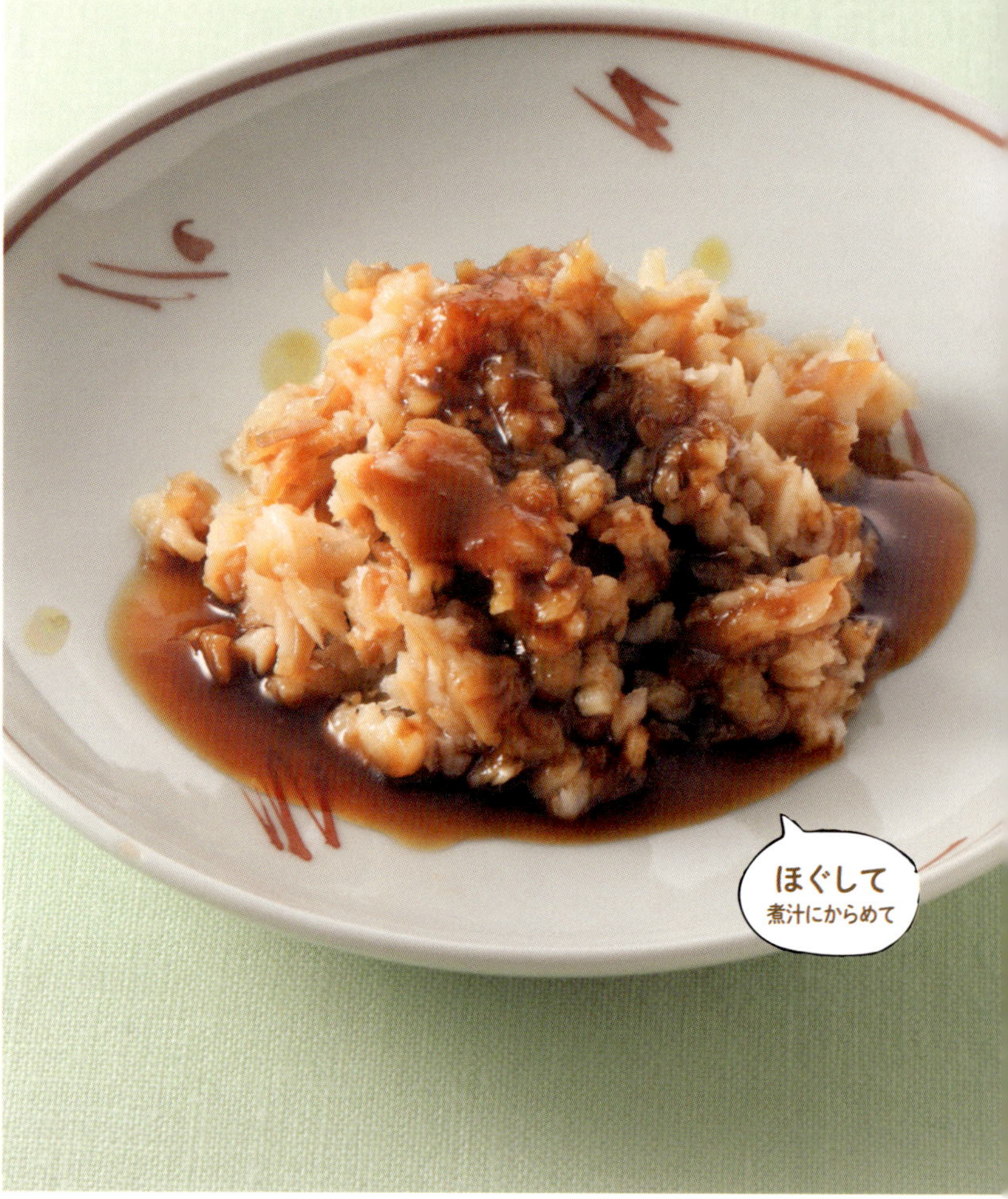

Column **魚の選び方**

魚は種類や季節によってはパサついてのどを通りにくい場合があります。切り身を見て脂が多く光っているものを選ぶと、身もやわらかく食べやすいでしょう。大西洋サケやサバは幅広く流通しています。カラスガレイは銀ガレイともいい、冷凍で流通しているので、通信販売でも購入することができます。そのほか、白身魚では、ギンダラ、ムツ、マジェランアイナメ（別名メロ）、養殖マダイなどもおすすめです。

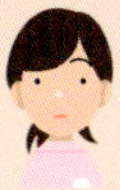

ソフトたら（商品名）は「まろやか食専科」という嚥下食の冷凍保存食品です。温めるだけで食べられるので調理の負担もなく、あんをかければより食べやすくなります。退院したばかりで、なにをどう食べたらいいかわからないときに利用してみると、よい参考になります。

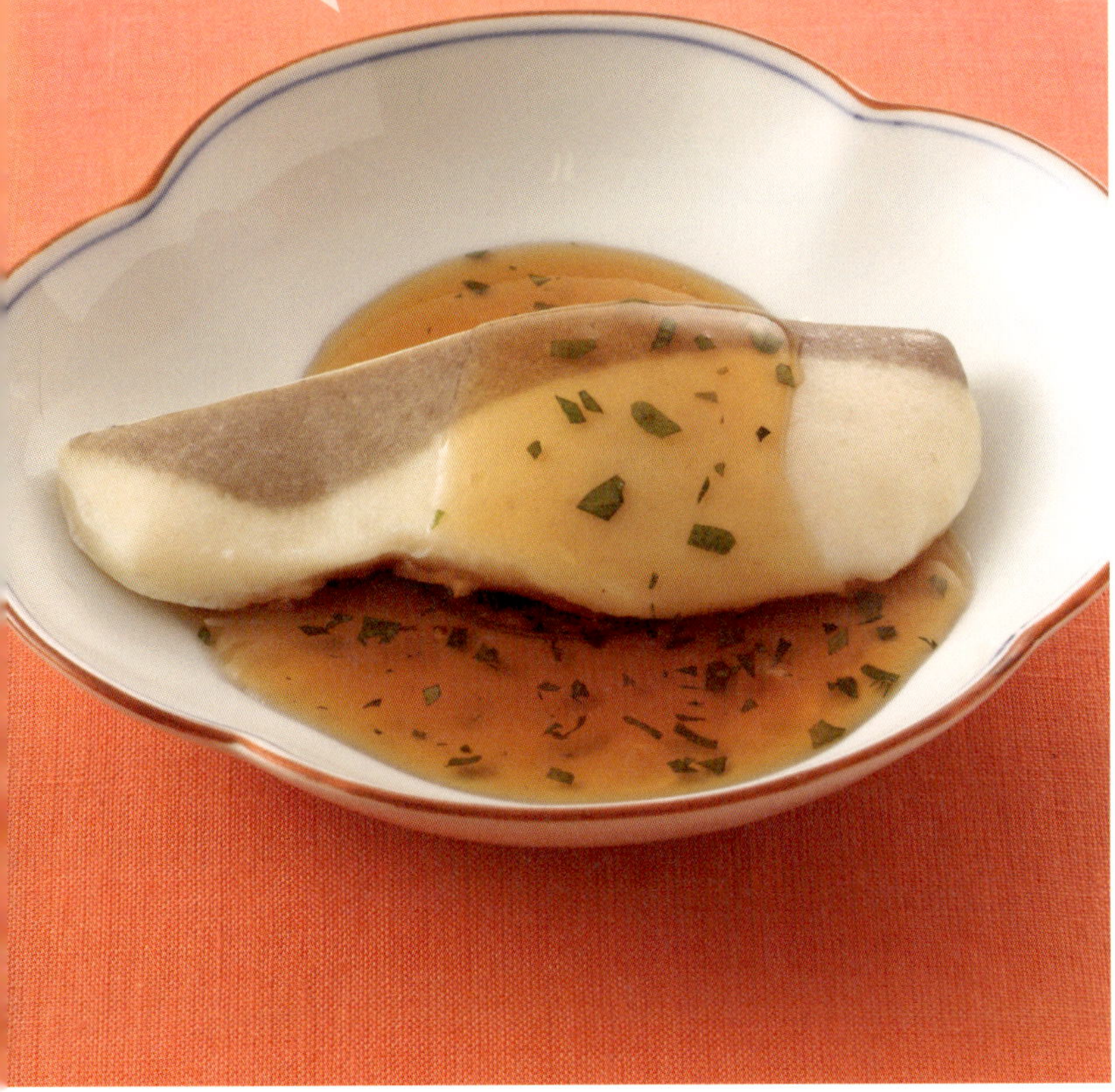

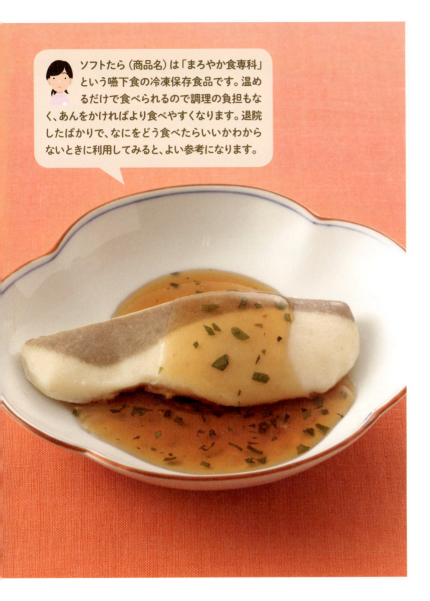

ソフト食

ソフトたら（商品名）の青じそあんかけ

材料（2人分）

ソフトたら（商品名）…2切れ（80g）

青じそあん

- 水……………………………大さじ4
- めんつゆ（3倍濃縮）……小さじ2
- 青じその葉……………………少量
- **ソフティアS**（商品名）……½包

1人分 73kcal／たんぱく質3.9g

1 湯を中火で熱し、ソフトたらを冷凍のまま袋から開けずに入れ、15分加熱する。

2 あんを作る。青じそはみじん切りにして水とめんつゆとともに耐熱容器に入れ、電子レンジ600Wで30～60秒加熱し、ソフティアSを加えてとろみをつける。

3 器に**1**のソフトたらを盛り、**2**のあんをかける。

食べ方アドバイス

青じそあんは蒸した魚以外に湯豆腐、ゆでた野菜にも合います。

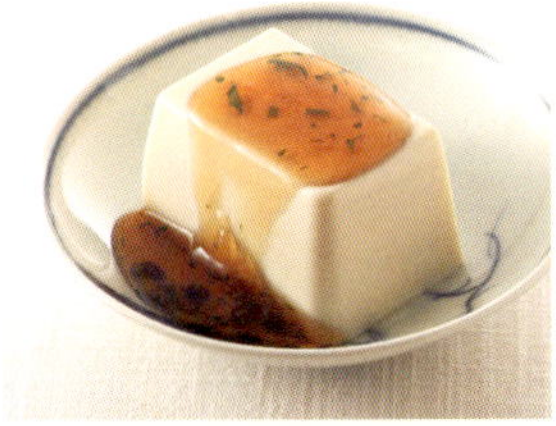

湯豆腐の青じそあんかけ

おすすめ市販食品

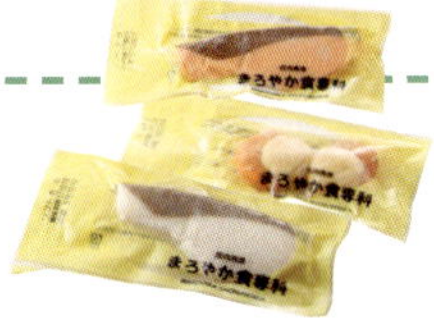

まろやか食専科

かむことや飲み込むことが困難な人向けの手作り食品。魚シリーズには、写真のタラ、サケ、ホタテのほか、アジ、サバ、サンマなども。豚肉、鶏肉もあります。冷凍保存がきき、素材の味だけを生かしているので、好きな味つけで食べることができます。

問い合わせ先：株式会社ベスト　☎0235-25-2002

［副菜］

野菜はやわらかく加熱し、繊維は細かく刻み、マヨネーズでまとまりをもたせたり、かたくり粉などでとろみをつけます。それでも食べにくい場合は、ミキサーにかけて「ホット＆ソフト プラス」でかためてもよいでしょう。

ソフト食

かぼちゃのグラタン風

材料（4人分）

かぼちゃうらごし（商品名）‥200g
だし‥‥‥‥1カップ
ホット＆ソフト プラス（商品名）
‥‥‥‥小さじ2
a ホワイトソース（缶詰）‥‥240g
a 牛乳‥‥‥‥120㎖
a 顆粒鶏がらだしのもと‥‥ふたつまみ（0.8g）
a 塩・こしょう‥‥‥‥各少量
粉チーズ‥‥‥‥小さじ1
乾燥パセリ‥‥‥‥少量

1人分 121kcal／たんぱく質3.3g

1 かぼちゃうらごし、だしをミキサーに入れてなめらかになるまで撹拌する。
2 ホット＆ソフト プラスを加え、さらに30秒ほど撹拌する。
3 なべに移して煮、もったりとした状態がさらっと軽くなったら（写真）火を消す。温かいうちに器に流す。
4 aを別なべに合わせて弱火にかけ、よく混ぜてなめらかにする。
5 **3**がかたまったら**4**をかけ、粉チーズをふる。
6 高温に熱したオーブントースターに入れ、約3分加熱し、焼き色をつけ、乾燥パセリを散らす。

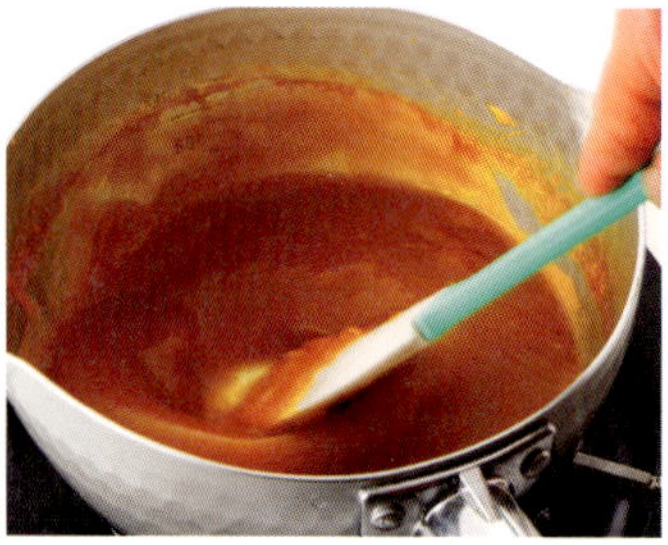

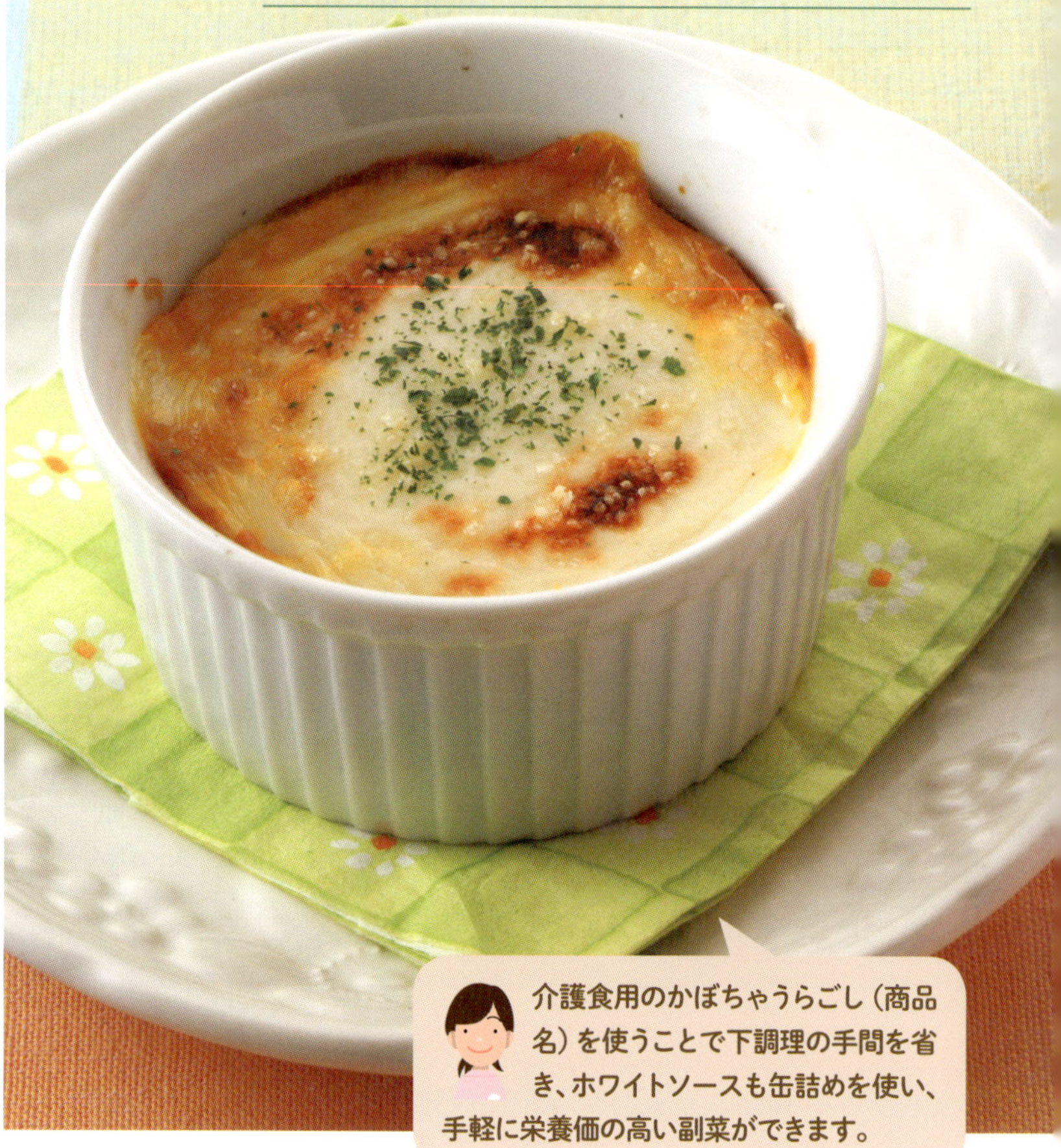

介護食用のかぼちゃうらごし（商品名）を使うことで下調理の手間を省き、ホワイトソースも缶詰めを使い、手軽に栄養価の高い副菜ができます。

おすすめ市販食品

うらごしシリーズ

かぼちゃの他、にんじん、グリンピースがあります。野菜を加熱して裏ごしした製品で、ソフト食やミキサー食の素材として使えます。

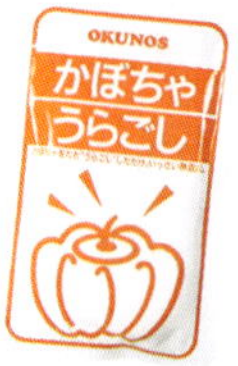

問い合わせ先：ホリカフーズ株式会社　ライフケア部　☎025-794-5536

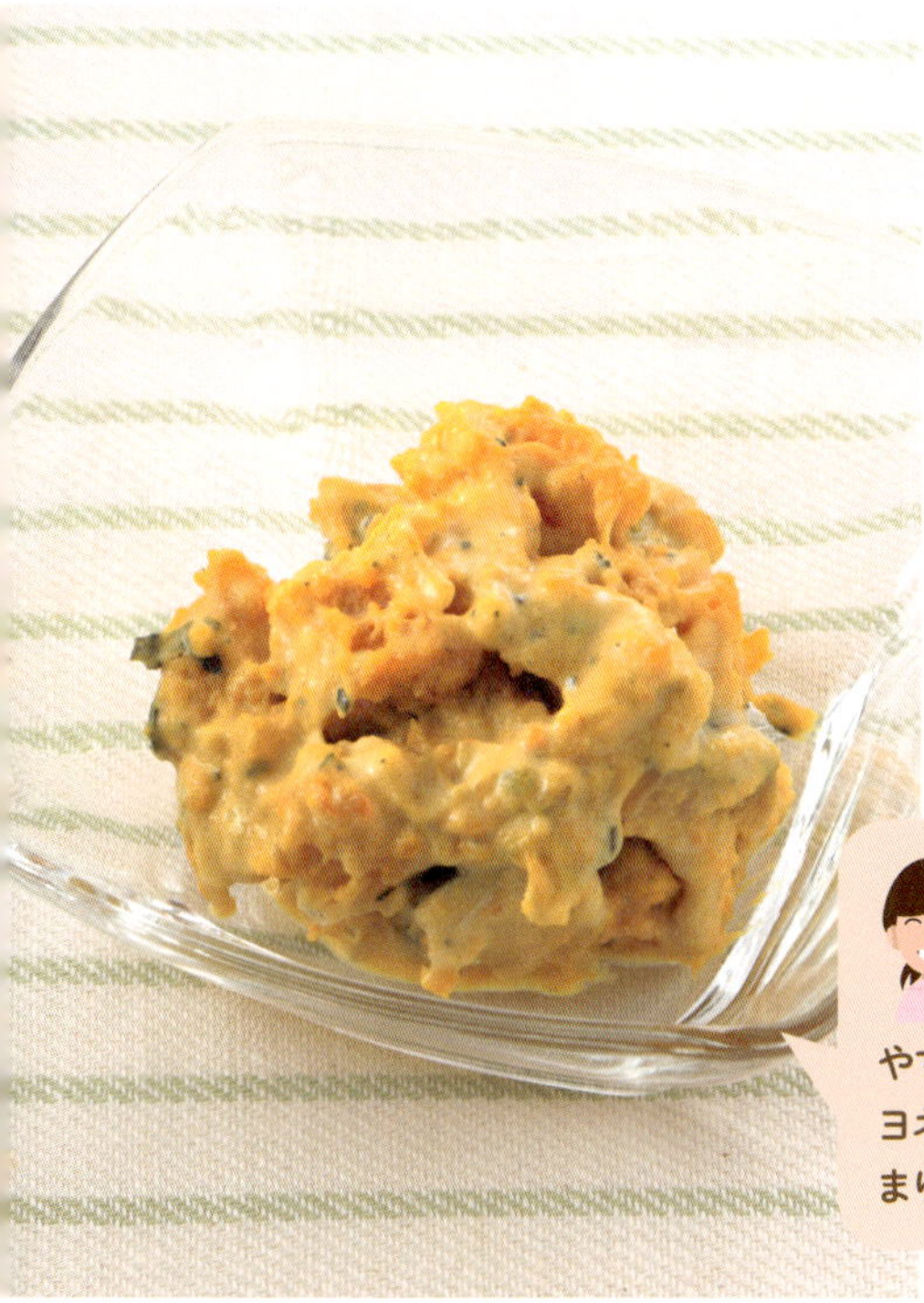

ソフト食

かぼちゃサラダ

材料（2人分）

冷凍かぼちゃ……………150g
玉ねぎのみじん切り……10g
水……………………… 小さじ2
顆粒ブイヨン……… 小さじ¼
マヨネーズ…………… 大さじ2
プレーンヨーグルト… 大さじ1

1人分 154kcal／たんぱく質2.2g

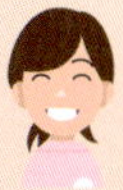

かぼちゃはつぶしてペースト状にしてしまうと、粘りけが増して口の中やのどに貼りつきやすくなります。1cm角くらいにしてマヨネーズとヨーグルトであえるとまとまりやすく、食べやすくなります。

1 かぼちゃと玉ねぎを耐熱性ボウルに入れ、水とブイヨンを加え、ラップをかけて電子レンジ600Wで3分加熱する。

2 かぼちゃがスプーンで容易につぶせるやわらかさになったら、かたい皮を除き、1cm角くらいにつぶし、さます。

3 マヨネーズとヨーグルトを加えてさっくりとあえる。

調理メモ

かぼちゃを電子レンジで加熱後、ボソボソする場合は水を足して再度加熱してください。

ソフト食

ポテトサラダ

材料（2人分）

じゃが芋…………1個（100g）
にんじん・玉ねぎ・きゅうり
…………………………… 各20g
マヨネーズ……… 大さじ2½
生クリーム…………… 大さじ1
塩・こしょう…………… 各少量

1人分 185kcal／たんぱく質1.5g

1 じゃが芋は皮をむいて3cm角に切り、やわらかくゆでる。ゆで汁を捨てて再び火にかけて水けを飛ばし、熱いうちに1cm角につぶす。

2 にんじん、玉ねぎ、きゅうりはそれぞれみじん切りにし、耐熱性ボウルに入れて水大さじ1を加え、電子レンジ600Wで2〜4分加熱する。

3 **1**と**2**がさめたらボウルに合わせ、マヨネーズ、生クリーム、塩、こしょうを加えてあえる。

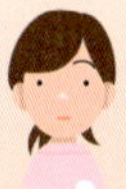

じゃが芋は粘りが出るのでつぶしすぎないようにします。玉ねぎやきゅうり、にんじんはみじん切りにしても生だと口の中に残ることがあるので、電子レンジで加熱してやわらかくします。生クリームを加えてエネルギーとこくをプラスします。

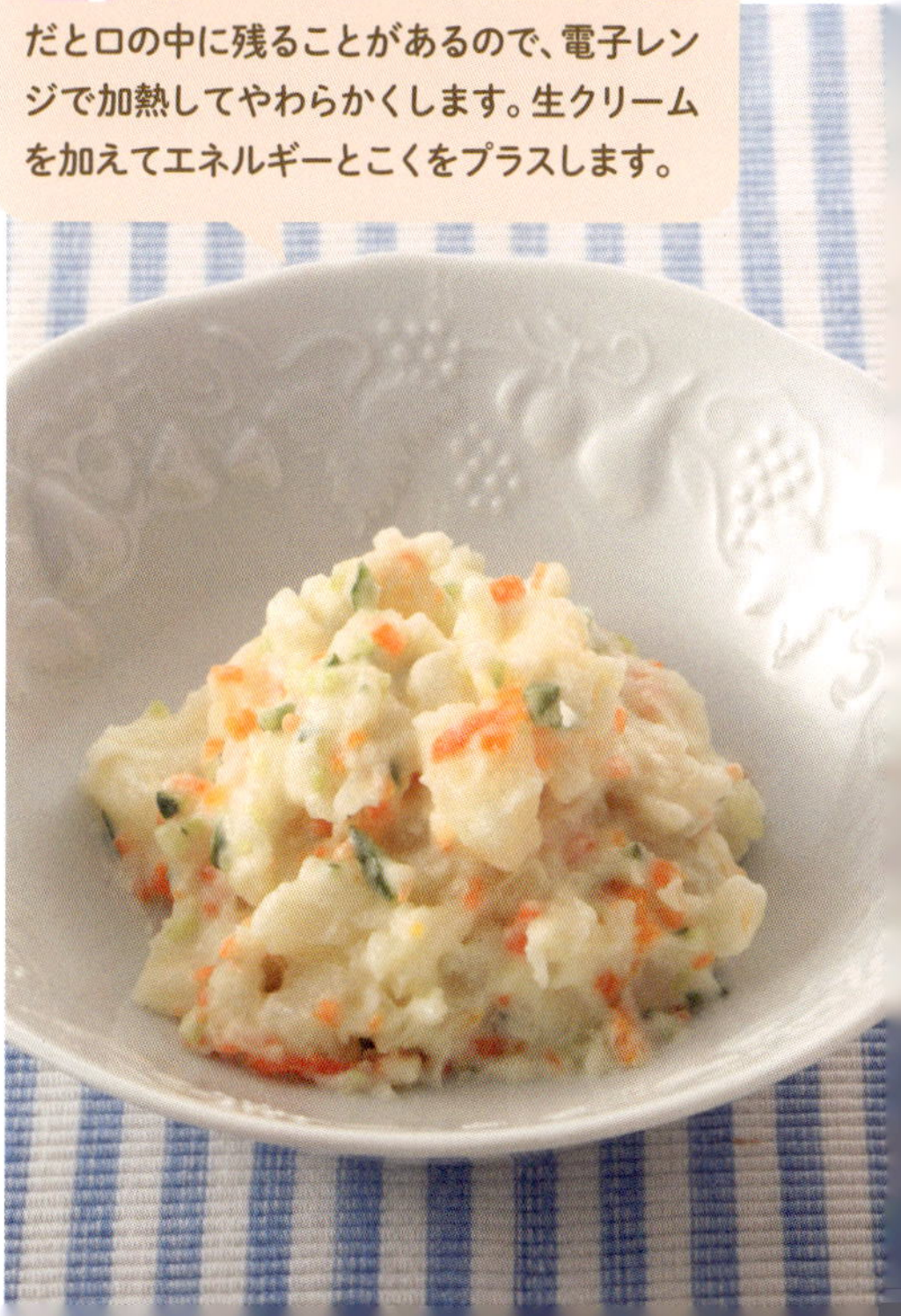

おすすめ市販食品

ポテトサラダ

　コンビニなどで購入できるパック入りのポテトサラダや煮物などの総菜は、袋の外側から手で食べやすい大きさにつぶすと食べやすくなります。

ソフト食

ほうれん草の煮浸し

材料（4人分）
ほうれん草……………………100g
だし………………………………1カップ
しょうゆ…………………………小さじ2
ホット＆ソフト プラス（商品名）
……………………………………小さじ2
にんじんの輪切り………8枚（20g）
1人分　15kcal／たんぱく質1.1g

1 ほうれん草は熱湯でやわらかくゆでて、水にとって水けをきつく絞る。
2 にんじんは2mm厚さの輪切りにして、あれば花型で抜き、スプーンでつぶせるやわらかさになるまでゆでる。
3 1をミキサーに入れてだしとしょうゆを加え、なめらかになるまで攪拌する。繊維が残っていなければよい（写真a）。
4 ホット＆ソフト プラスを加えて30秒～1分攪拌する。
5 なべに移してゴムべらなどで混ぜながら煮、もったりとした材料がサラサラになったら火を消す（写真b）。
6 温かいうちに器へ流し入れ、2のにんじんを2枚ずつのせる。

調理メモ
ほうれん草は冷凍品もありますが、この料理には生のほうれん草を使ったほうが色鮮やかに仕上がります。

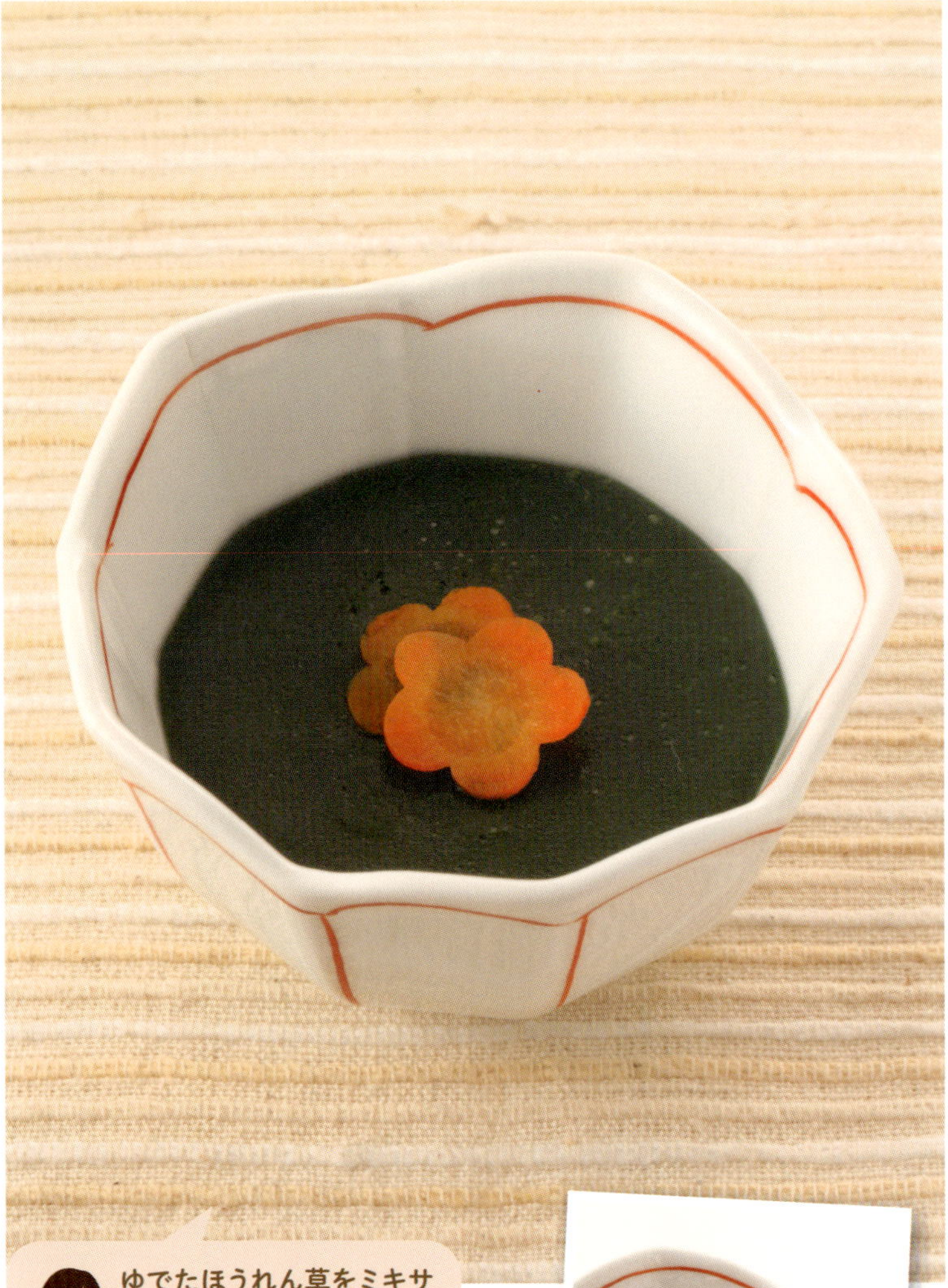

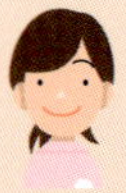

ゆでたほうれん草をミキサーでペースト状にし、ホット＆ソフト プラス（商品名）でムース状にかためます。だしや調味料とともにミキサーにかけるので、あえ衣を別に作る手間が省けます。

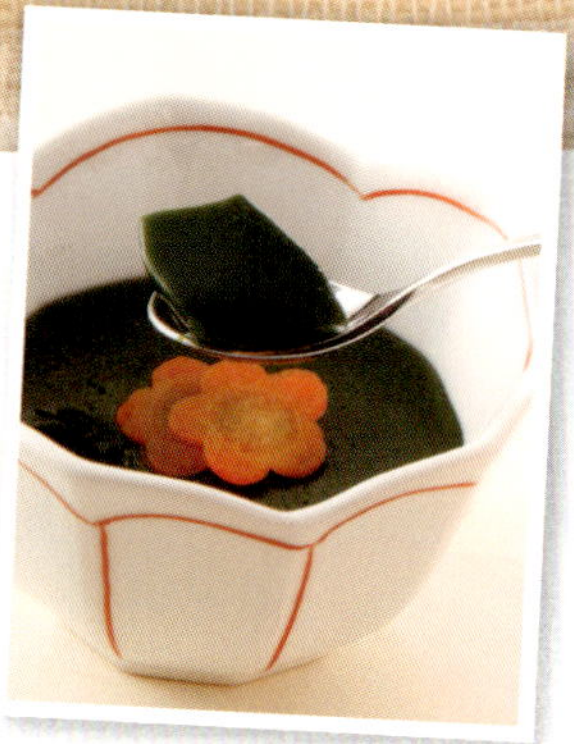

a
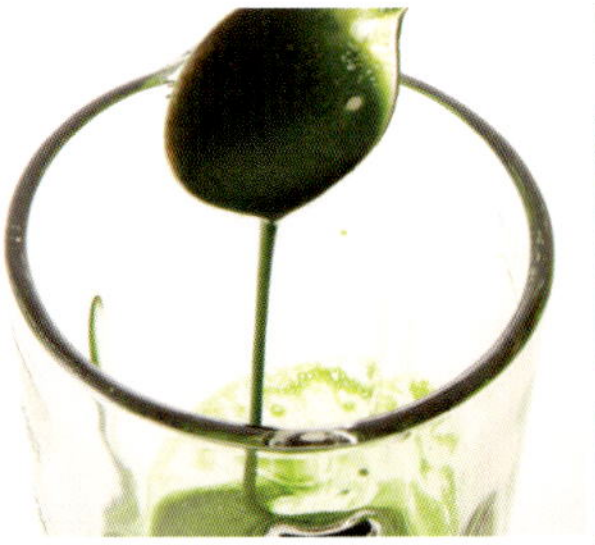

b
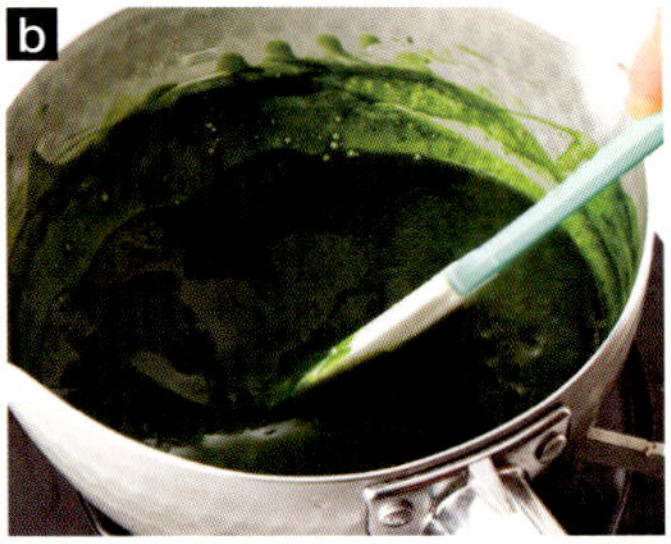

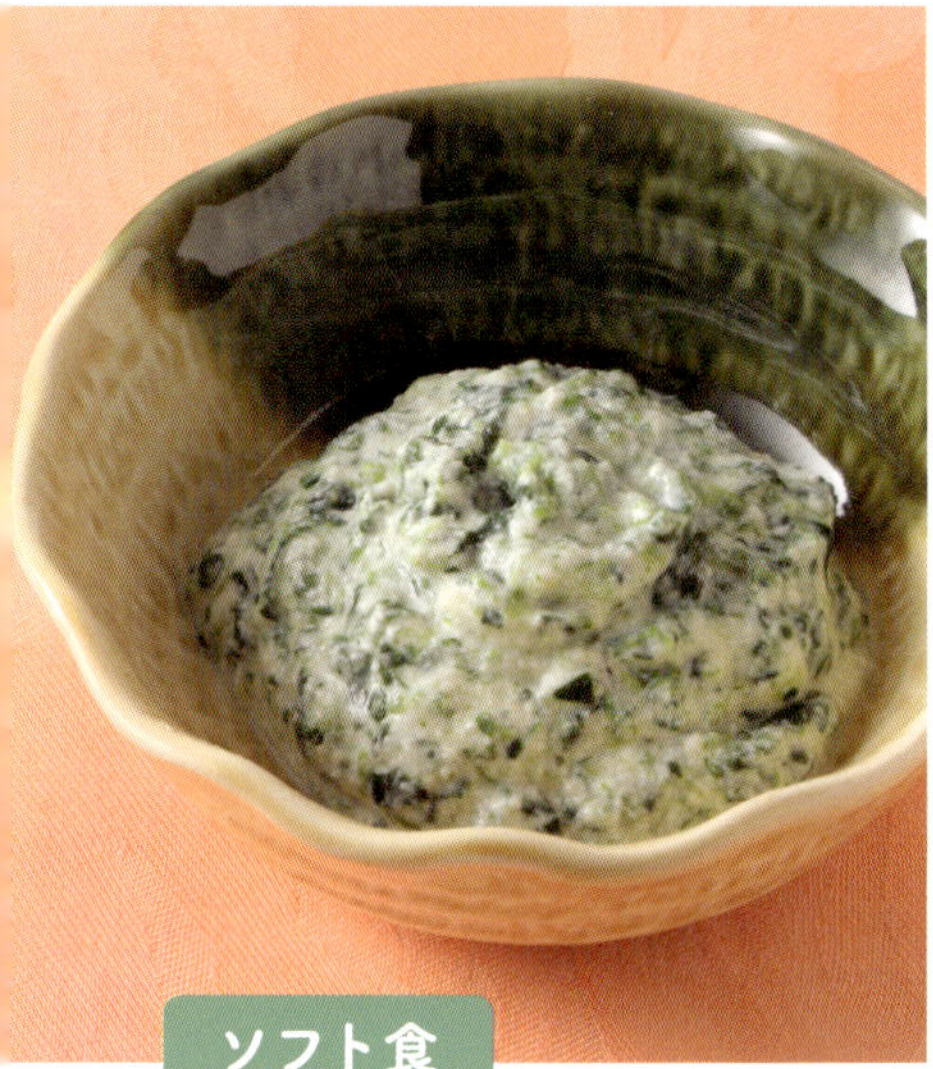

ソフト食

刻みほうれん草の白あえ

▶材料と作り方は99ページ

1人分　81kcal／たんぱく質4.5g

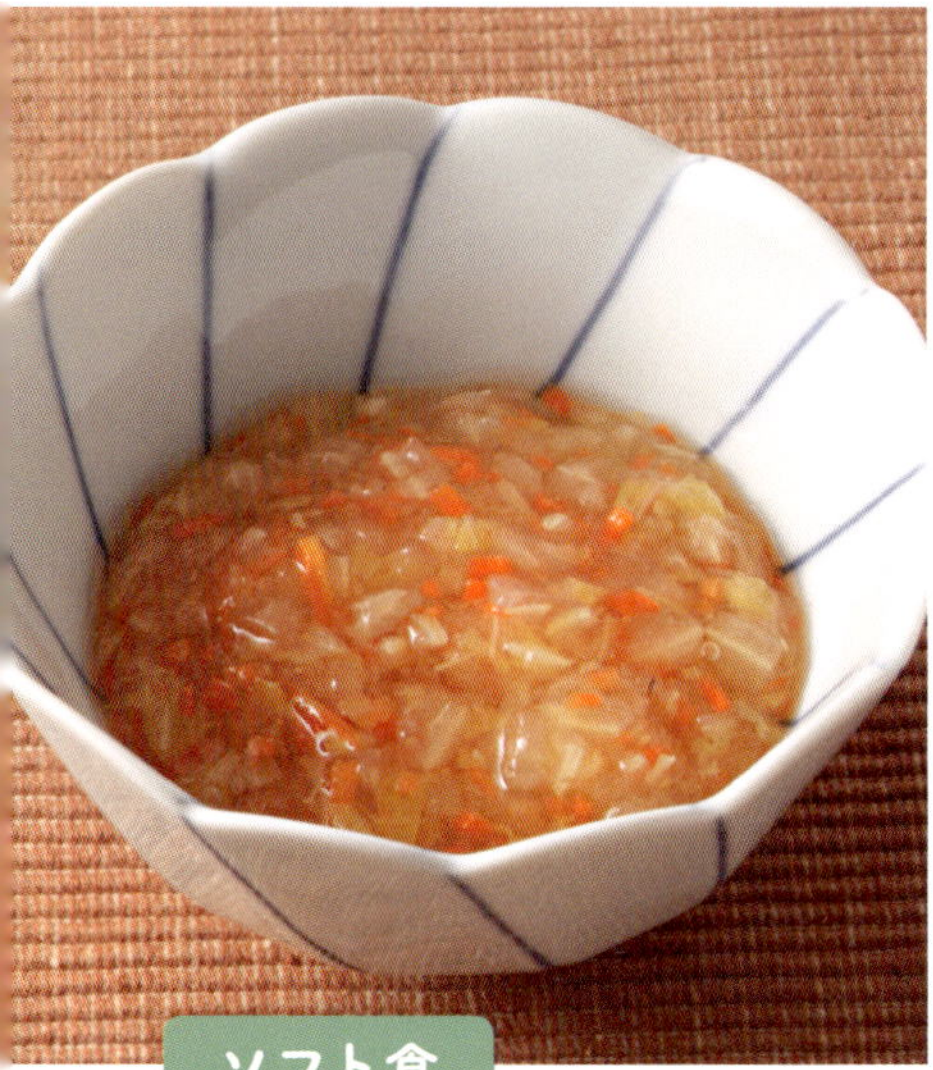

ソフト食

刻み白菜のとろとろ煮

▶材料と作り方は100ページ

1人分　29kcal／たんぱく質1.0g

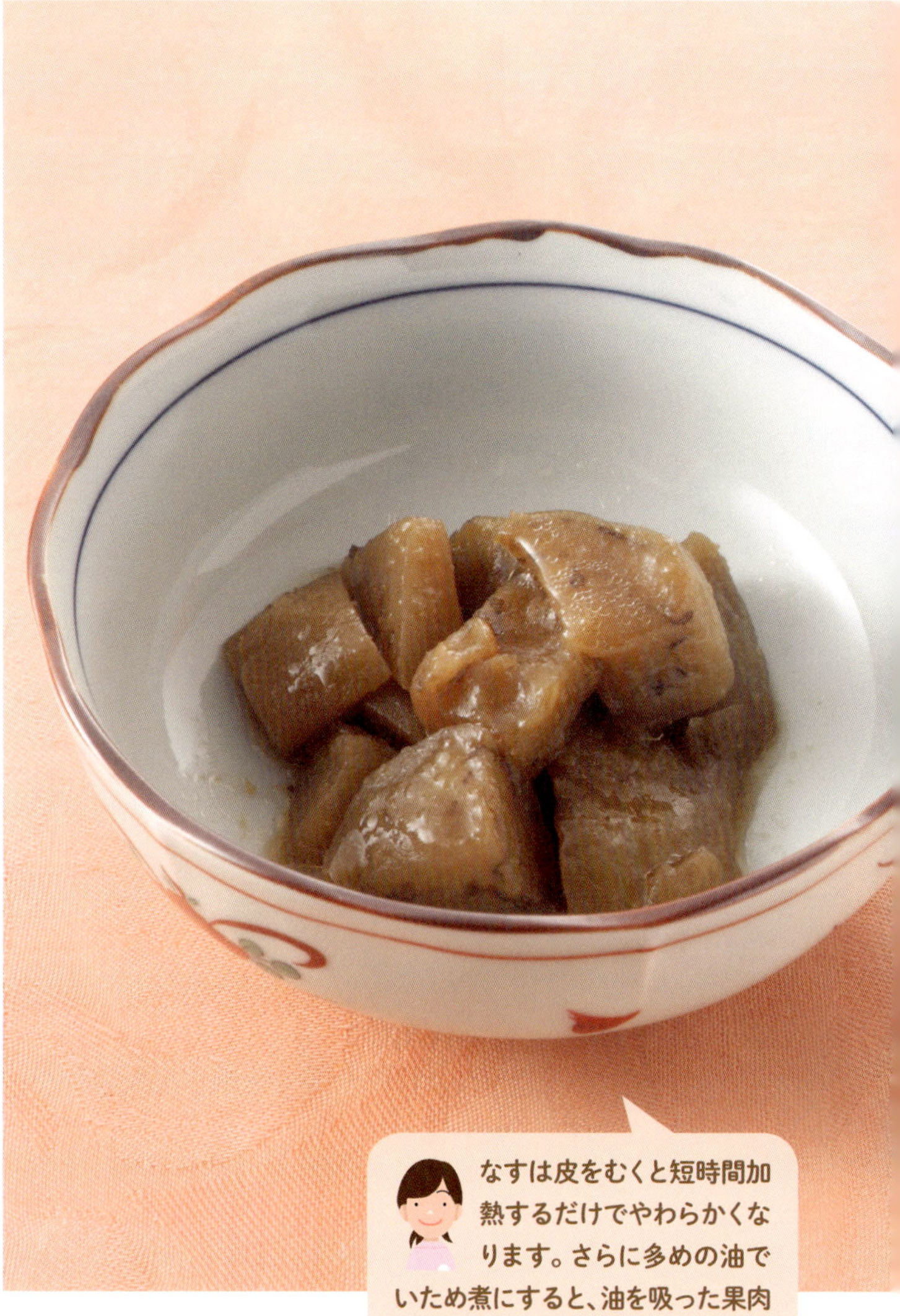

なすは皮をむくと短時間加熱するだけでやわらかくなります。さらに多めの油でいため煮にすると、油を吸った果肉がさらにやわらかく仕上がり、エネルギーアップにもつながります。

ソフト食

なすのとろとろ煮

材料（2人分）

なす……2個（140g）
ごま油……大さじ1
おろししょうが……小さじ½
水……½カップ
酒……大さじ1
しょうゆ・砂糖……各大さじ½

1人分　91kcal／たんぱく質1.2g

1 なすは皮をむいて2cm角くらいの乱切りにする。

2 なべにごま油を熱してなすとおろししょうがを加え、油がまわってつやが出るまでいためる。

3 水と調味料を加えてふたをし、弱めの中火でなすがくったりとやわらかくなるまで煮る。

【デザート・軽食】

市販食品でも離水に注意すれば、生菓子類など、食べられるものがいろいろあります。ここでは、家庭で手軽にできるソフト食形態のデザート、軽食を紹介します。食べる訓練の息抜きにもおすすめです。

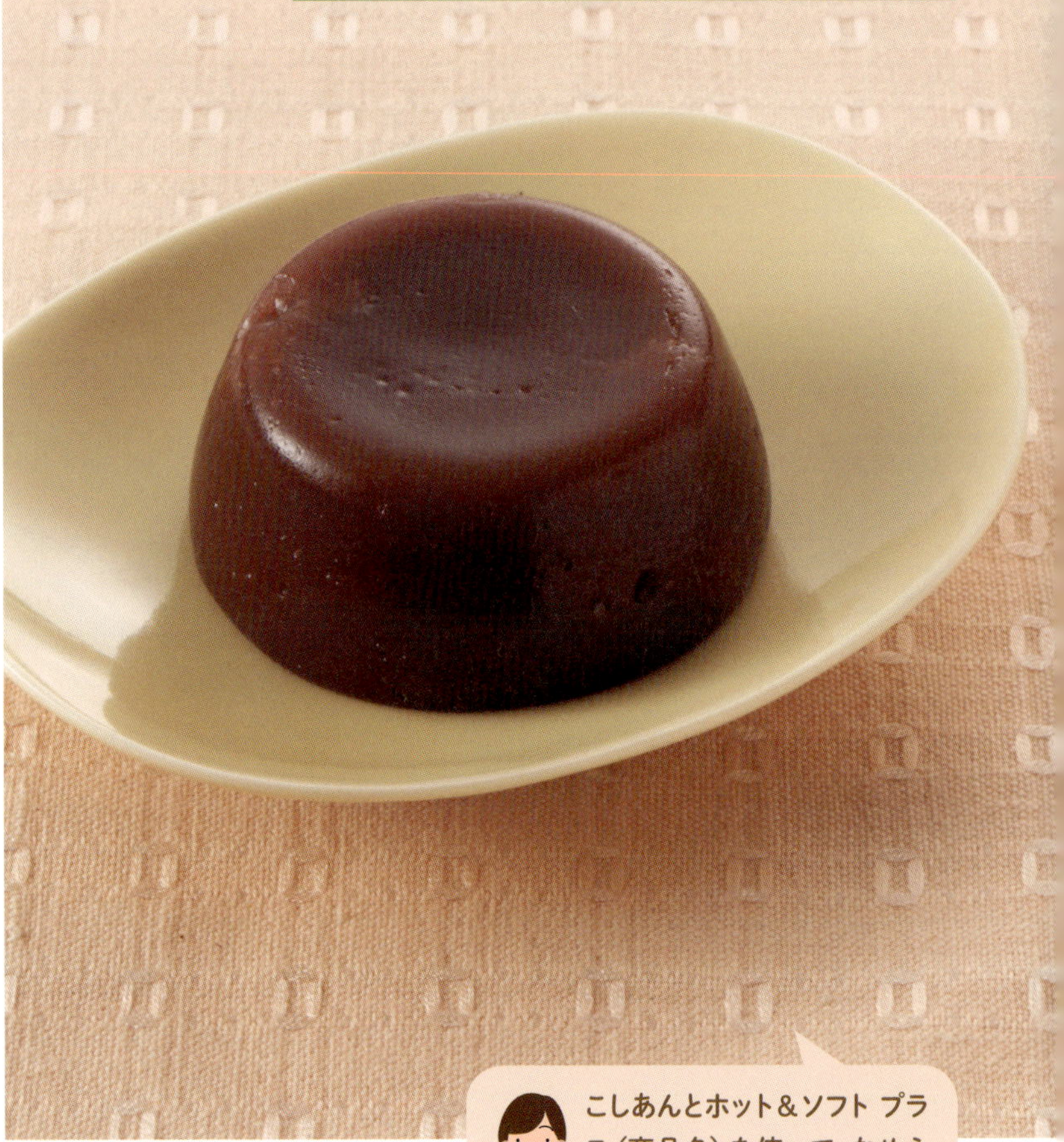

ソフト食

なめらか塩ようかん

材料（4人分）

こしあん……80g
水……80ml
砂糖……大さじ1½
塩……ひとつまみ（0.8g）
ホット&ソフト プラス（商品名）……小さじ1

1人分 46kcal／たんぱく質2.0g

1 こしあん、水、砂糖、塩をミキサーに入れてなめらかになるまで攪拌する。
2 ホット&ソフト プラスを加えてさらに30秒ほどミキサーにかけ、なべに移す。
3 ゴムべらで底から混ぜながら加熱し、もったりとした材料がさらっと軽くなったら火を消す（写真a）。
4 器に盛り分けて冷やしかためる（写真b）。

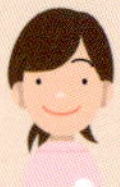

こしあんとホット&ソフト プラス（商品名）を使って、なめらかで食べやすいようかんを作ることができます。塩をきかせることで、甘党でないかたにも喜ばれます。

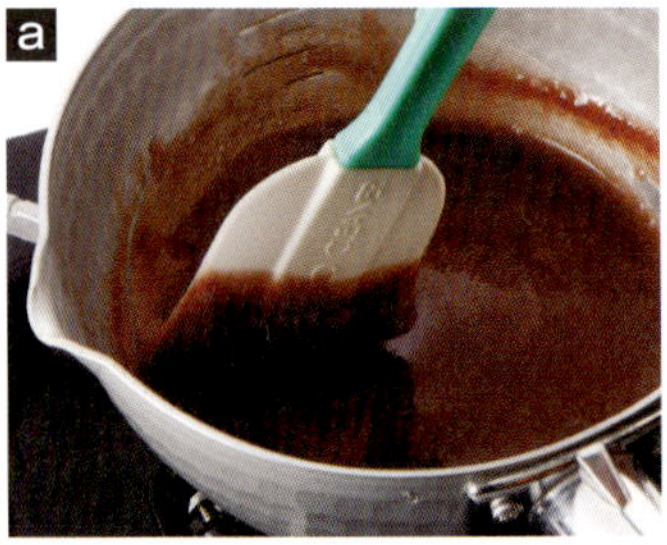

a

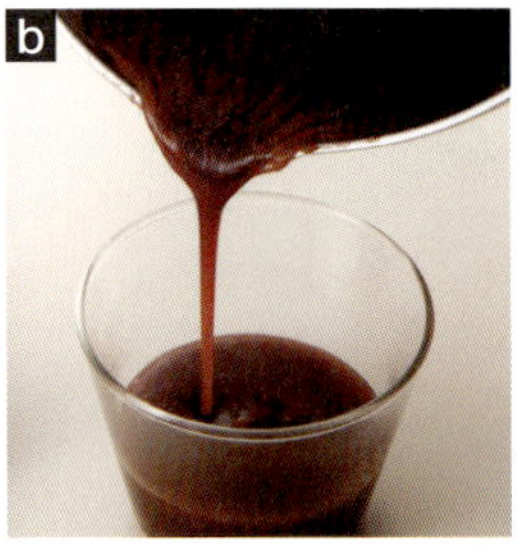

b

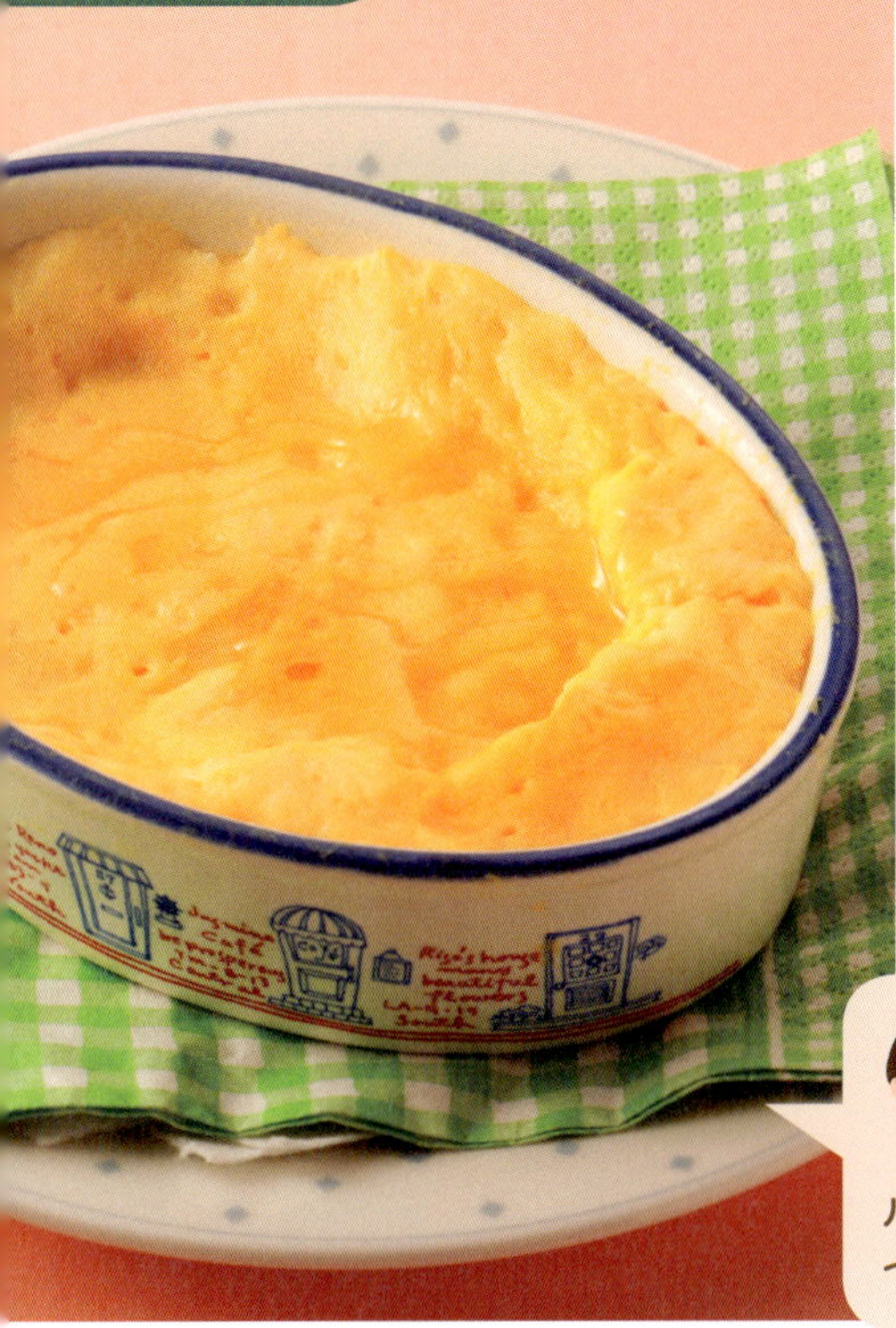

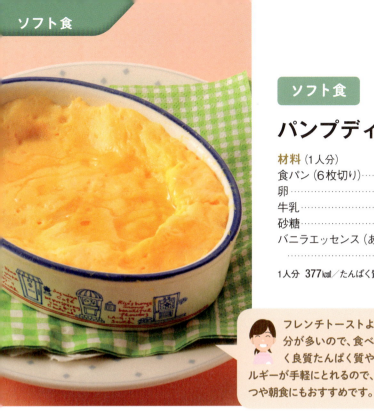

ソフト食

パンプディング

材料（1人分）

- 食パン（6枚切り）……1枚
- 卵……1個
- 牛乳……3/4カップ
- 砂糖……大さじ2
- バニラエッセンス（あれば）……少量

1人分　377kcal／たんぱく質15.8g

1 食パンは耳を除いて一口大にちぎり、耐熱容器に並べる。

2 ボウルに卵、牛乳、砂糖、バニラエッセンスを合わせてよく混ぜ、**1**に流し入れて5分ほどおいてなじませる。

3 **2**にラップをかけて電子レンジ600Wで5分加熱する。

調理メモ

さめるとかたくなるので、温かいうちに食べてください。好みで、はちみつやメープルシロップ、シナモンパウダー、ヨーグルトなどをかけてもよいでしょう。

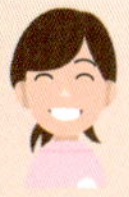

フレンチトーストより水分が多いので、食べやすく良質たんぱく質やエネルギーが手軽にとれるので、おやつや朝食にもおすすめです。

ソフト食

レアチーズケーキ・いちごソース

材料（4個分）

- クリームチーズ……100g
- 生クリーム……100g
- プレーンヨーグルト……50g
- 砂糖……30g
- a ［粉ゼラチン……小さじ1 ／ 水……1/4カップ］
- いちごソース
  - いちごジャム……100g
  - レモン汁……小さじ2
  - 水……1/4カップ
- **ソフティアS**（商品名）……2/3包

1個分　285kcal／たんぱく質3.8g

1 クリームチーズは室温に置いてやわらかくし、生クリーム、ヨーグルト、砂糖とともにミキサーに入れてクリーム状になるまで撹拌する。

2 aをふやかし、電子レンジ600Wで40秒加熱してとかす。

3 **1**に**2**を加えてなめらかになるまで撹拌する。

4 器に盛り分け、冷蔵庫で冷やしかためる。

5 ソースの材料をボウルに合わせて茶こしなどでこし、いちごの種を除く。ソフティアSを加えてとろみをつけ、**4**にかける。

調理メモ

ソフティアS（商品名）がない場合は、なべにジャムと水を茶こしでこしながら入れてとろみがつくまで煮詰め、最後にレモン汁を加えて冷やしてもよいでしょう。

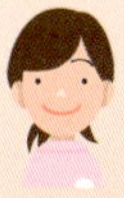

乳製品たっぷりでカルシウムやたんぱく質満点の一品。プリンやゼリーよりかためですが、いちごソースといっしょに食べるとすべりがよく、飲み込みやすくなります。

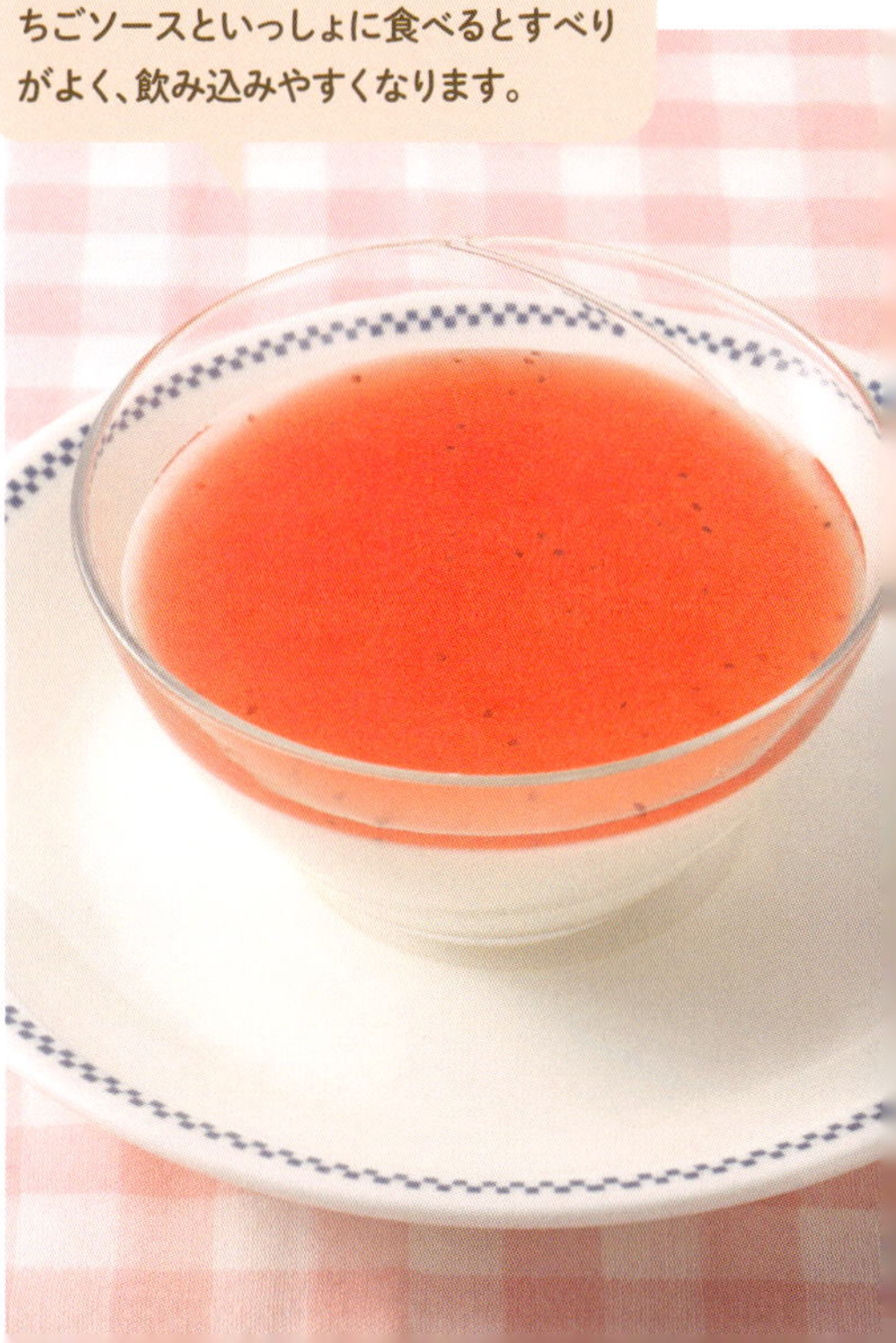

軟菜食

軟菜食は、箸やスプーンで切れて、歯ぐきでかめるやわらかさです。軟飯を目安に調整しましょう。家族といっしょに食べられるメニューも多いので、食べる楽しさを大いに味わってください。

［主食］

親子丼、牛丼など、おなじみの丼物をはじめ、オムライス、ドリア、マカロニグラタンなども少しのくふうで食べやすくなります。めん類もめんをやわらかくゆで、汁にとろみをつければだいじょうぶです。

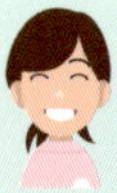

ごはん粒の形が見えるやわらかさです。米と水を1対3の割合で炊きますが、ごはんに水を加えて電子レンジ加熱すれば手軽です。

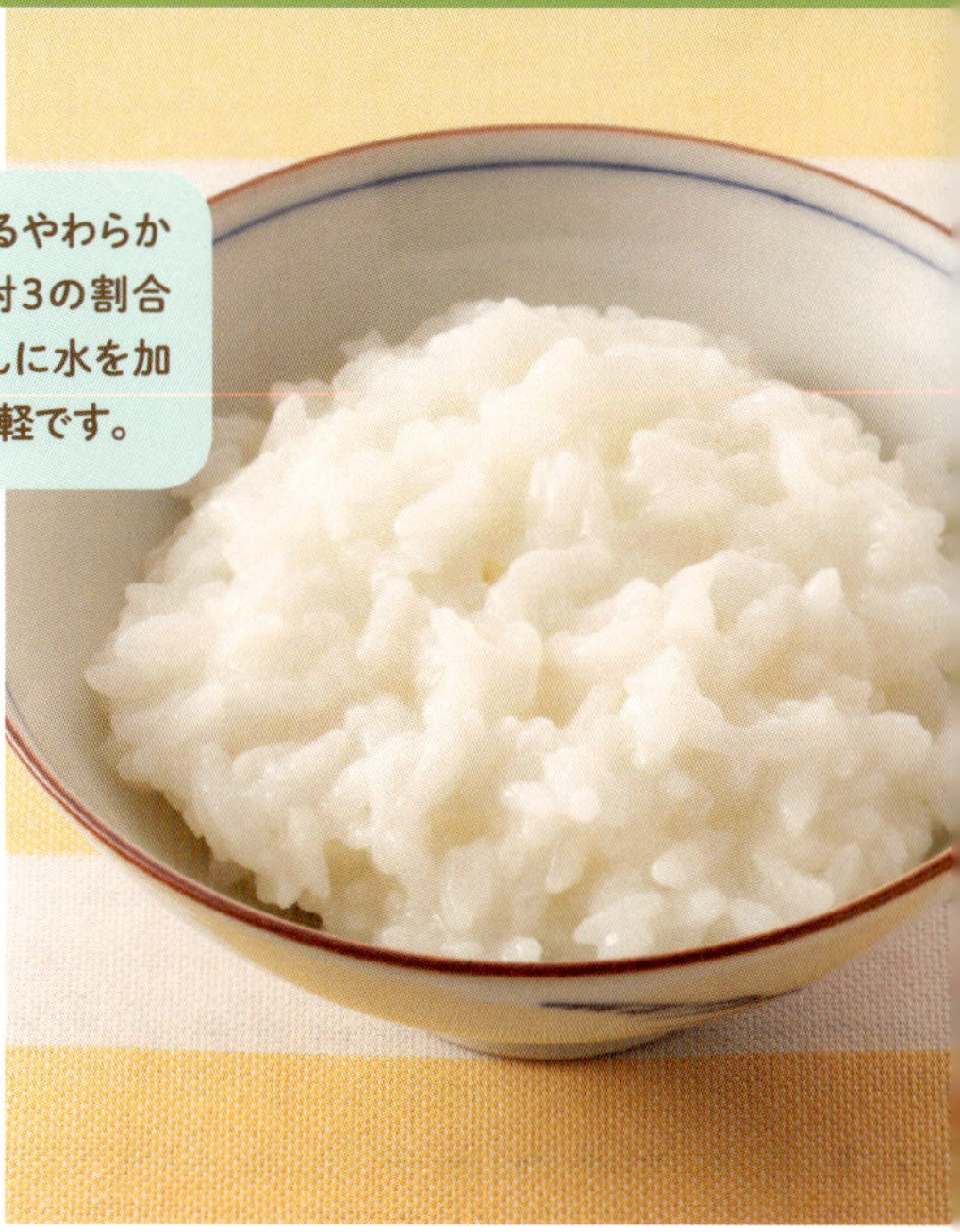

軟菜食

軟飯

材料（1人分）
ごはん……150g
水……½カップ

1人分 252kcal／たんぱく質3.8g

耐熱容器にごはんと水を入れてざっと混ぜ、端を少し開けてラップをかけ、電子レンジ600Wで約2分加熱する。レンジからとり出してラップをかけたまま約10分蒸らし、軽く混ぜる。

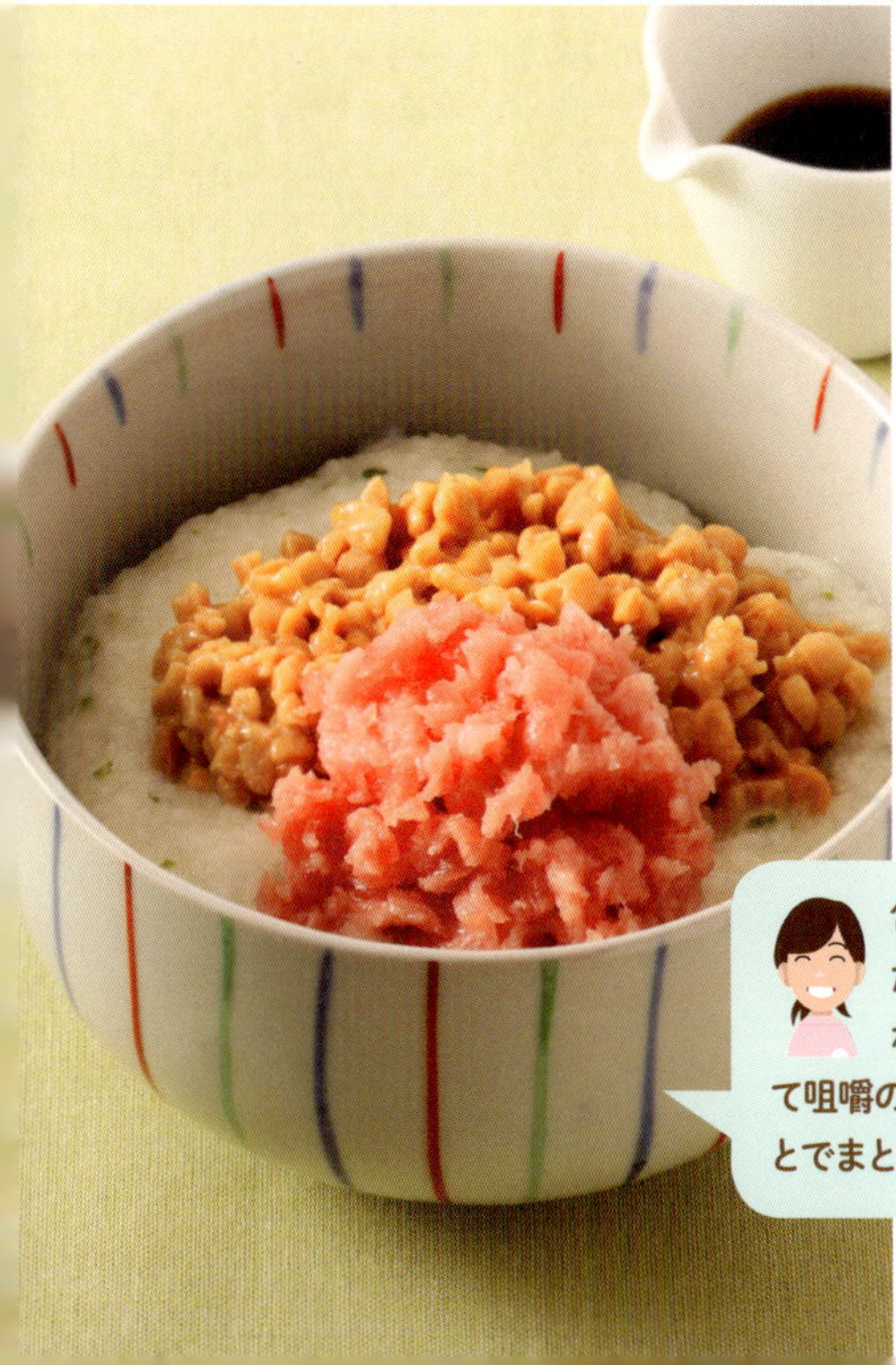

軟菜食

納豆丼

材料（1人分）
軟飯（86㌻）……150g
ひき割り納豆……1パック(45g)
マグロのとろたたき……30g
冷凍とろろ芋……80g
青のり粉……少量
しょうゆ……少量

1人分 424kcal／たんぱく質19.0g

1 冷凍とろろ芋は自然解凍し、青のり粉を加えて混ぜ合わせる。
2 器に軟飯を盛り、**1**を一面にかけ、ひき割り納豆ととろたたきをのせる。しょうゆを添えて好みでかけて食べる。

調理メモ
冷凍とろろ芋の粘度が強すぎると感じる場合は、だしを少量加えてのばしましょう。

包丁を使わずにすみ、食材をのせるだけで簡単に主菜と主食が食べられる一品です。ひき割り納豆を使って咀嚼の負担を減らし、とろろ芋を添えることでまとまりよく食べやすくなります。

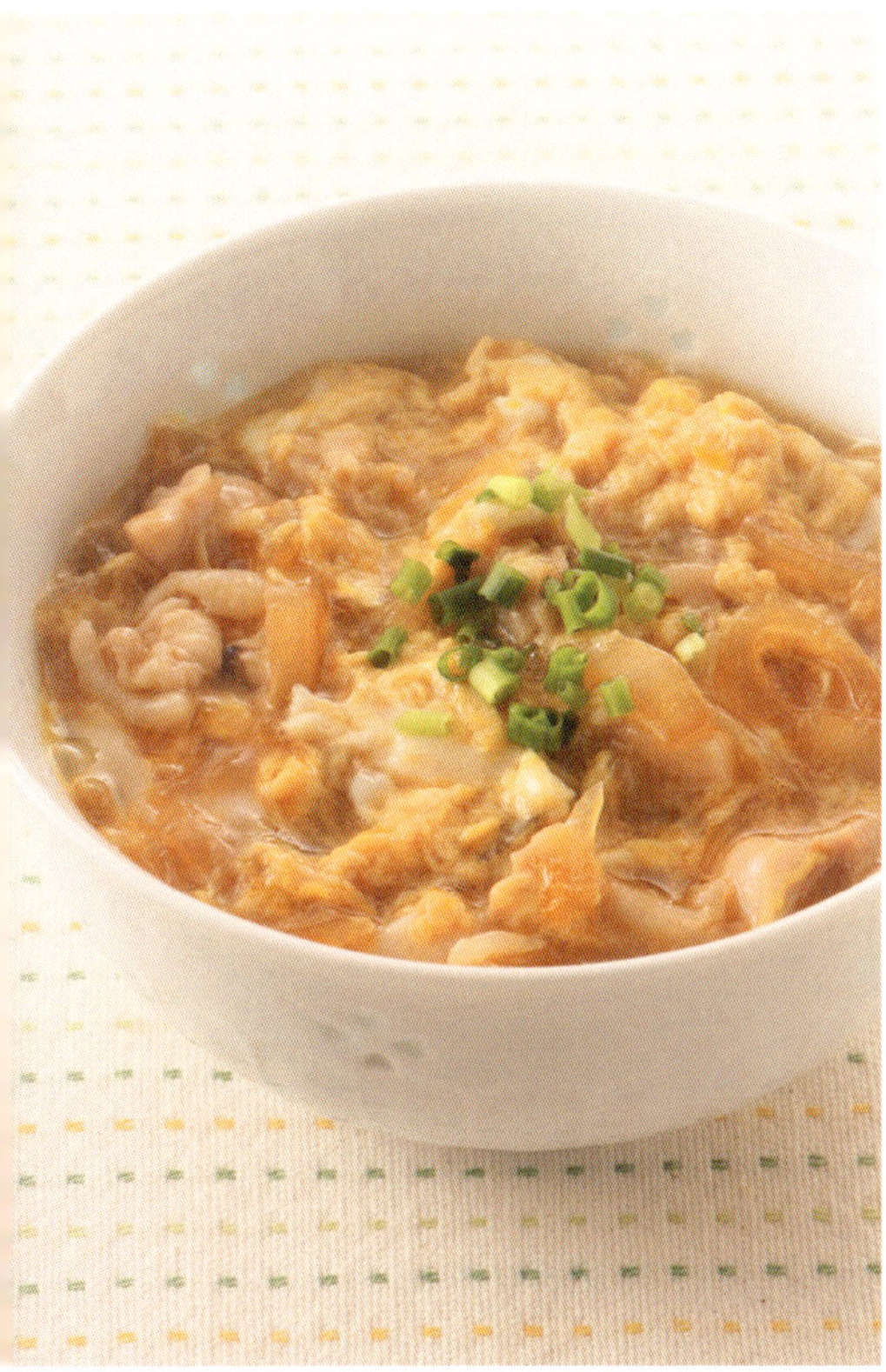

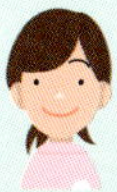

鶏肉と玉ねぎの切り方をくふうし、卵を多めに使うことでまとまりよく、食べやすくなります。栄養価が高く甘辛味が食欲をそそります。

軟菜食

親子丼

材料（1人分）

軟飯（86ページ）……………150g
鶏もも肉……………………30g
玉ねぎ…………… $\frac{1}{4}$個（50g）
だし…………………… $\frac{2}{5}$カップ
しょうゆ・みりん…… 各大さじ1
砂糖…………………… 大さじ$\frac{1}{2}$
卵……………………………… 2個
小ねぎの小口切り……… 少量

1人分 458kcal／たんぱく質21.8g

調理メモ

生のねぎが食べにくいかたは、作り方4で火を消す前に小ねぎを加え、蒸らしてから食べましょう。

1 鶏肉はあれば筋や余分な脂を除き、1cm角に切る。玉ねぎは繊維を断ち切る方向に0.5cm幅の薄切りにする。

2 小さめのフライパンにだしと調味料を合わせ、玉ねぎを加えてふたをし、中火で玉ねぎが半透明になるまで煮る。

3 鶏肉を加えて再びふたをし、鶏肉に火が通るまで煮る。

4 卵を割りほぐし、3が煮立っているところに回し入れ、周りが半熟になってきたら火を消し、ふたをして少し蒸らす。

5 器に軟飯を盛り、4を煮汁ごとのせ、小ねぎを散らす。

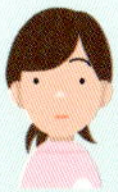

煮込むほどやわらかくなる牛バラ肉を使い、玉ねぎは繊維を断つように切ります。材料をごま油でいためてから煮ることで、こくをプラス。食べ物をまとめる力が弱い人は温泉卵を添えると食べやすくなります。

軟菜食

牛丼

材料（1人分）

軟飯（86ページ）……………150g
牛バラ薄切り肉……………80g
玉ねぎ…………… $\frac{1}{4}$個（50g）
ごま油…………………… 大さじ1
a ┌水…………… $\frac{1}{2}$〜$\frac{3}{4}$カップ
　│しょうゆ・みりん
　│…………………… 各大さじ1
　└砂糖………………… 小さじ1
温泉卵（市販品）…………1個

1人分 837kcal／たんぱく質19.1g

1 牛肉は細く刻む。玉ねぎは繊維を断つ方向に薄切りにする。

2 なべにごま油を熱して牛肉と玉ねぎを入れ、玉ねぎが透き通るまでいためる。

3 aを加えて煮立ったら火を弱め、具材がやわらかくなるまで煮込む。

4 器に軟飯を盛り、3を煮汁ごとのせ、温泉卵を添える。

外食アドバイス

外食で牛丼を注文するときは「つゆだく」＋「温泉卵追加」で注文してもよいでしょう。

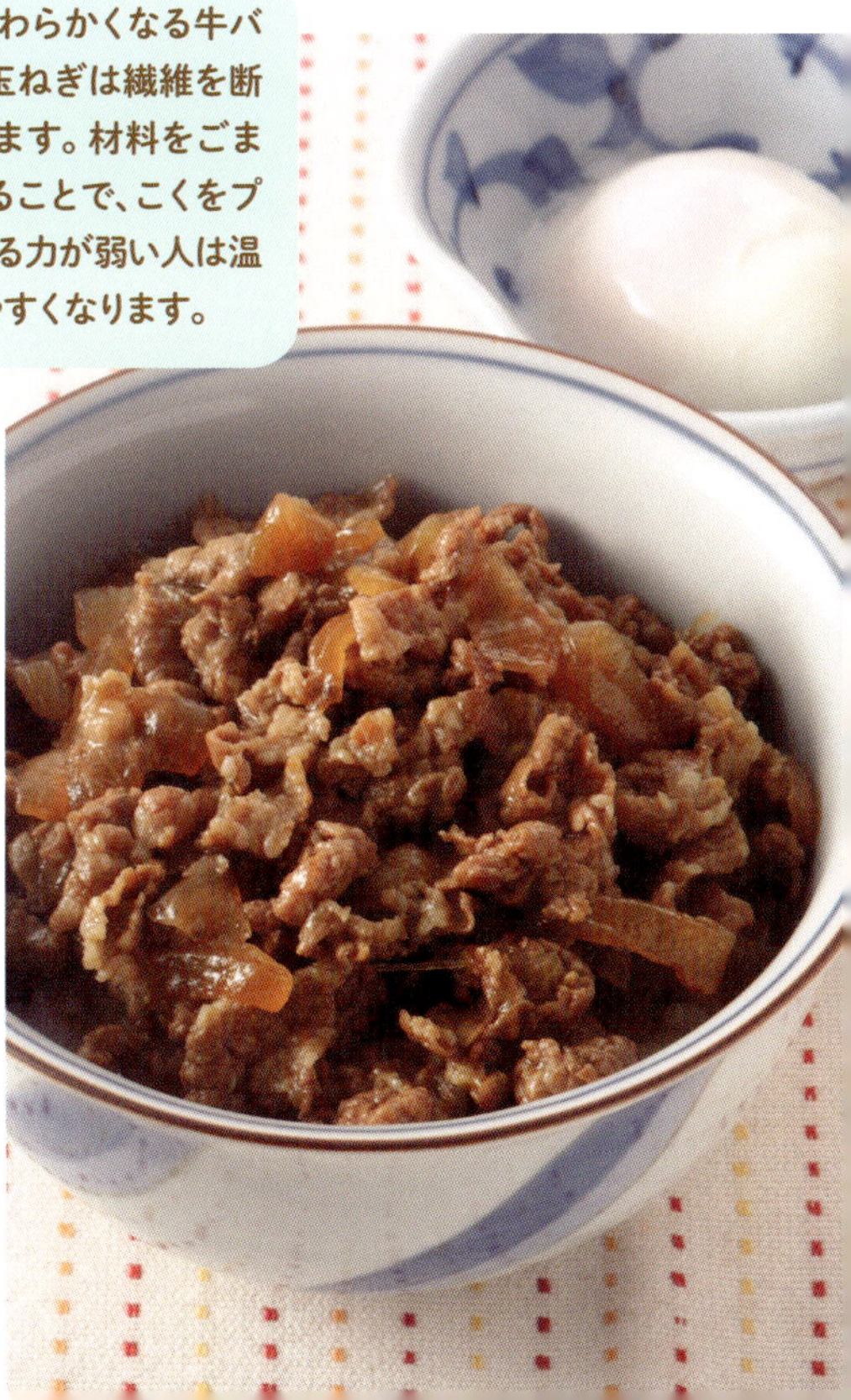

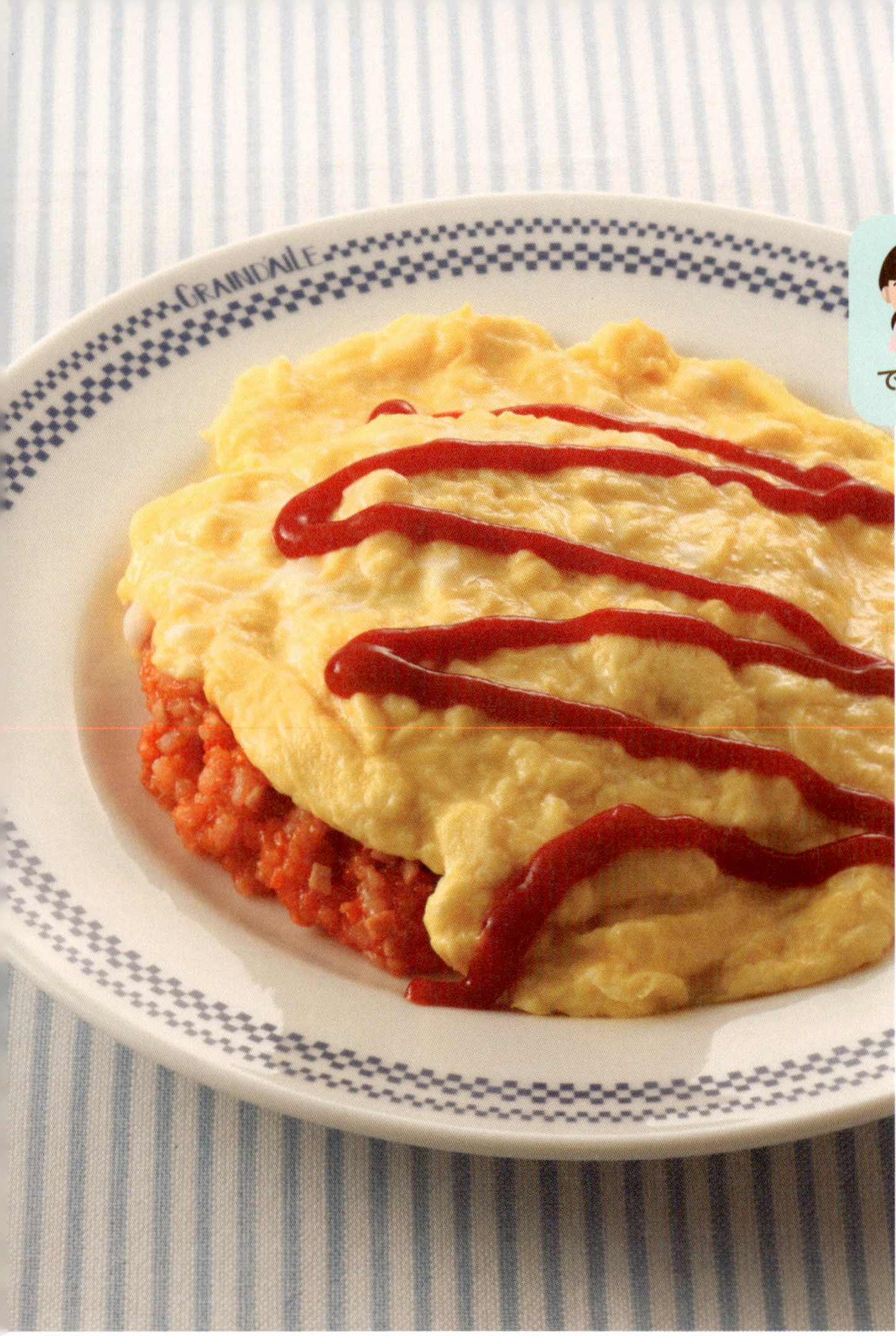

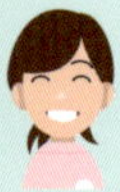

ケチャップとバターで口当たりなめらかに仕上げたごはんを、やわらかい半熟卵で包むので、口の中でまとまりやすくなります。

軟菜食

オムライス

材料（1人分）

軟飯（86ページ）	150g
ハム	½枚（10g）
玉ねぎ・にんじん	各10g
バター	5g
水	大さじ1
塩・こしょう	各少量
トマトケチャップ	大さじ2
a 卵	2個
a 牛乳	大さじ2
バター	10g
トマトケチャップ	適量

1人分 522kcal／たんぱく質18.3g

1 ハム、玉ねぎ、にんじんはみじん切りにする。

2 フライパンを温めてバターをとかし、**1**と水を入れて塩とこしょうをふり、野菜がしんなりするまでいため煮にし、ケチャップを加えてひといためする。

3 軟飯を温めて**2**に加え、大きく混ぜて味をなじませる。

4 aをボウルに合わせて混ぜる。

5 フライパンを温めてバターをとかし、**4**を一度に流し入れて外側から大きく混ぜ、半熟の状態で火を消す。

6 **3**を器に盛り、**5**の半熟卵をのせ、トマトケチャップをかける。

軟菜食

チキンクリームドリア

▶材料と作り方は72ページ

1人分 386kcal／たんぱく質11.1g

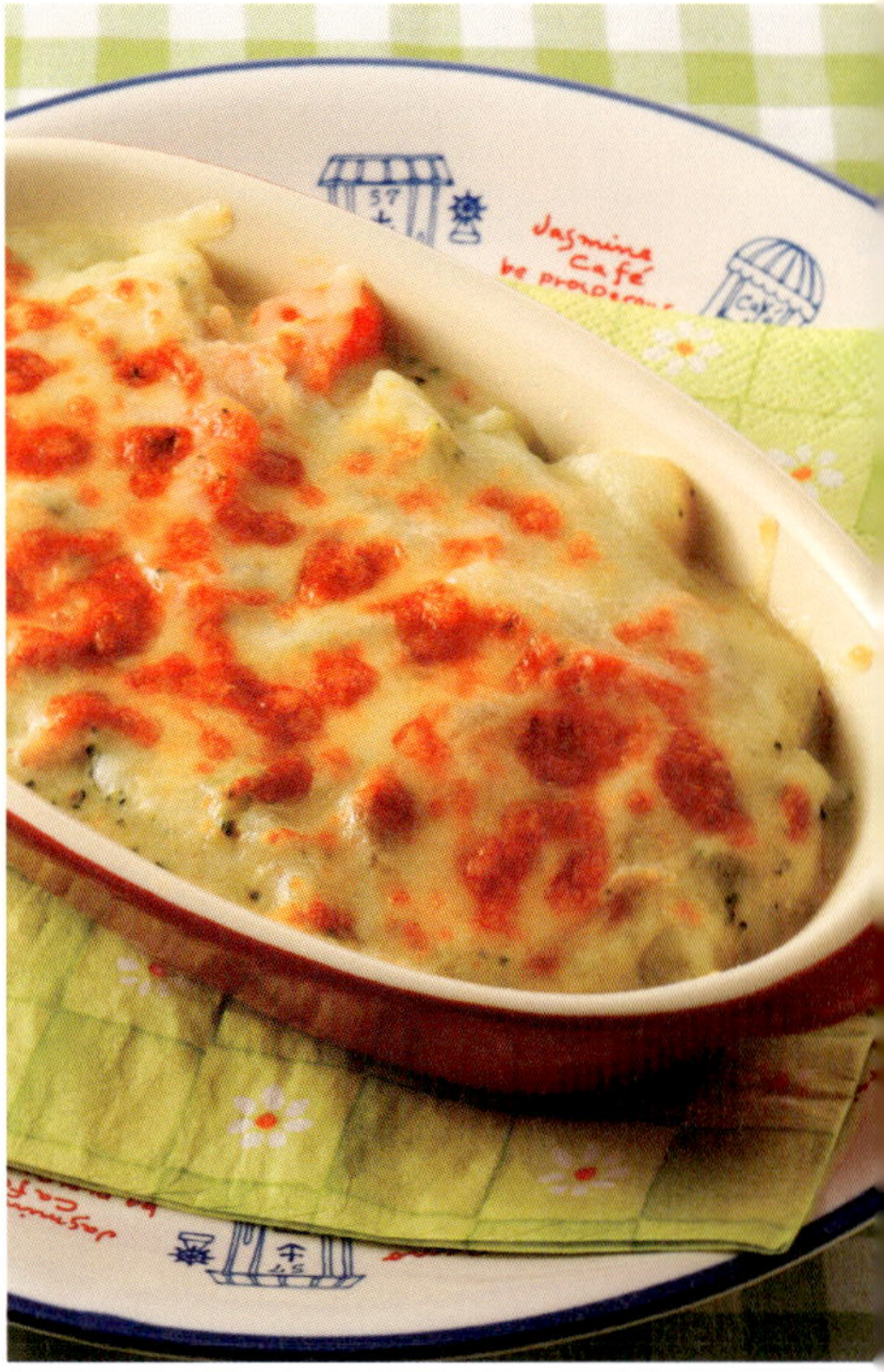

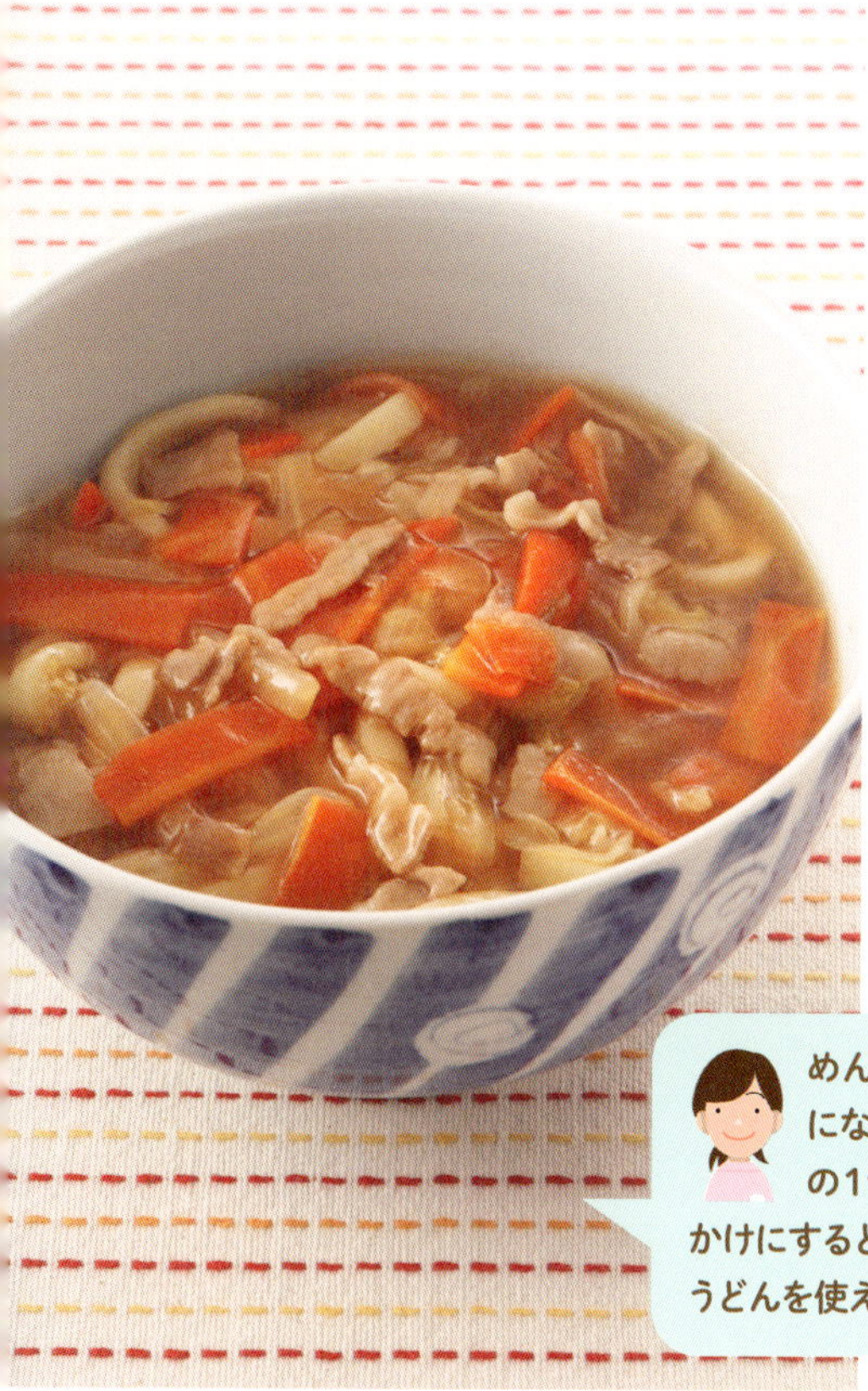

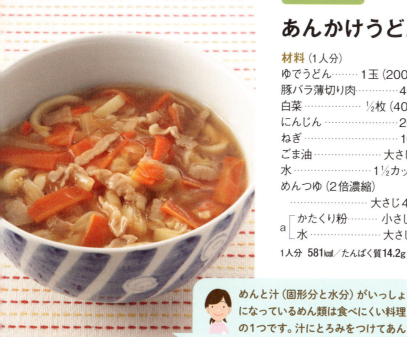

軟菜食

あんかけうどん

材料（1人分）

ゆでうどん……1玉（200g）
豚バラ薄切り肉……40g
白菜……$\frac{1}{2}$枚（40g）
にんじん……20g
ねぎ……10g
ごま油……大さじ1
水……$1\frac{1}{2}$カップ
めんつゆ（2倍濃縮）……大さじ$4\frac{2}{3}$
a［かたくり粉……小さじ2
　水……大さじ1

1人分 581kcal／たんぱく質14.2g

1 豚肉は細く刻む。白菜は繊維を断ち切る方向に短冊に切る。にんじんは薄い短冊切りにする。ねぎは斜め薄切りにする。
2 なべにごま油を熱し、**1**を入れて野菜がしんなりするまでいためる。
3 水を加え、野菜が歯ぐきでつぶせるやわらかさになるまでふたをして煮る。
4 めんつゆを加えてひと煮立ちさせ、aを流し入れてとろみをつける。
5 うどんは熱湯で歯ぐきでつぶせるやわらかさにゆで、ざるにあげて水けをきる。
6 器にうどんを盛り、**4**を汁ごとかける。

めんと汁（固形分と水分）がいっしょになっているめん類は食べにくい料理の1つです。汁にとろみをつけてあんかけにすると食べやすくなります。市販のゆでうどんを使えば短時間でやわらかくなります。

軟菜食

たぬきそば

材料（1人分）

ゆでそば……1袋（150g）
水……1カップ
めんつゆ（2倍希釈）……大さじ$4\frac{2}{3}$
天かす（市販品）……大さじ2

1人分 323kcal／たんぱく質10.9g

1 なべに水とめんつゆを合わせて煮立て、ゆでそばを加えて歯ぐきで簡単にかめる程度のやわらかさになるまで煮る。
2 器に盛り、天かすをのせる。

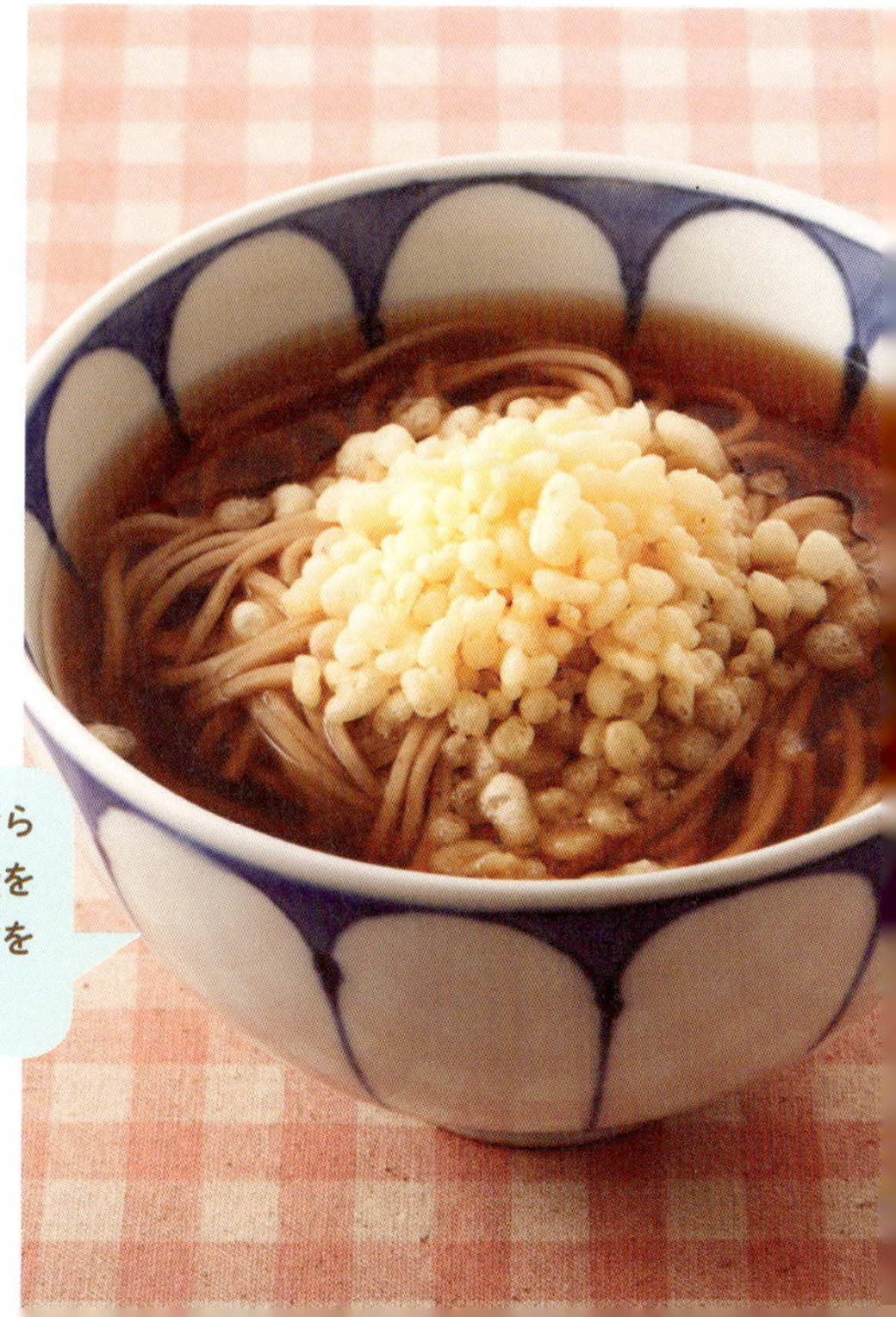

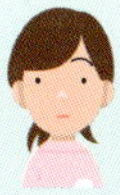

水分で誤嚥しやすい人はかならず汁にとろみをつけ、食べる量を少量から始めましょう。天かすを加えてこくとうま味をプラスします。

食べ方アドバイス

永久気管孔のかたはすすることが難しいので、スパゲッティのようにめんをまとめながら少量ずつ口に入れましょう。めんを刻んでスプーンですくいながら食べてもよいでしょう。

軟菜食

チキンマカロニグラタン

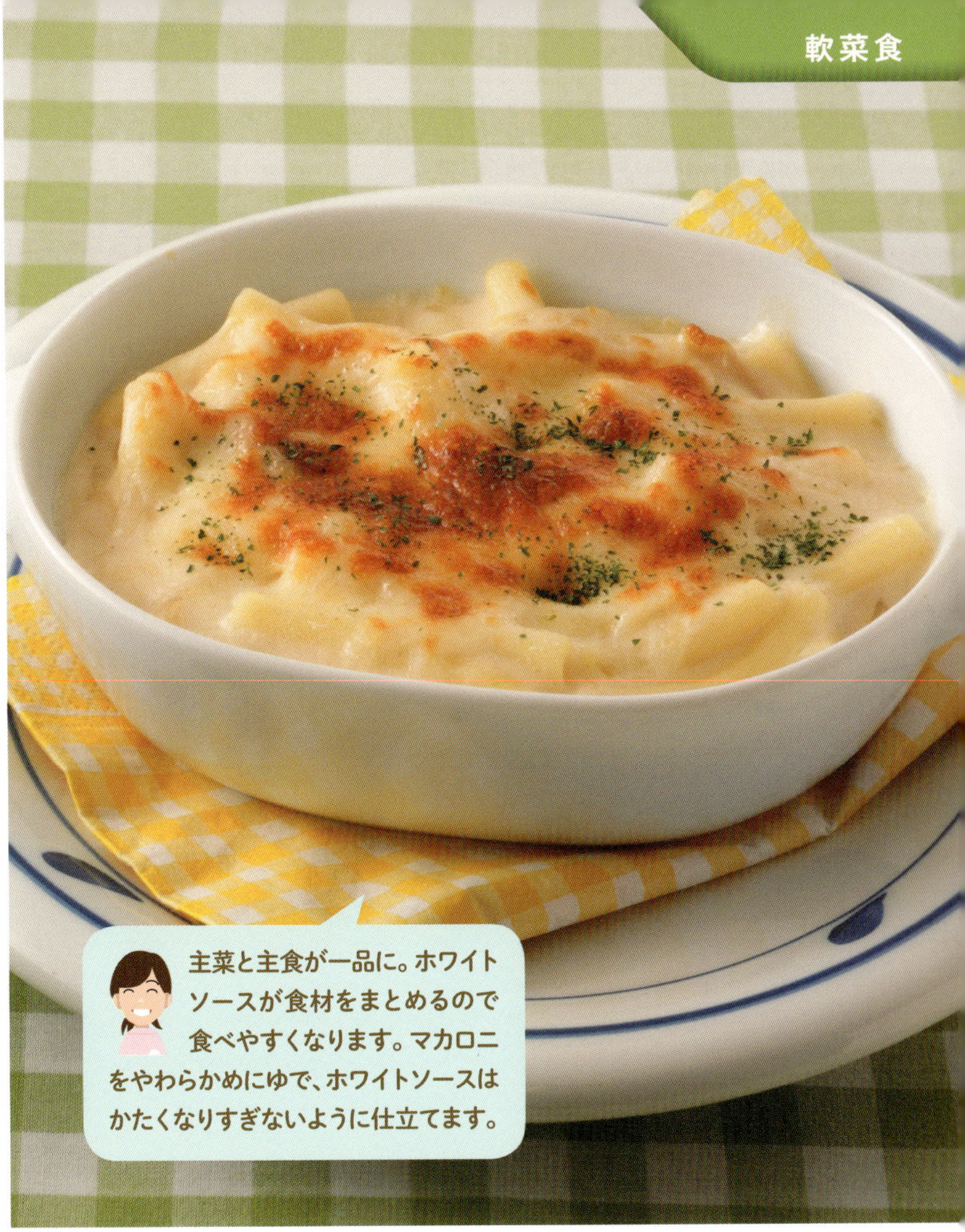

主菜と主食が一品に。ホワイトソースが食材をまとめるので食べやすくなります。マカロニをやわらかめにゆで、ホワイトソースはかたくなりすぎないように仕立てます。

材料（1人分）

鶏もも肉（皮つき）……………… 40g
玉ねぎ…………………… ¼個（50g）
マカロニ ………………………… 20g
バター ……………………………10g
ホワイトソース（缶詰）…· ½缶（150g）
牛乳…………………………¼カップ
とろけるチーズ …………………10g
塩・こしょう・乾燥パセリ…· 各少量

1人分 467kcal／たんぱく質16.3g

1 鶏肉はあれば筋を除き、1.5㎝角に切る。玉ねぎは繊維を断ち切る方向に薄切りにする。
2 たっぷりの熱湯に塩（分量外）を加え、マカロニを入れて表示時間より2分ほど長くゆで、ざるにあげて水けをきる。
3 フライパンを温めてバターをとかし、**1**を入れて玉ねぎが透き通るまでいためる。
4 **3**にホワイトソース缶を加え、牛乳を加えて煮、市販のフレンチドレッシングくらいの濃度（すくったときにとろりと落ちる程度）になったら、塩とこしょうで調味する。
5 **4**に**2**を加えて大きく混ぜる。
6 耐熱容器に盛り、チーズを散らし、高温に熱したオーブントースターできつね色になるまで焼き、パセリを散らす。

調理メモ

とろけるチーズはさめるとかたくなるので温かいうちに食べましょう。食べるのに時間がかかる場合は粉チーズに代えると安心です。

ソフト食にするには

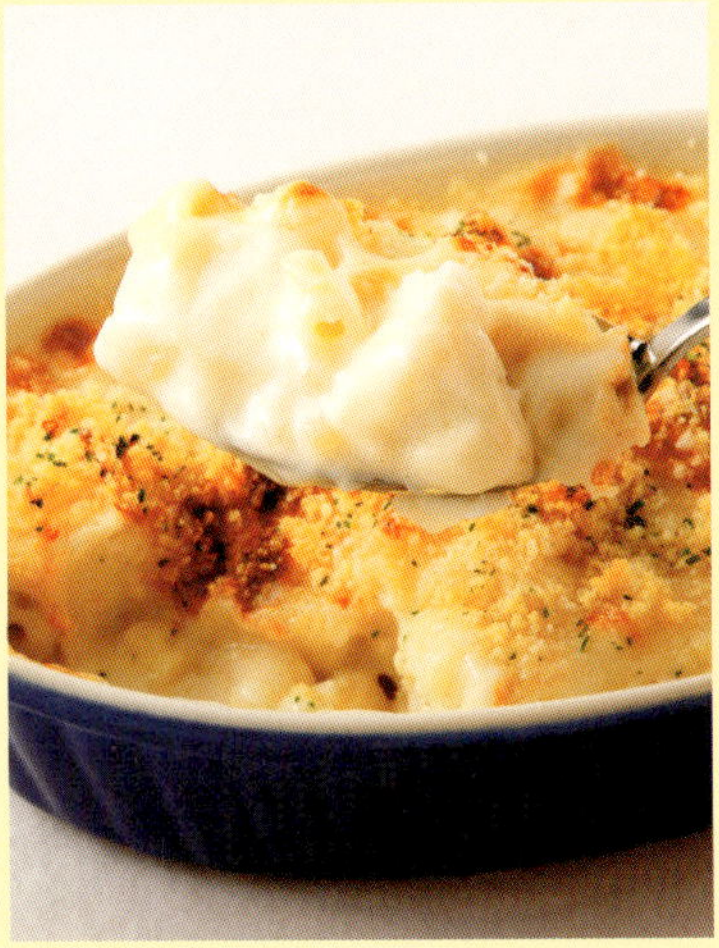

はんぺん入りマカロニグラタン

鶏肉をはんぺんにするとやわらかく食べやすくなります。そのほかの材料も粗みじんにして飲み込みやすい形に。とろけるチーズは時間がたつとかたくなるので、粉チーズに代えます。

鶏肉をはんぺん40gにし、1.5㎝角に切る。玉ねぎとマカロニは粗みじん切りにして同様に作る。チーズは粉チーズ大さじ1に代えて同様に焼く。

1人分 417kcal／たんぱく質14.0g

軟菜食

フレンチトースト

材料（2人分）

食パン（6枚切り）……2枚

a ┌牛乳……140mℓ
  └砂糖……小さじ2

卵……1個

バター……10g

はちみつ……適量

1人分 **288kcal**／たんぱく質**10.2g**

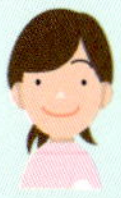

パンに牛乳を先にしみ込ませ、あとから卵液をからめます。こうすると短時間でパンがしっとりやわらかくなり、表面にからめた卵がバターで香ばしく焼け、おいしさも増します。

1 食パンは耳を落として一口大に切る。

2 バットにaを混ぜ合わせて**1**を浸し、牛乳液がバットに残らなくなるまでおく。

3 卵を割りほぐして**2**に流し、表面にからめる。

4 フライパンを温めてバターをとかし、**3**を入れて両面をきつね色に焼く。

5 器に盛り、はちみつを添える。

調理メモ

食パンの耳はかたいので切り落としたほうが食べやすくなります。メープルシロップやヨーグルト、ホイップクリームなどを添えてもよいでしょう。

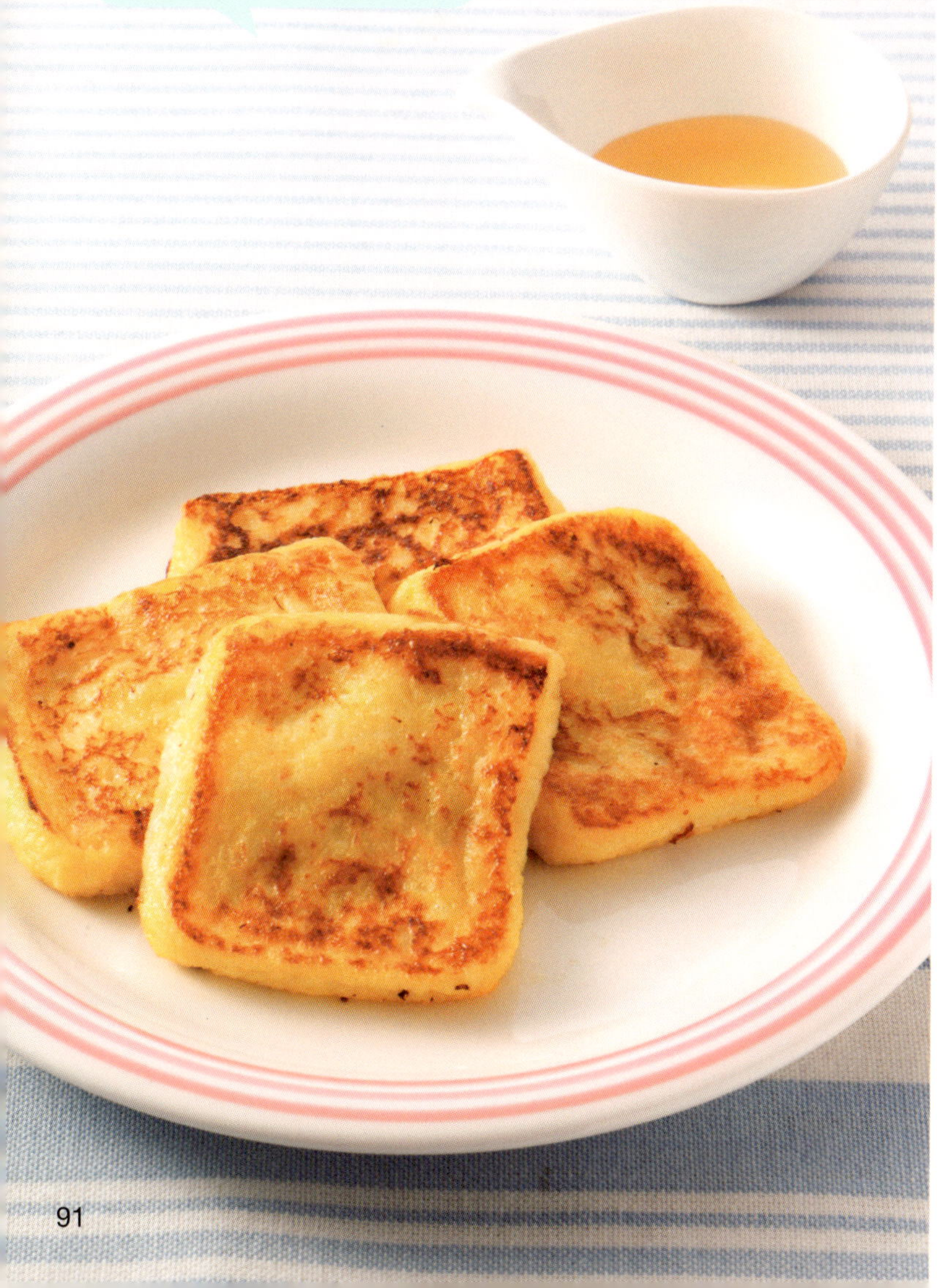

おすすめ市販食品

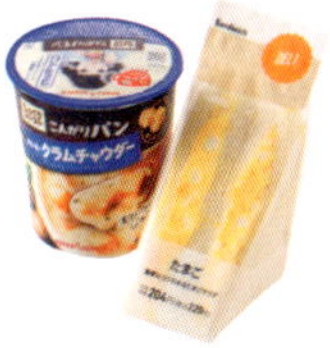

卵サンド＆ポタージュスープ

コンビニでは、卵サンドとポタージュ系スープがおすすめ。卵サンドは生野菜が入っていないのでやわらかく、とろみのある飲み物と交互にとるとより食べやすくなります。

汁物

おかず代わりになるよう具だくさんに仕立てるのがおすすめです。不足しがちな野菜も手軽に補うことができます。

軟菜食

トマト入りおでん

材料（2人分）

はんぺん……………… ½枚（50g）
大根…………………………… 100g
じゃが芋…………………… 小1個
トマト…………… 小2個（180g）
だし……………………… 3½カップ
酒……………………………… 小さじ2
しょうゆ…………………… 小さじ1
塩……………………………… 小さじ½

1人分　102kcal／たんぱく質5.5g

1 はんぺんは半分に切る。
2 大根は1.5cm厚さの半月切りにし、ポリ袋に入れて電子レンジ600Wで約5分、竹串がスッと通るまで加熱する。
3 じゃが芋は皮をむいて半分に切る。トマトはヘタを除き、皮に十文字に切り目を入れる。
4 なべにだしと調味料を合わせ、大根とじゃが芋を入れて火にかける。煮立ったら火を弱め、ふたをして約30分、大根とじゃが芋が歯ぐきでつぶれるくらいのやわらかさになるまで煮込む。
5 トマトとはんぺんを加え、トマトの皮がするっとむけてくるまで煮込む。

調理メモ

トマトの皮は口に残りやすいため食べるときに除きながら食べましょう。煮汁にとろみが必要なかたは、水どきかたくり粉（かたくり粉大さじ1＋水大さじ2）や**ソフティアS**（商品名）1⅓包を使います。

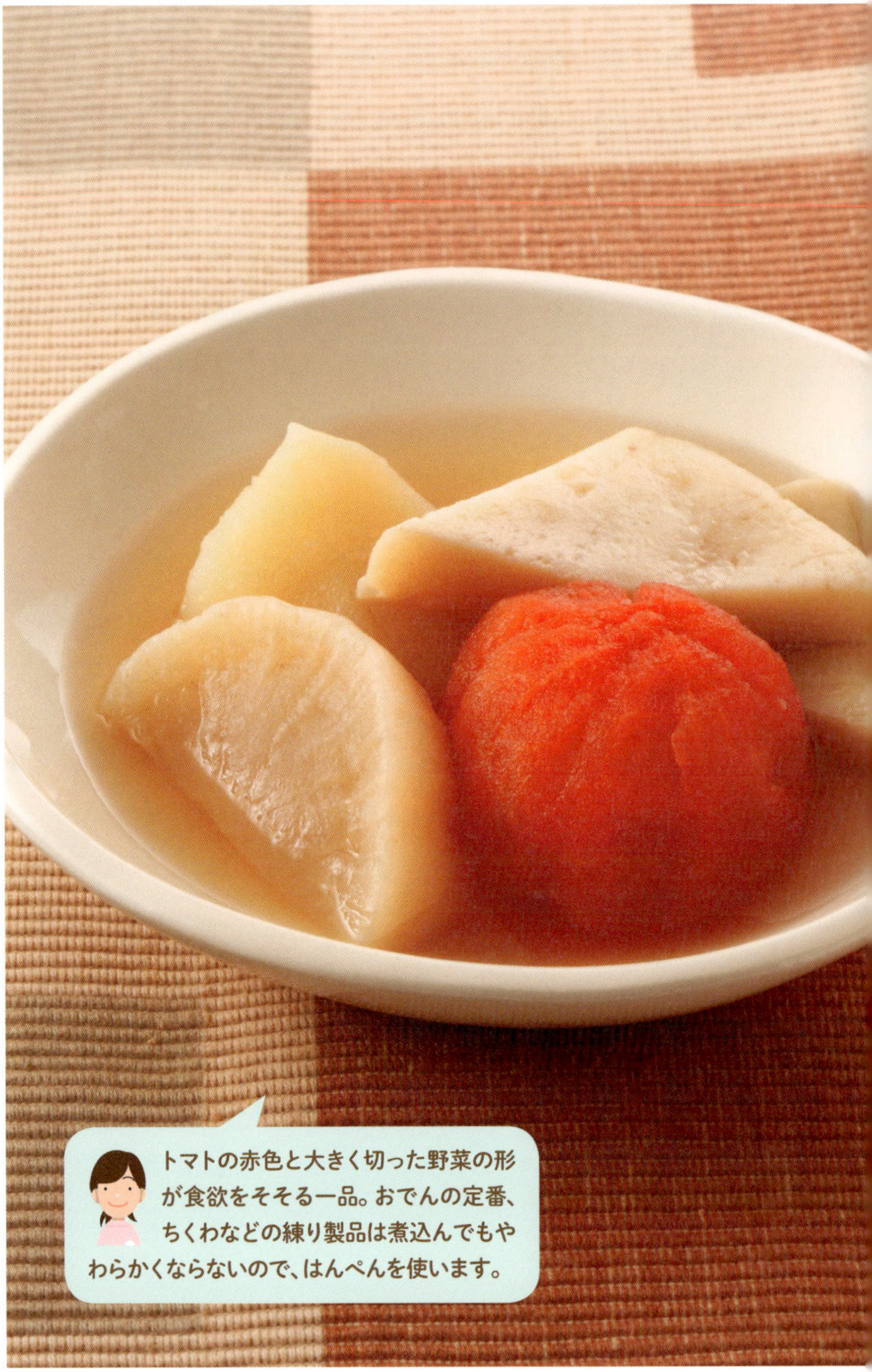

トマトの赤色と大きく切った野菜の形が食欲をそそる一品。おでんの定番、ちくわなどの練り製品は煮込んでもやわらかくならないので、はんぺんを使います。

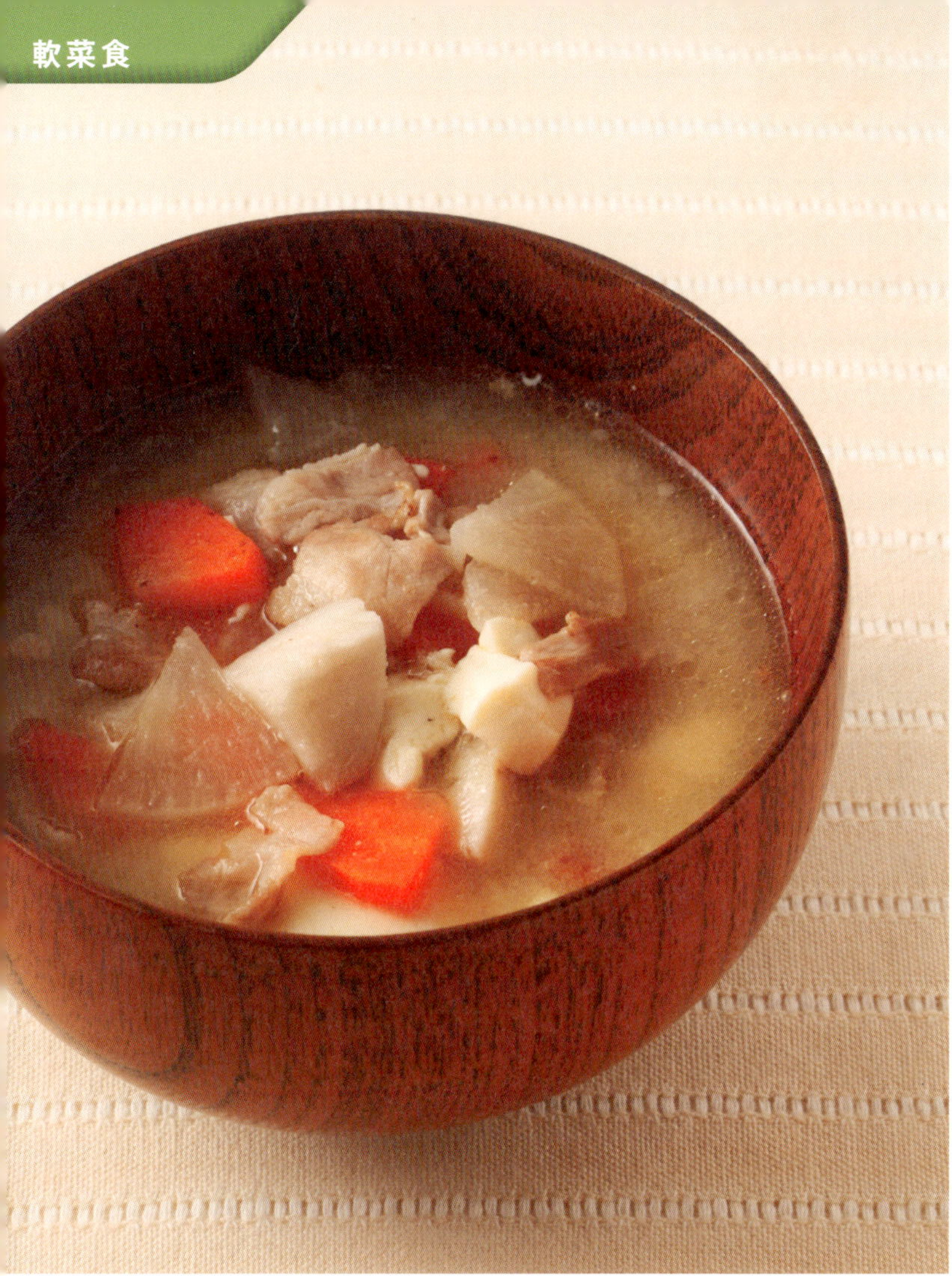

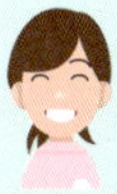

野菜だけでなくたんぱく質も補える具だくさんの汁物。煮込むほどやわらかくなる豚肉でうま味を出し、豆腐でたんぱく質を補います。里芋を加えることで汁にとろみがつき、食べやすくなります。

軟菜食

豚汁

材料（3人分）

豚バラ薄切り肉	80g
大根	80g
にんじん	⅓本（40g）
冷凍里芋	100g
ごま油	大さじ½
だし	3カップ
絹ごし豆腐	⅓丁（100g）
みそ	大さじ2

1人分　203kcal／たんぱく質8.5g

1 豚肉は小さく刻む。大根とにんじんは薄いいちょう形に切る。里芋は半解凍して一口大に切る。

2 なべにごま油を熱し、豚肉、大根、にんじんを入れていためる。

3 豚肉の色が変わり、野菜に油がまわってつやが出たらだしを加える。里芋を加えてふたをし、野菜が歯ぐきでつぶせるくらいのやわらかさになるまで煮る。

4 豆腐をスプーンなどで小さくすくって加え、みそを煮汁でときながら加えて調味する。

ソフト食にするには

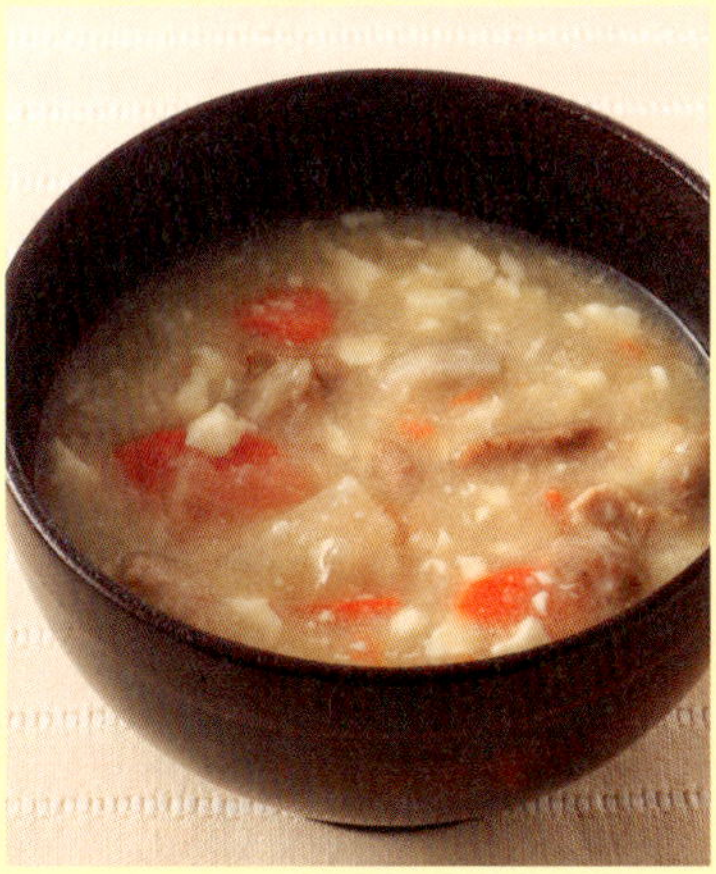

とろみつき豚汁

汁にとろみをつけて食べやすい形態に仕上げます。

野菜を舌と上あごでつぶせるやわらかさになるまで煮、水どきかたくり粉（かたくり粉大さじ½＋水大さじ1）でとろみをつける。または**ソフティアS**（商品名）（1人分で約1包）を加えてとろみをつけてもよい。

1人分　208kcal／たんぱく質8.5g

軟菜食

ミネストローネ

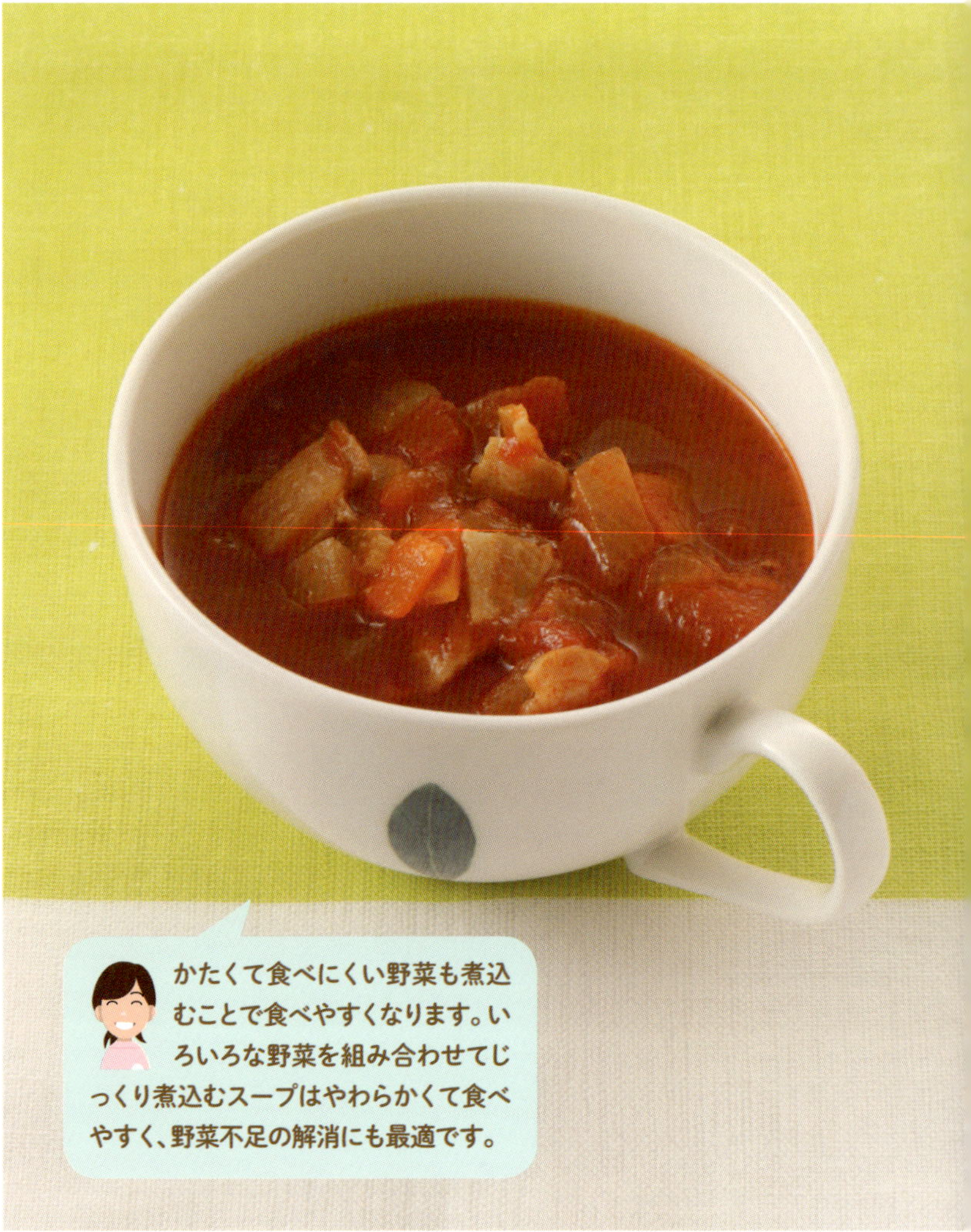

材料（2人分）

ベーコン……………………1枚（20g）
玉ねぎ………………………⅛個（20g）
にんじん……………………⅙本（20g）
セロリ………………………⅕本（20g）
おろしにんにく……………小さじ½
オリーブ油…………………小さじ2
ブイヨン……………………1½カップ
トマト水煮缶（カットタイプ）…¼缶（100g）
砂糖・こしょう……………各少量

1人分 **106㎉／たんぱく質2.3g**

1 野菜とベーコンはすべて1㎝角に切る。
2 なべにオリーブ油とにんにくを入れて火にかけ、香りが立ったら**1**を加えて油がまわるまでいためる。
3 ブイヨンとトマト缶を加え、煮立ったら火を弱めてふたをし、野菜が歯ぐきでつぶせるくらいのやわらかさになるまで煮、砂糖とこしょうで味を調える。

調理メモ

トマトは生ではなく、カットずみの水煮缶詰めを使うことで皮をむく手間が省けます。

かたくて食べにくい野菜も煮込むことで食べやすくなります。いろいろな野菜を組み合わせてじっくり煮込むスープはやわらかくて食べやすく、野菜不足の解消にも最適です。

ソフト食にするには

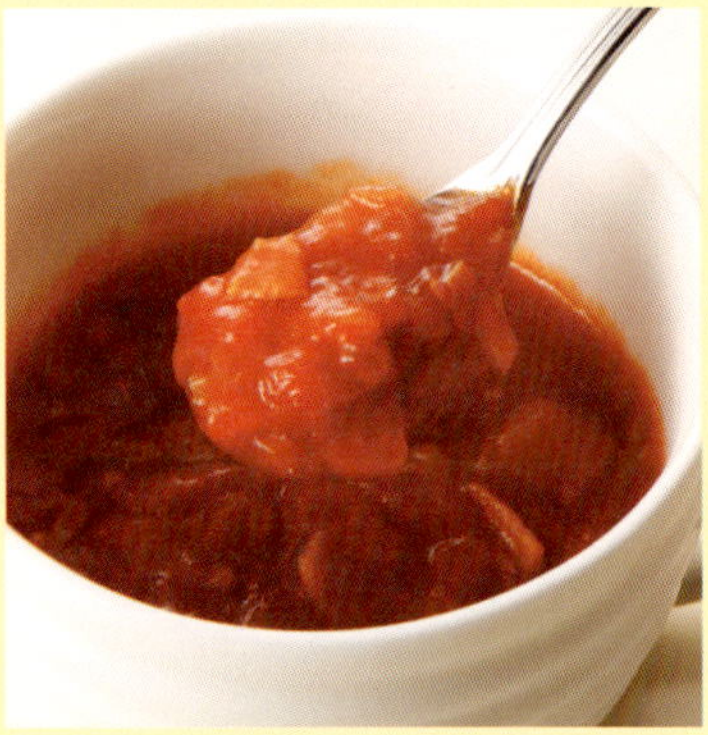

とろとろミネストローネ

具をくずして、汁にとろみを加えます。

野菜を舌と上あごでつぶせるやわらかさになるまで煮込み、フォークで軽くつぶす（写真）。煮詰めて味が濃くなった場合は水を加えてうすめ、温めて水どきかたくり粉（かたくり粉小さじ1＋水小さじ2）を入れるか、**ソフティアS**（商品名）½包でとろみをつける。

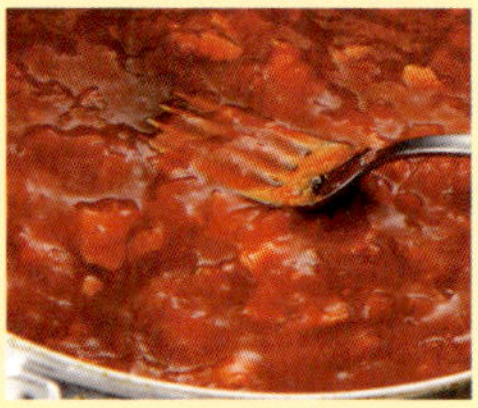

1人分 **116㎉たんぱく質2.4g**

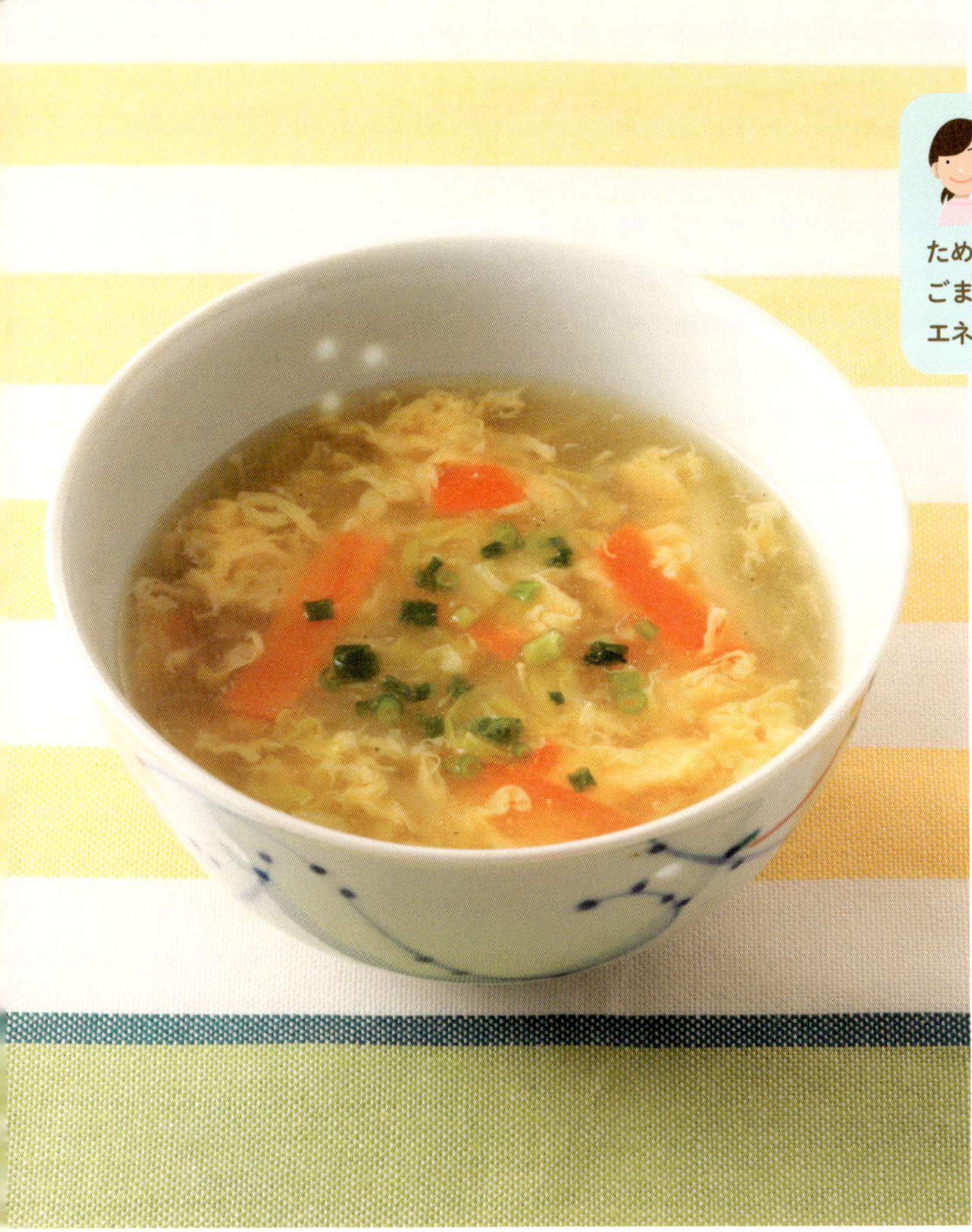

かき玉汁は半熟卵と水どきかたくり粉のとろみでゆっくりとのどを通るため、飲み込みやすくなります。ごま油の香りが食欲をそそり、エネルギーもアップします。

軟菜食

中国風
かき玉スープ

材料（2人分）

白菜……40g
にんじん……10g
ごま油……小さじ2
鶏がらだし……1½カップ
おろししょうが……小さじ1
a［かたくり粉……大さじ½
　 水……大さじ1
塩・こしょう……各少量
溶き卵……小½個分（20g）
小ねぎ……少量

1人分　70kcal／たんぱく質1.9g

1 白菜は繊維を断ち切る方向に短冊に切る。にんじんは薄い短冊切りにする。
2 なべにごま油とおろししょうがを入れて火にかけ、香りが出たら**1**を加えてしんなりするまでいためる。
3 鶏がらだしを加え、歯ぐきでつぶれるやわらかさになるまで煮る。
4 aを流し入れてとろみをつけ、塩とこしょうで味を調える。最後に溶き卵を流し入れてひと混ぜし、火を消す。器に盛り、小ねぎを散らす。

ソフト食にするには

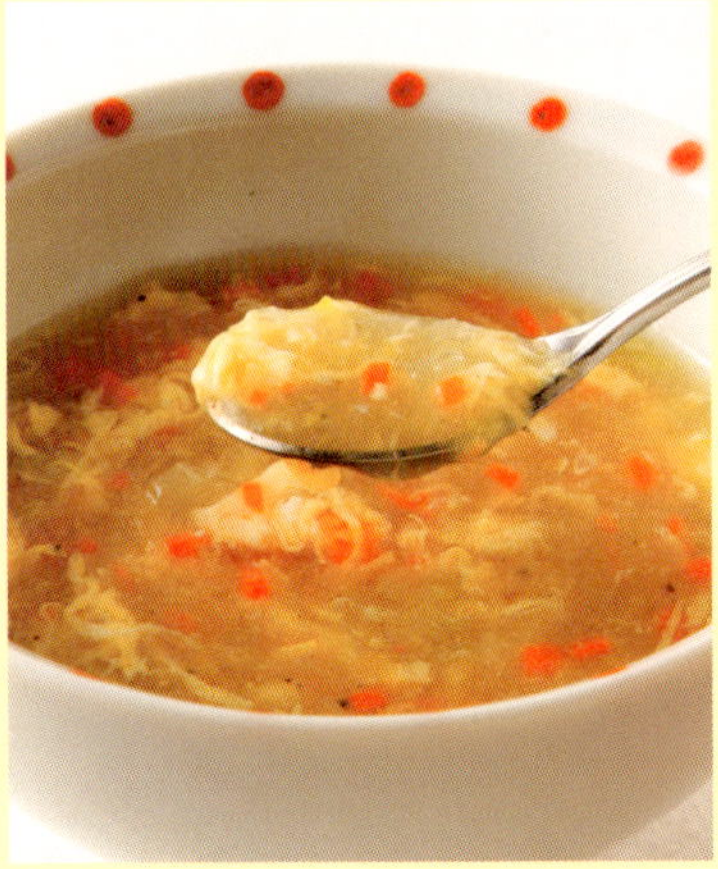

とろとろ中国風
かき玉スープ

野菜を粗みじんにしてやわらかく煮込みます。

白菜とにんじんは粗みじん切りにし、舌と上あごでつぶせるやわらかさになるまで煮込み、軟菜食と同様にとろみをつけて溶き卵を流し入れる。小ねぎは除く。

1人分　70kcal／たんぱく質1.8g

主菜

魚は脂ののったものを選べばパサつかず食べやすいです。肉は煮込むことでやわらかくなるバラ肉や鶏手羽先のほか、鶏団子やコロッケなどのひき肉料理もおすすめです。

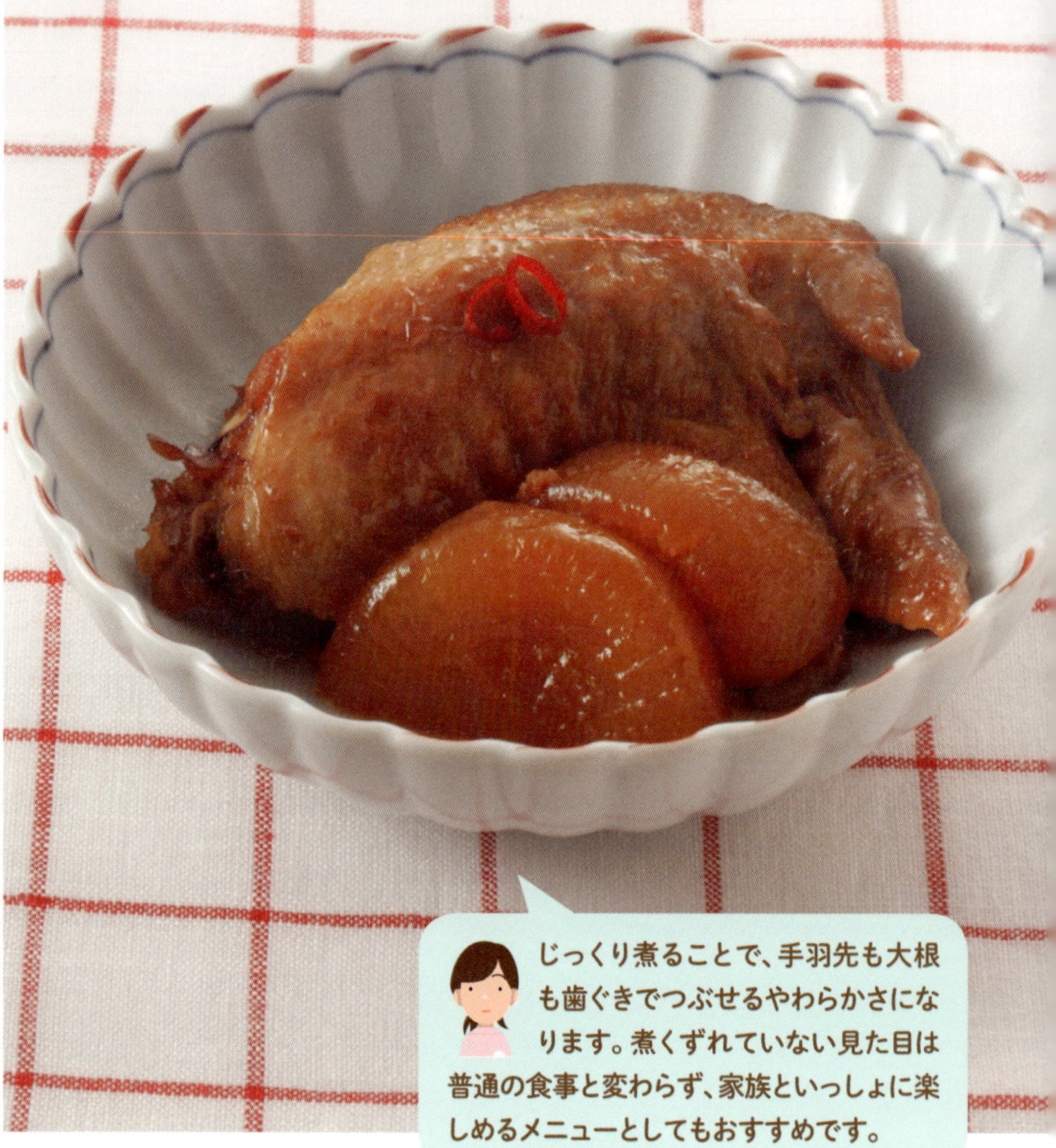

じっくり煮ることで、手羽先も大根も歯ぐきでつぶせるやわらかさになります。煮くずれていない見た目は普通の食事と変わらず、家族といっしょに楽しめるメニューとしてもおすすめです。

軟菜食

鶏手羽先と大根のとろとろ煮

材料（2人分）

鶏手羽先……4本（240g、正味140g）
大根……100g
おろしにんにく……小さじ½
おろししょうが……小さじ1
ごま油……大さじ1
ねぎの青い部分……1本分
赤とうがらしの輪切り……少量
水……2カップ
酒・しょうゆ・砂糖……各大さじ1
オイスターソース……大さじ½

1人分 **262kcal／たんぱく質13.6g**

1 大根は1.5cm厚さの半月切りにし、ポリ袋に入れて電子レンジ600Wで約5分加熱する。

2 なべにごま油とにんにく、しょうがを入れて火にかけ、香りが出たら手羽先を入れて表面に焼き色をつける。

3 水と調味料を入れ、大根、赤とうがらし、ねぎを加える。煮立ったら弱火にしてふたをし、約1時間、手羽先と大根に竹串がスッと通るようになるまで煮込む。

食べ方アドバイス
手羽先は食べやすい大きさにほぐして食べましょう。

おすすめ市販食品

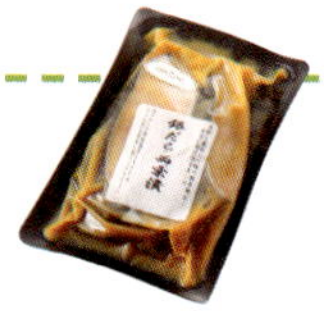

白身魚の西京漬け

西京漬けやかす漬けは、魚の身がパサつかず口当たりなめらかで食べやすい。脂肪の多いギンダラ、ムツ、サワラもおすすめ。塩こうじで魚を漬けると身がやわらかくなるので、自家製にしても。

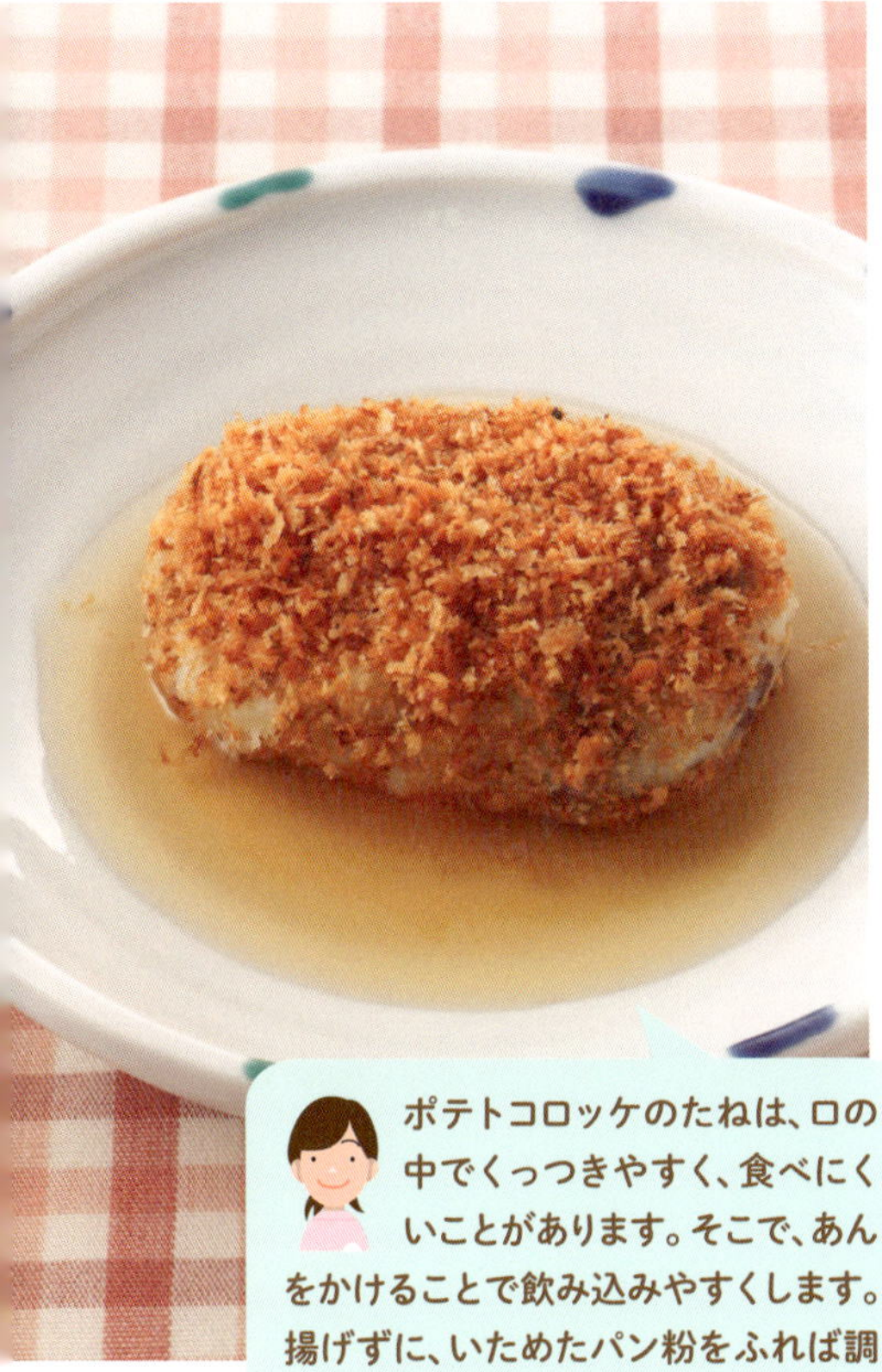

軟菜食

焼きコロッケのあんかけ

材料（2個分）

- じゃが芋……100g
- 牛豚ひき肉……40g
- 玉ねぎのみじん切り……20g
- バター……10g
- 塩……少量
- パン粉……20g
- サラダ油……小さじ2

あん

- a だし……大さじ4
- a しょうゆ……小さじ⅔
- a みりん……小さじ1
- a かたくり粉……小さじ1

1人分 226kcal／たんぱく質6.0g

1 じゃが芋は皮をむいてラップで包み、電子レンジ600Wで約3分加熱し、竹串が通ったら熱いうちにフォークなどでつぶす。

2 フライパンを温めてバターをとかし、玉ねぎを加えていためる。玉ねぎがしんなりしたらひき肉を加え色が変わるまでよくいためる。

3 ボウルに**1**と**2**、塩を合わせてよく混ぜ合わせ、2つに分けて小判型にまとめる。

4 フライパンにサラダ油を熱し、パン粉を入れてきつね色にいためる。

5 **3**に**4**をまぶし、器に盛る。

6 aを小なべに合わせてよく混ぜ、弱めの中火にかけてとろみがつくまで煮、**5**にかける。

ポテトコロッケのたねは、口の中でくっつきやすく、食べにくいことがあります。そこで、あんをかけることで飲み込みやすくします。揚げずに、いためたパン粉をふれば調理の手間が省け、手軽に楽しめます。

調理メモ

かたくり粉の代わりに、**ソフティアS**（商品名）⅓包を加えてとろみをつけてもよいでしょう。市販のコロッケやフライは、電子レンジでラップをして温めるとパン粉がやわらかくなって食べやすくなります。あんかけもおすすめです。

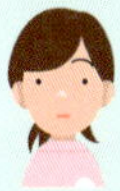

豚バラ肉はいためるとかたくなるので、あとで加えるのがポイント。煮くずれた肉じゃがはスプーンでつぶせるやわらかさなので、ソフト食の形態の食事の人にも食べやすいことも。

軟菜食

肉じゃが

材料（4人分）

- 豚バラ薄切り肉……100g
- じゃが芋……3個（250g）
- にんじん……½本（60g）
- 玉ねぎ……½個（100g）
- ごま油……大さじ1
- だし……1½カップ
- しょうゆ……大さじ2
- みりん……大さじ3
- 砂糖……小さじ2

1人分 235kcal／たんぱく質5.9g

1 豚肉は2cm幅に切る。

2 じゃが芋とにんじんは2cm大の乱切りにする。玉ねぎは繊維を断ち切る方向に5mm幅の薄切りにする。

3 なべにごま油を熱して**2**をいため、油がまわったらだしを加える。

4 煮立ったら豚肉を入れて調味料を加える。弱めの中火にしてふたをずらしてのせ、汁けがなくなるまで煮る。

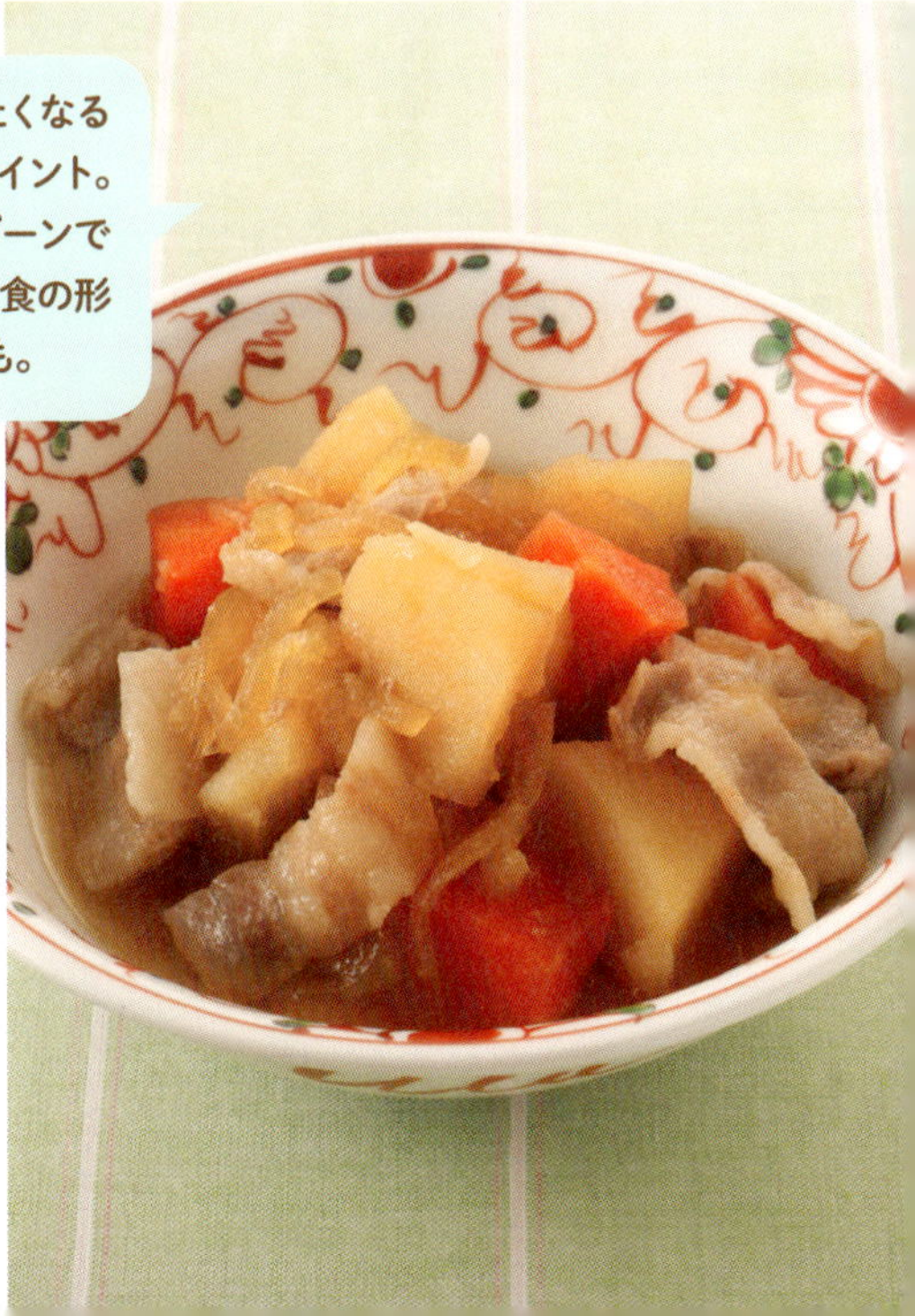

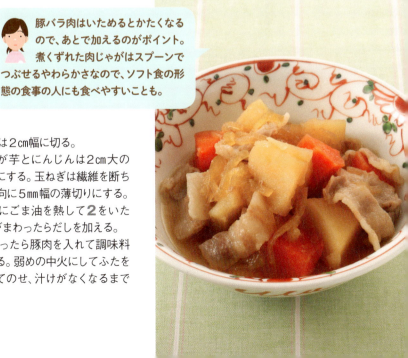

〔副菜〕

繊維の少ない野菜を選び、くったりとするまで加熱すれば、多くの野菜が食べられるようになります。とろみ剤を使わなくても豆腐やマヨネーズを活用すると食材が口の中でばらけず、食べやすくなります。

軟菜食

キャベツとにんじんのいため煮

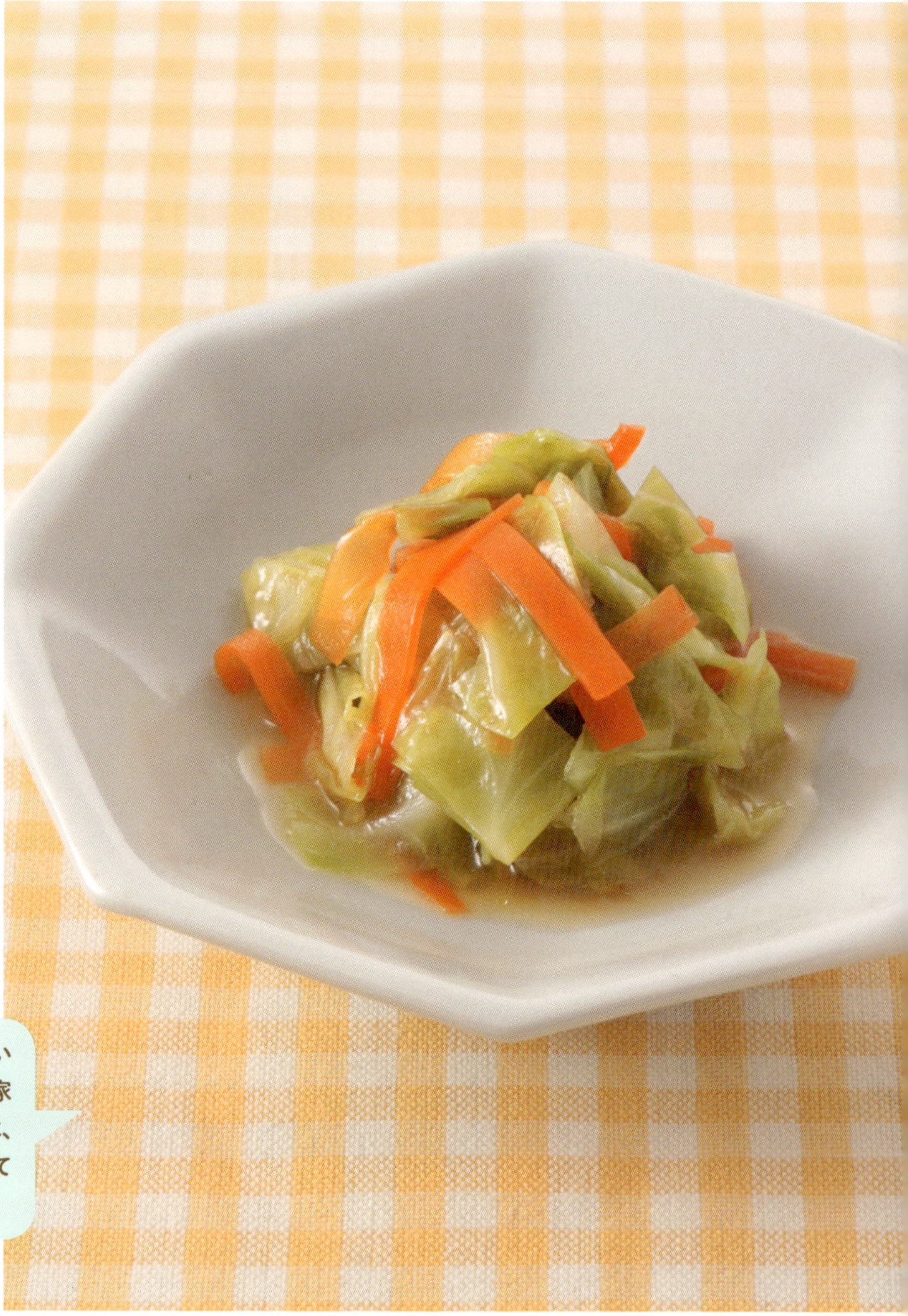

材料（2人分）

キャベツ……60g
にんじん……20g
サラダ油……小さじ2
だし……1カップ
砂糖・しょうゆ……各小さじ1/3
塩……少量

1人分 **64kcal／たんぱく質1.3g**

1 キャベツは短冊切りにする。にんじんは薄い短冊形に切る。
2 フライパンに油を熱し、**1**を入れてしんなりするまでいため、砂糖と塩、しょうゆで調味する。
3 だしを加えてふたをし、にんじんがスプーンでつぶせるやわらかさになるまで蒸し煮にする。

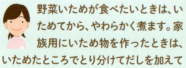

野菜いためが食べたいときは、いためてから、やわらかく煮ます。家族用にいため物を作ったときは、いためたところでとり分けてだしを加えて煮込めば、手間がかかりません。

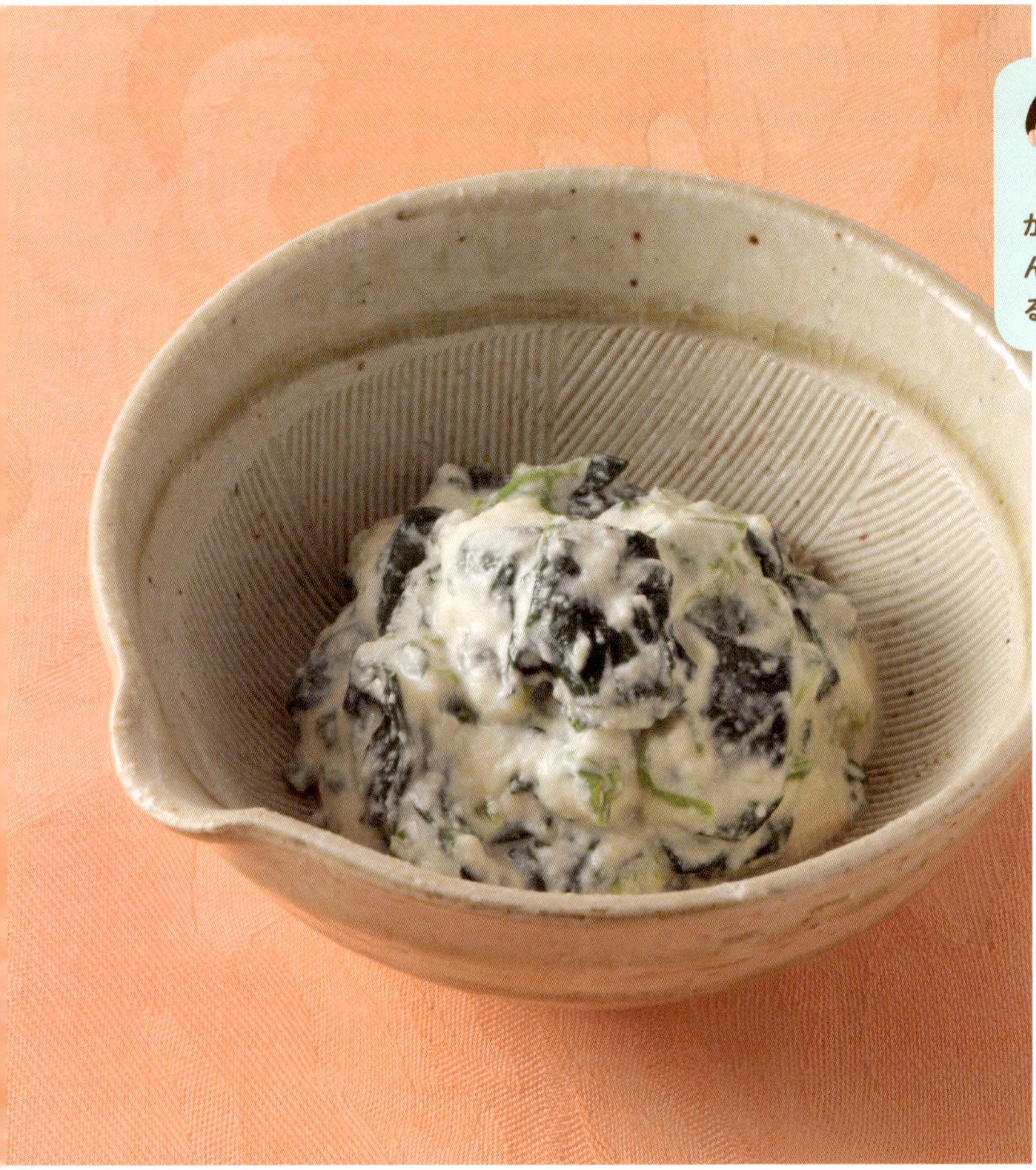

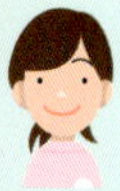

やわらかくゆでれば食べやすいほうれん草も、そのままでは口の中ではりつきやすく食べにくいときがあります。豆腐であえるとまとまってぐんと食べやすくなります。練りごまを加えることでコクとエネルギーも上がります。

軟菜食

ほうれん草の白あえ

材料（3人分）

ほうれん草……6株（90g）
絹ごし豆腐……150g
白練りごま……大さじ1
砂糖……大さじ½
しょうゆ・みりん……各小さじ½
塩・酒……各少量

1人分　81kcal／たんぱく質4.5g

1 ほうれん草は熱湯でやわらかめにゆで、水にとって水けを絞り、2cm長さに切る。
2 豆腐はキッチンペーパーで水けをふいてボウルに入れ、白ごまと調味料を加えて泡立て器でなめらかになるまで混ぜる。
3 ほうれん草を**2**に入れてあえる。

ソフト食にするには

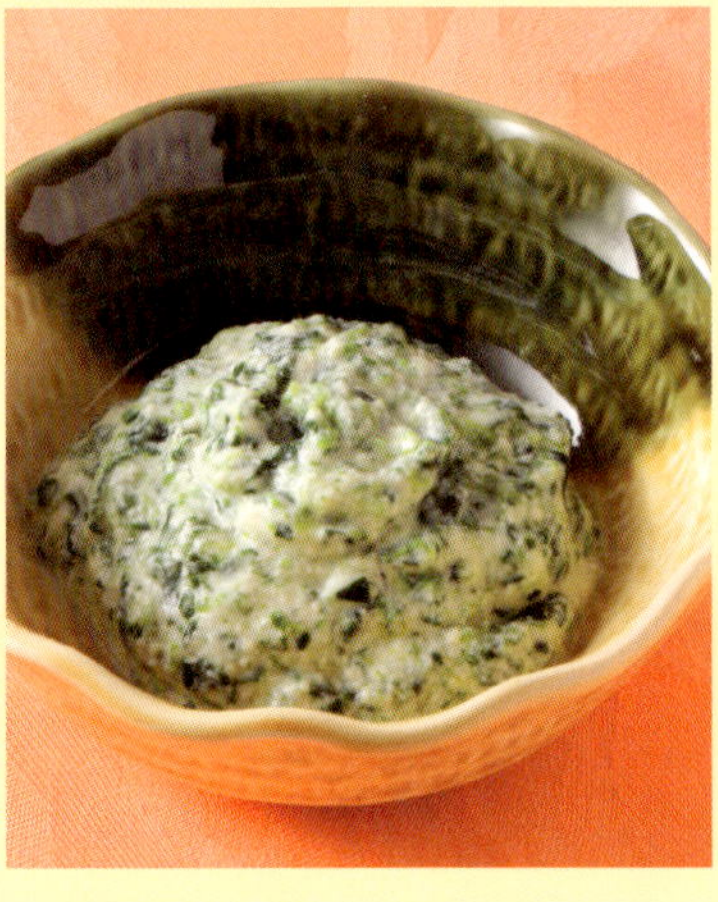

刻みほうれん草の白あえ

ほうれん草を刻んであえるだけでソフト食の形態になります

ほうれん草をみじん切りにしてからあえ衣であえる。

1人分　81kcal／たんぱく質4.5g

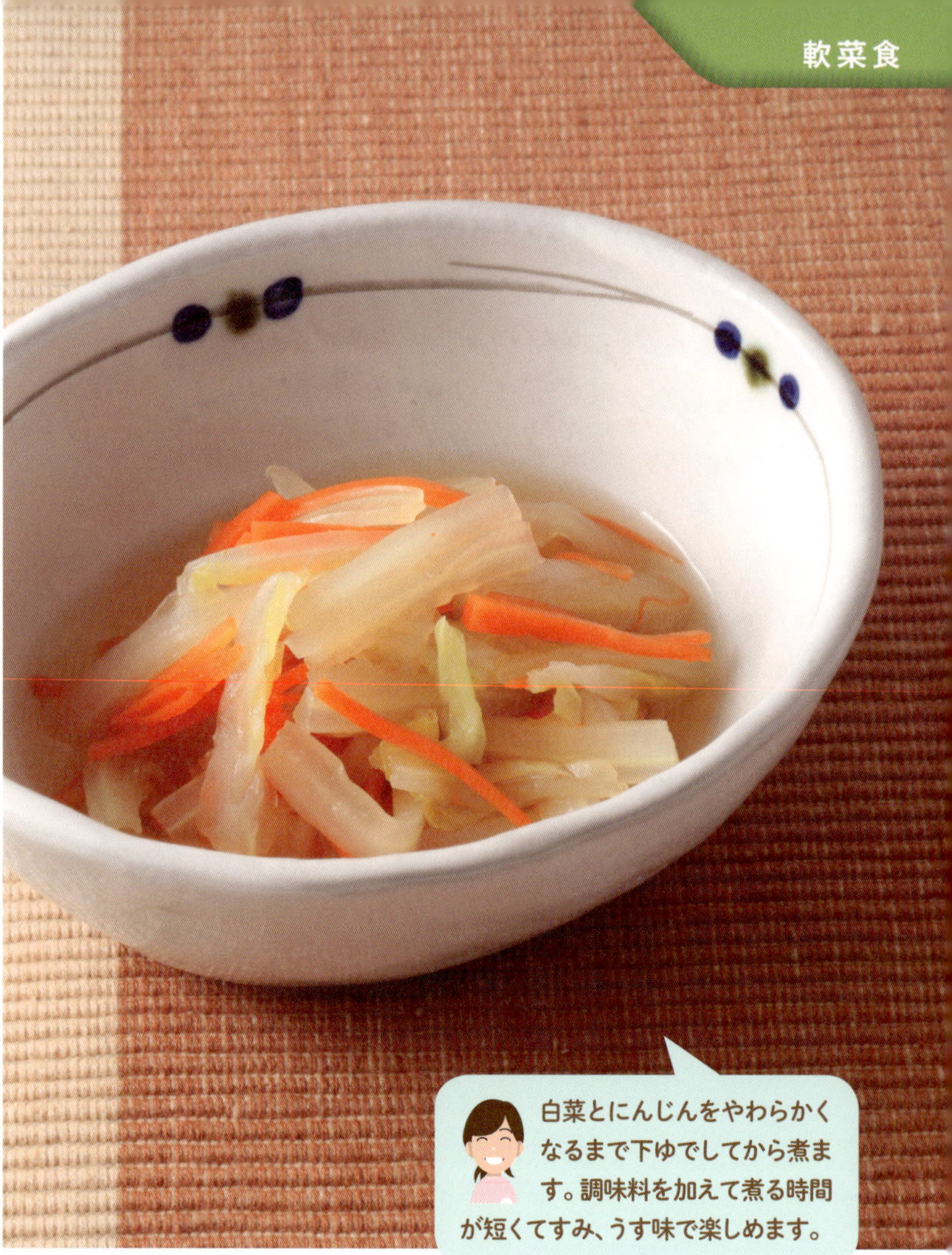

軟菜食

白菜の煮浸し

材料（1人分）

白菜……………………………70g
にんじん………………………10g
だし……………………………¼カップ
しょうゆ・みりん………各小さじ½

1人分 24kcal／たんぱく質1.0g

1 白菜は2cm長さの短冊形に切り、にんじんは細く切る。
2 熱湯を沸かして**1**を入れ、歯ぐきで簡単につぶせるやわらかさまでゆで、ざるにあげて水けをしぼる。
3 なべにだしと調味料を合わせて**2**を入れ、味がなじむまで煮る。

調理メモ

白菜やほうれん草は、小松菜に比べてゆでるとやわらかくなり、繊維も残りにくいので食べやすい野菜です。

白菜とにんじんをやわらかくなるまで下ゆでしてから煮ます。調味料を加えて煮る時間が短くてすみ、うす味で楽しめます。

ソフト食にするには

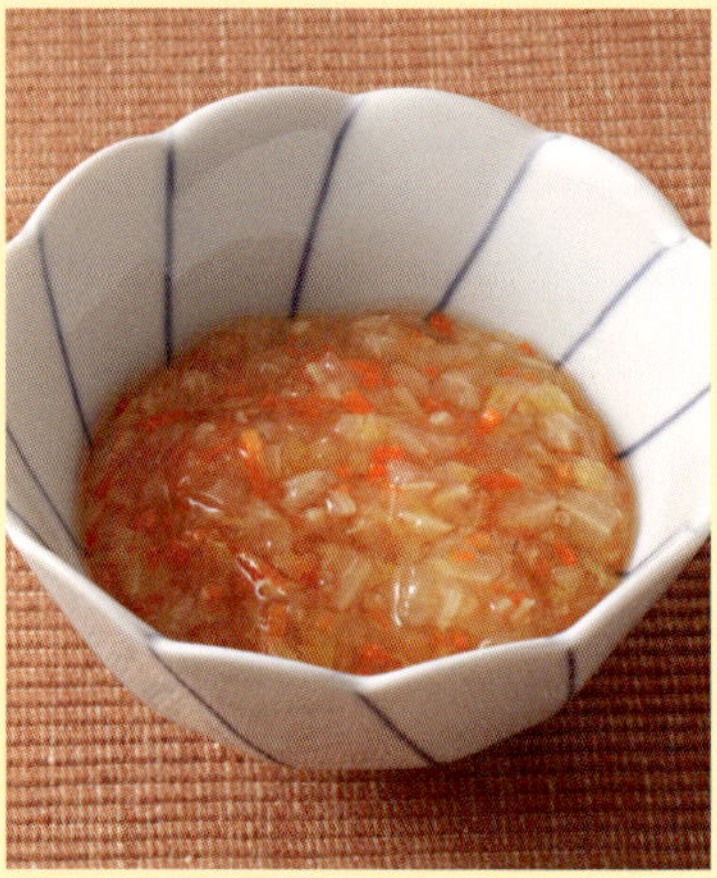

刻み白菜のとろとろ煮

煮汁にとろみをつけてまとまりやすく仕上げます。

煮浸しにした白菜とにんじんをみじん切りにし、なべに入れて温め、水どきかたくり粉（かたくり粉小さじ½＋水小さじ1）または**ソフティアS**（商品名）¼包でとろみをつける。

1人分 26kcal／たんぱく質1.0g

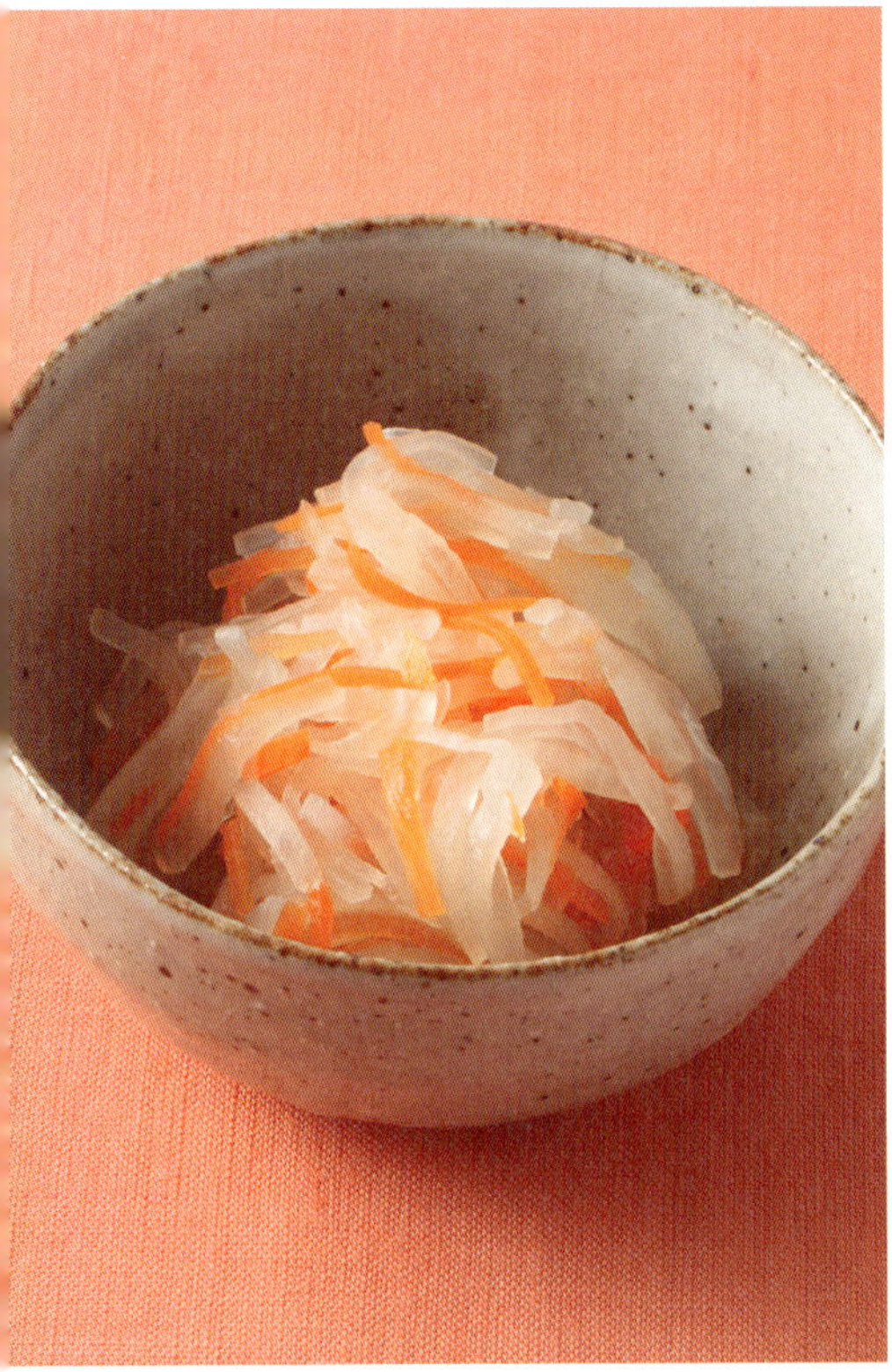

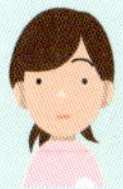

さっぱりしたものが食べたいときにおすすめの一品です。酢を加えてから加熱するため、酸味がまろやかに。酸味でむせやすい人も安心して食べられます。

軟菜食

煮なます

材料（2人分）

大根	100g
にんじん	10g
だし	約1½カップ
酢	大さじ¾
砂糖	小さじ2

1人分 **29kcal／たんぱく質1.0g**

調理メモ

水分で誤嚥しやすい場合は、煮汁が残りすぎないように注意しましょう。

1 大根とにんじんは細く切る。
2 なべに1を入れてだしをひたひたになるまで加え、やわらかくなるまで煮る。
3 酢と砂糖を加えて煮汁がほとんどなくなるまで加熱する。

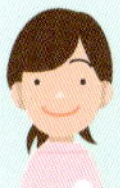

かぶは煮るととけるほどやわらかくなります。煮汁にとろみをつけるとひき肉もかぶもまとまり、食べやすくなります。

軟菜食

かぶのそぼろあんかけ

材料（2人分）

かぶ	大1個（80g）
鶏ひき肉	40g
だし	½カップ
しょうゆ・みりん	各小さじ1
a かたくり粉	小さじ⅓
a 水	小さじ⅔

1人分 **58kcal／たんぱく質4.1g**

調理メモ

かぶによっては、皮のすぐ下の繊維がかたく、口の中に残ることがあるので、皮は厚めにむくと安心です。とろみは**ソフティアS**（商品名）¼包でつけてもよいでしょう。

1 かぶは皮を厚めにむいて6〜8等分のくし形に切る。
2 なべにだしと調味料を合わせてかぶを並べて火にかける。煮立ったらひき肉を加えてほぐしながら煮る。ひき肉の色が変わったらふたをして弱火にし、かぶに竹串がスッと通るまで煮る。
3 aを流し入れてとろみがつくまで煮る。

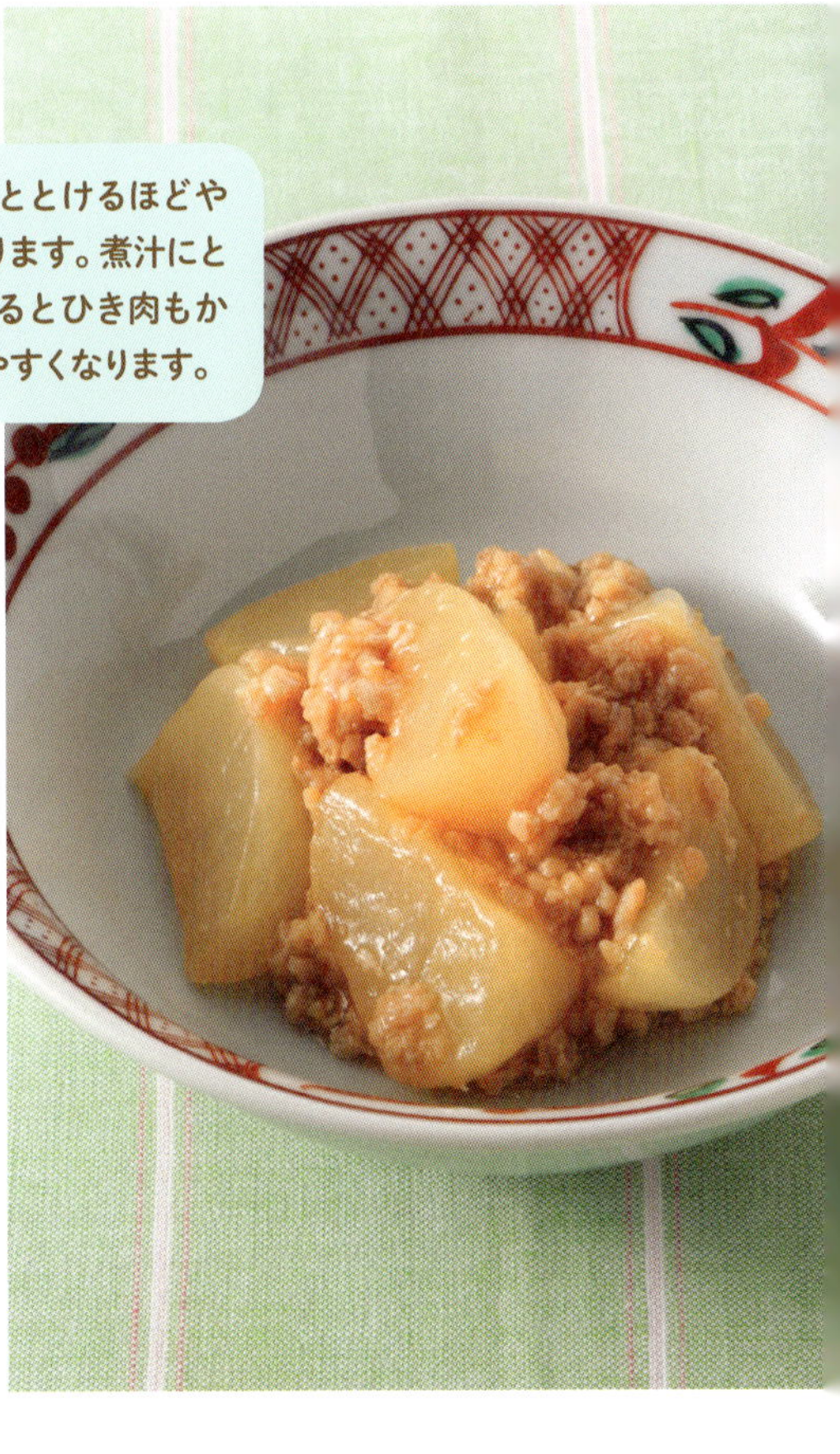

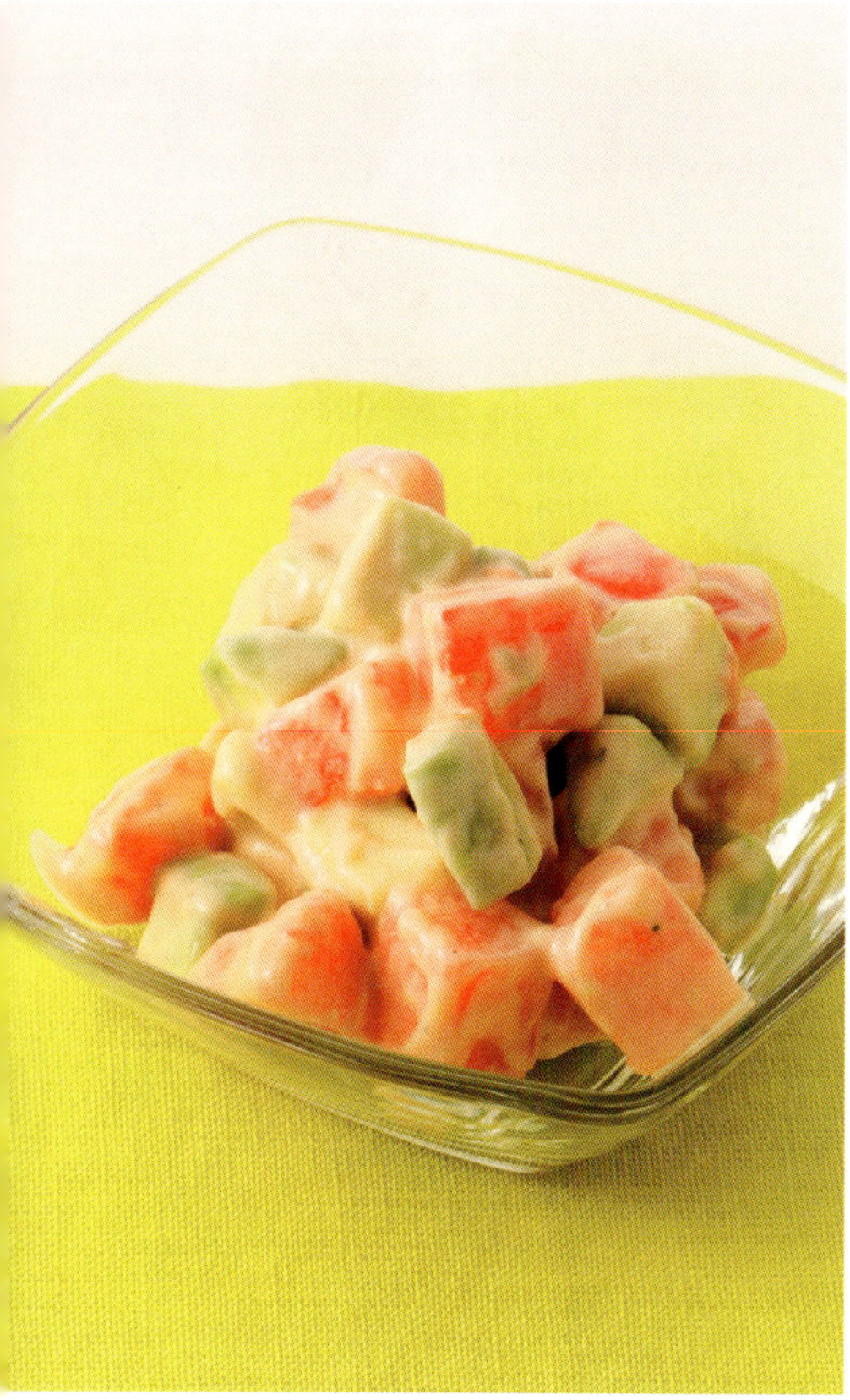

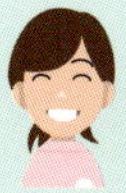

アボカドはフォークでつぶすだけでも食べやすい食品です。マヨネーズに栄養補助食品のニュートリーコンク2.5を加えてエネルギーアップ。トマトの甘酸っぱさがアクセントとなり、さっぱりと食べられます。

軟菜食

トマトとアボカドのサラダ

材料（2人分）

アボカド（やわらかいもの）
…………………… ½個（80g）
トマト…………… ½個（75g）
レモン汁…………… 小さじ½
からしマヨネーズ
- マヨネーズ………… 大さじ1
- **ニュートリーコンク2.5**（商品名）
…………………… 大さじ1
- 練りがらし………… 少量

塩・こしょう………… 各少量

1人分 **144kcal**／たんぱく質**2.0g**

1 アボカドは皮と種を除き、一口大に切り、レモン汁をふる。

2 トマトは皮を湯むきにして一口大に切る。

3 からしマヨネーズの材料をボウルに入れてよく混ぜ、**1**と**2**をあえ、味をみて塩とこしょうで調味する。

調理メモ

トマトの皮は薄いようでも口の中に残りやすいので、むくほうが安心です。湯むきは、トマトのヘタを除き、耐熱ボウルに入れて熱湯をかけ、湯を捨てて流水をかけると簡単にできます。

軟菜食

ラタトゥイユ

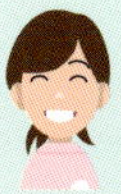

南仏風の夏野菜の煮込みです。いためて煮込むだけで手軽にでき、野菜が無理なくたっぷり食べられます。生野菜は繊維がかたく、食べにくいと感じるかたにおすすめです。冷蔵庫で1週間は持ち、作りおきにも便利です。

材料（作りやすい量、3人分）

なす………………… 1個（80g）
ズッキーニ……… ½本（50g）
玉ねぎ…………… ¼個（50g）
パプリカ赤・黄色
……………… 各¼個（30g）
おろしにんにく……… 小さじ1
オリーブ油…………… 大さじ1
トマト水煮缶（カットタイプ）
……………… ½缶（200g）
ブイヨン……………… ½カップ
砂糖・塩・こしょう…… 各少量

1人分 **74kcal**／たんぱく質**1.5g**

1 野菜は1.5㎝角に切る。

2 なべにオリーブ油とにんにくを入れて火にかけ、香りが立ったら**1**を入れていためる。しんなりしたらトマト缶を加えていため合わせ、ブイヨンと調味料を加えて野菜が歯ぐきでつぶせるくらいのやわらかさになるまで煮る。

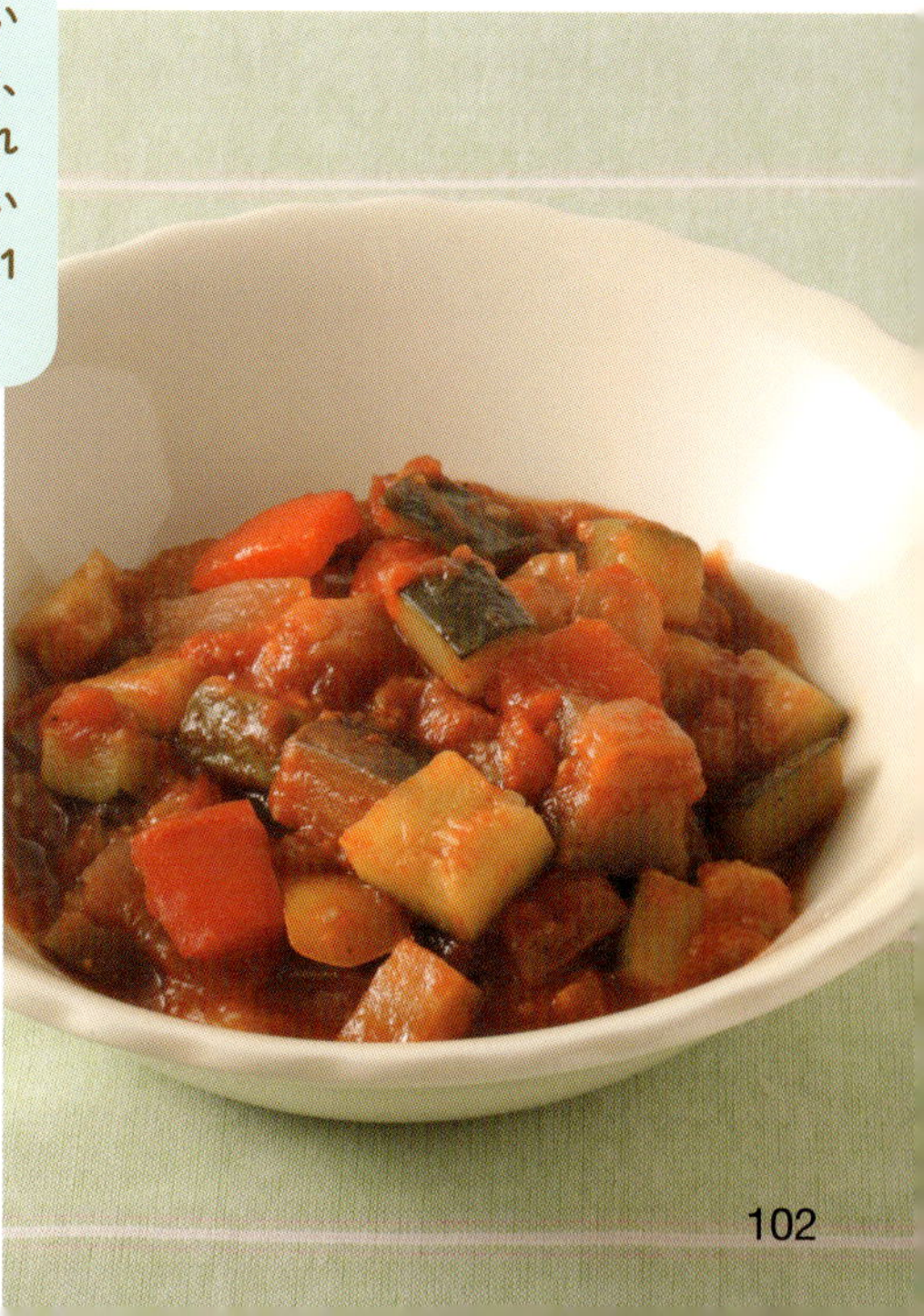

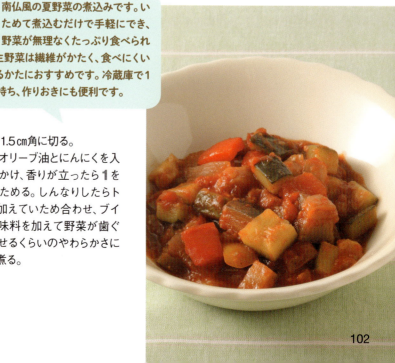

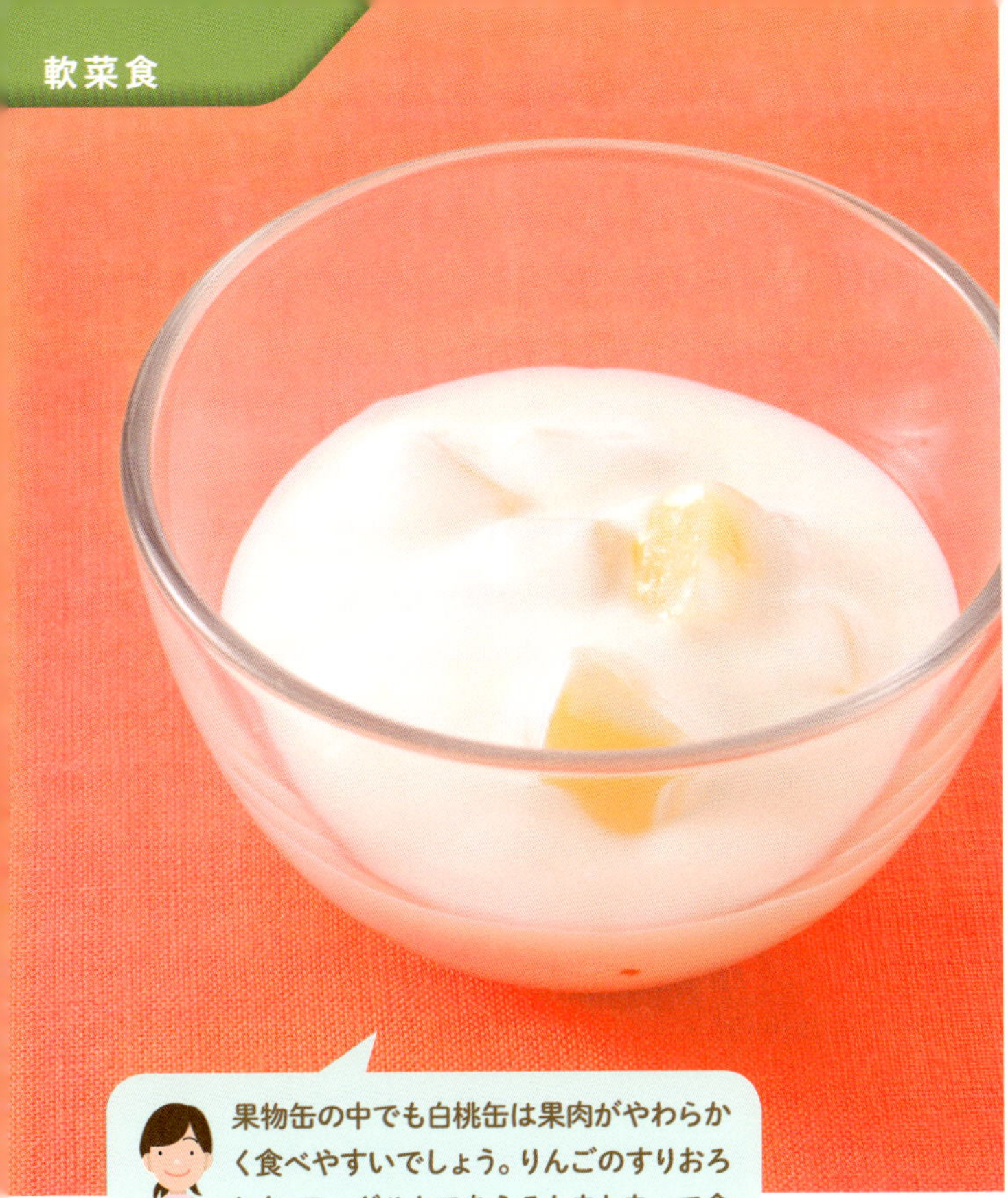

デザート

固形物もやわらかければ食べやすいでしょう。クッキーなどかたいものもくふう次第で食べやすくなります。ここでは市販品を利用して、手軽に栄養補給できるデザートを紹介します。

軟菜食

フルーツヨーグルト

材料（1人分）
ヨーグルト（加糖タイプ）‥‥1個（80g）
白桃缶‥‥‥‥‥‥‥‥‥‥ ½切れ（30g）
1人分 79kcal／たんぱく質3.6g

白桃缶は1cm角に切り、ヨーグルトとあえる。

果物缶の中でも白桃缶は果肉がやわらかく食べやすいでしょう。りんごのすりおろしも、ヨーグルトであえるとまとまって食べやすくなります。ヨーグルトは整腸作用のある乳酸菌を豊富に含むため、永久気管孔で力むことがむずかしいかたの便通改善にもおすすめです。

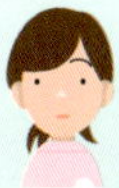

クッキーはパサつきやすくむせる心配がありますが、細かく砕いてアイスクリームに混ぜると食べやすくなります。さらにクッキーをカロリーメイト（商品名）にすれば、栄養満点の高エネルギーおやつになります。ただし、アイスクリームは口に入れた途端にとけるので、誤嚥リスクの高いかたは注意してください。

軟菜食

クッキー入り アイスクリーム

材料（1人分）
アイスクリーム
‥‥‥‥‥‥‥‥‥‥‥1カップ（100mℓ）
カロリーメイトブロック
チョコレート味（商品名）‥ ½本（10g）
1人分 241kcal／たんぱく質4.2g

カロリーメイトブロック チョコレート味は細かくくだき、アイスクリームに混ぜ合わせる。

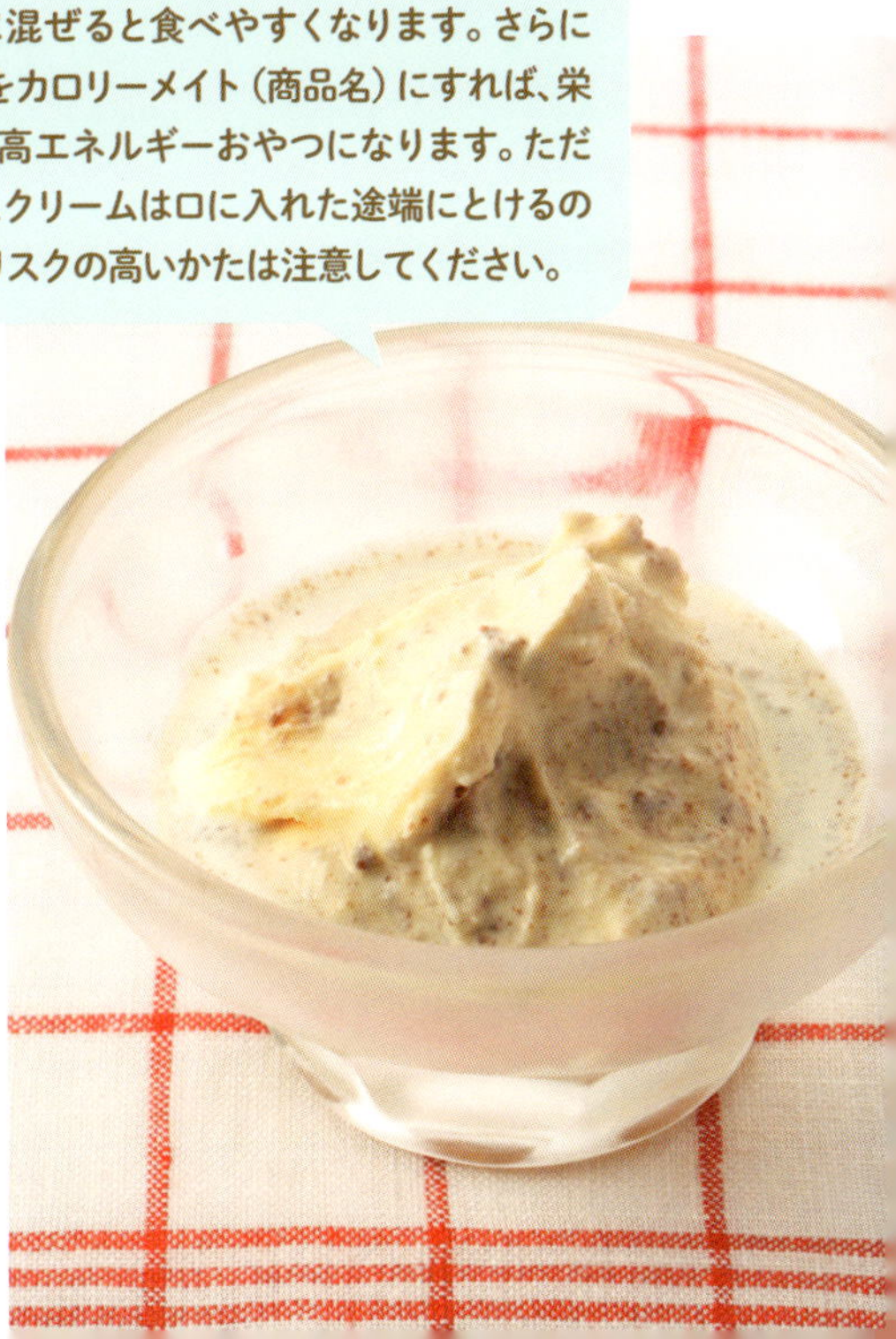

おすすめ市販食品

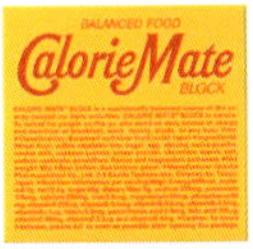

カロリーメイトブロック チョコレート味

エネルギー補充ができるうえ、身体に必要なビタミン、ミネラル、たんぱく質、脂質、糖質がバランスよく含まれています。

問い合わせ先：
大塚製薬株式会社
https://www.otsuka.co.jp

あると便利な調理器具

食材をすりつぶしたりミンチ状にしたりするために便利な調理器具を紹介します。少量ならすり鉢と裏ごし器でも対処できますが、電動器具があるとぐんとスピードアップできます。

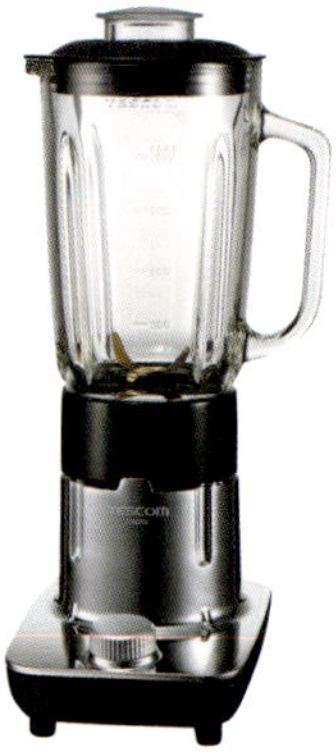

ミキサー

ミキサー TM8200
株式会社 テスコム

特徴

液体といっしょに固形物を細かく撹拌して均一に混ぜることができます。野菜や果物の繊維もなめらかにすりつぶせます。

用途

サラサラ食のスムージー、ペースト食のスープやポタージュなど、水分の多い料理や食材を粒のない、均質な食感に仕上げたい料理に。

水分が少ないと刃がスムーズに回転しないので、回りにくい場合は、水やだし、スープなど、液体を適宜、加えるとよいでしょう。

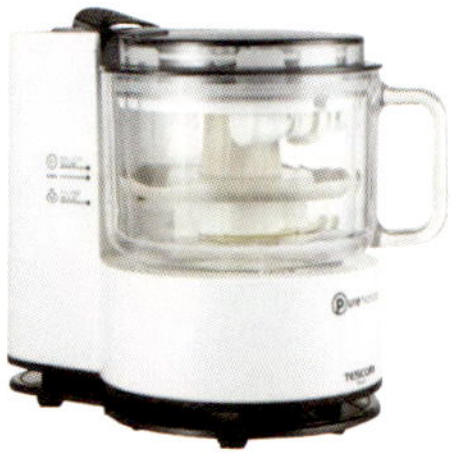

フード プロセッサー

フードプロセッサー TK441
株式会社 テスコム

特徴

アタッチメント（替え刃）を替えることで、「刻む」「おろす」「混ぜる」「泡立て」ができます。ミキサーとの違いは水分がなくても動くこと。逆に水分の多いジュースやスープなどは均一に混ざりにくいため不向きです。

用途

野菜のみじん切り、ハンバーグやシューマイのたねを練り混ぜるなど、ソフト食や軟菜食の下調理に便利です。

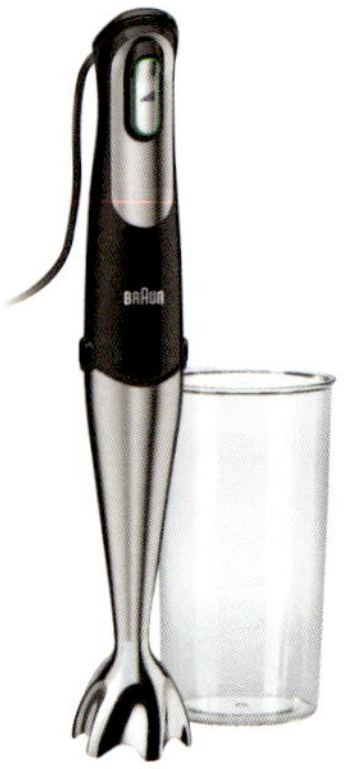

ハンドブレンダー

マルチクイック MQ700
ブラウン

特徴

「つぶす」「混ぜる」ができるスティック式のブレンダーです。ミキサーと同様に、液体と固形物を細かく撹拌して均一に混ぜることができます。少量の材料でも撹拌できるので、1人分作りたいときに便利です。

用途

サラサラ食のスムージー、ペースト食のスープやポタージュなど、ミキサーにかけて作る料理に。にぎることでスイッチが入るので、自分の手でつぶし具合を感じながら、好みのなめらかさに仕上げることができます。

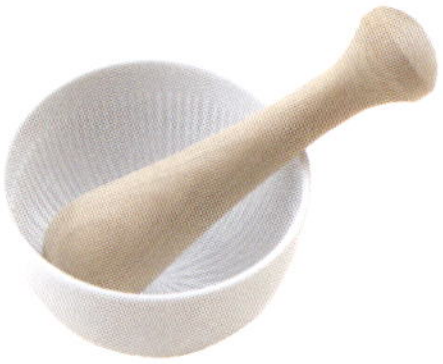

すり鉢＆すりこ木

白あえ、ごまあえなどのあえ衣を作るほか、1人分のおかゆ、やわらかくゆでた野菜や煮物などをなめらかにするなら、すり鉢とすりこ木ですりつぶしても。小ぶりのものを食卓に置いて、自分で好きな形態に調整しながら食べるのも手です。

安心で便利なおすすめ食品

治療による機能障害で食べにくくなって食事が充分にとれないときは、栄養食品を使って補うようにしましょう。また、食事作りがたいへんなときは、飲み込みやすい形態に調整した食材や、食べやすく加工された料理を利用してもよいでしょう。かかりつけの医師や管理栄養士に相談して、自分の状態や好みに合う食品を見つけておくと安心です。

栄養補助食品

手軽にエネルギーアップできる食品

（ドリンクタイプ）

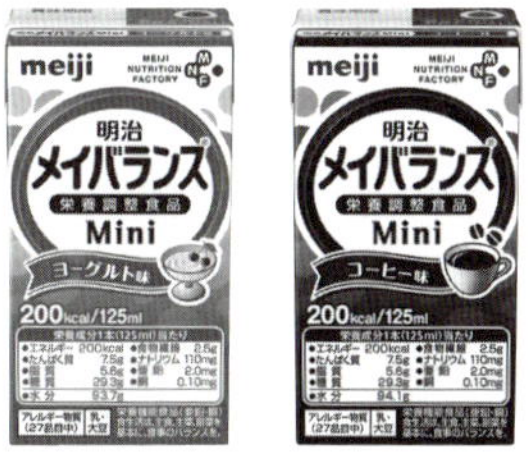

ヨーグルト味　　コーヒー味

明治メイバランスMini

（株式会社明治）

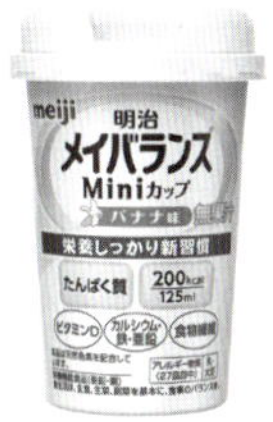

バナナ味

明治メイバランスMiniカップ

（株式会社明治）

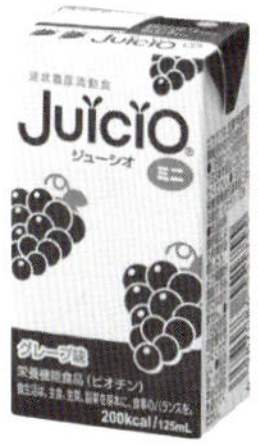

グレープ味

JuiciO® ミニ

（ニュートリー株式会社）

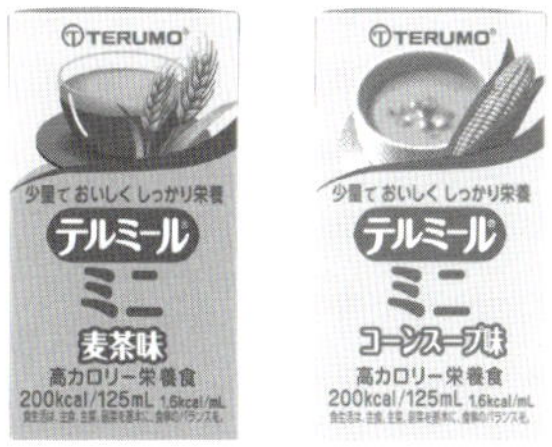

麦茶味　　コーンスープ味

テルミールミニ

（テルモ株式会社）

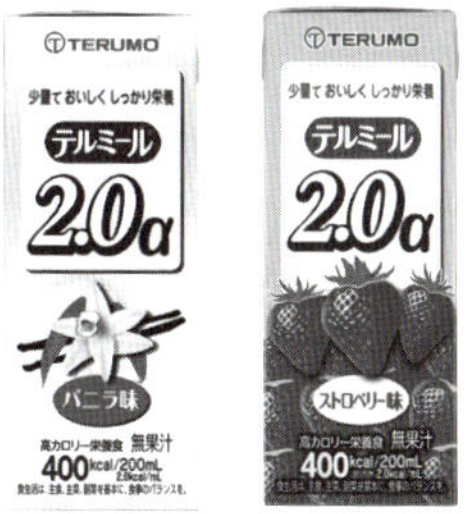

バニラ味　ストロベリー味

テルミール2.0 α

（テルモ株式会社）

（料理に加えるタイプ）

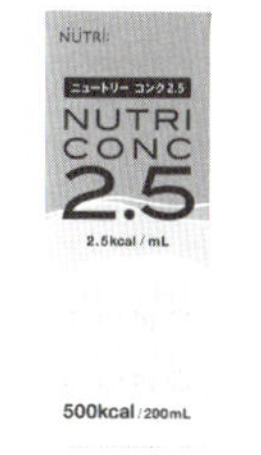

ニュートリーコンク2.5

（ニュートリー株式会社）

ヨーグルトコンク（63ページ）、トマトとアボカドのサラダ（102ページ）で使用

栄養補助食品

ゼリー状で食べやすいタイプ

（一口で高栄養な濃厚ゼリー）

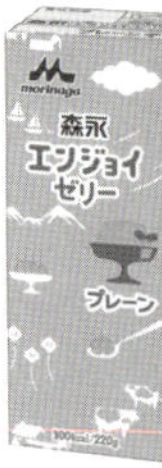

プレーン味

エンジョイゼリー

（株式会社クリニコ）

（水分と電解質補給ができるゼリー）

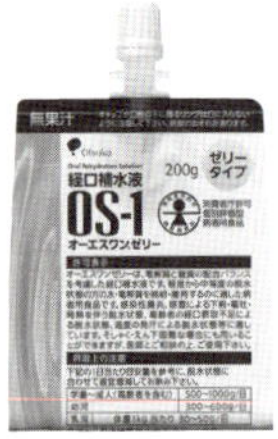

OS-1ゼリー

（株式会社大塚製薬工場）

（飲み込みやすく調整したゼリー）

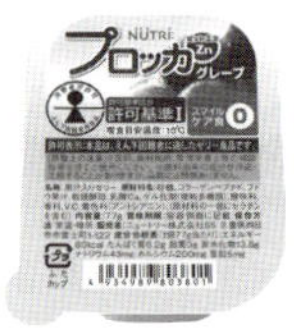

グレープ味

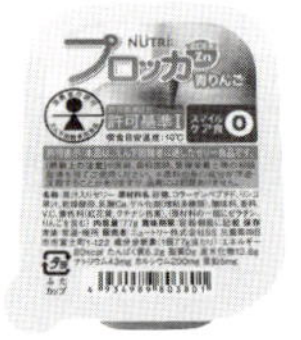

青りんご味

プロッカZn

（ニュートリー株式会社）

グレープ味は色が濃いので口の中にゼリーが残っているかを確認できます。

（バランス栄養と水分を手軽に補給）

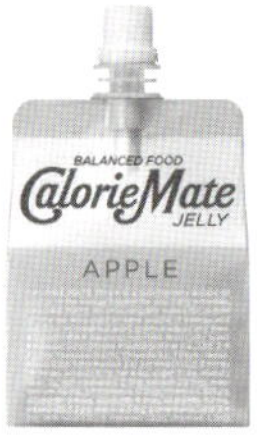

アップル味

カロリーメイトゼリー

（大塚製薬株式会社）

※ゼリー状のものは、保存状態や取り扱いにより、水分が分離することがあるので注意しましょう。

食べやすい食材

まろやか食専科

（株式会社ベスト）

やわらかく飲み込みやすく、見た目も大切にした手作り食材です。皮や骨をていねいにとり除き、独自の製造方法により再成形しました。好みの味つけにして食べられます。

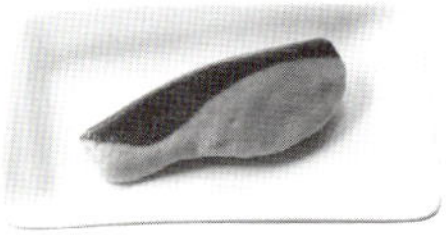

ソフトさけ

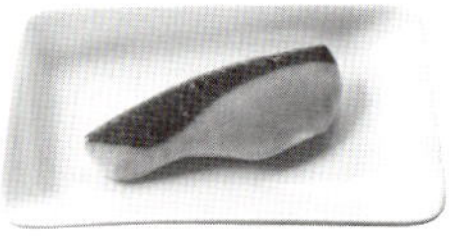

ソフトたら
ソフトたらの青じそあんかけ（79ページ）で使用

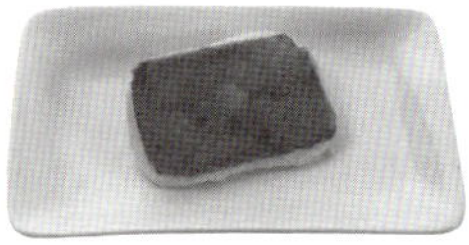

ソフトとりにく

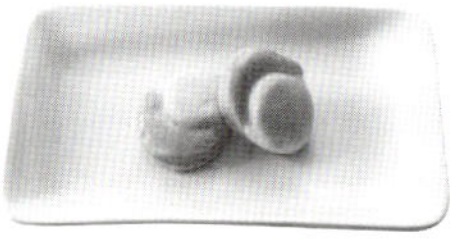

ソフトほたて

うらごし野菜

（ホリカフーズ株式会社）

原料の野菜をそのまま「うらごし」しただけ、いっさい無添加です。ポタージュやソフト食などの材料にそのまま利用できます。レトルトパウチ食品なので、買い置きしておくと便利です。

にんじんうらごし

かぼちゃうらごし
かぼちゃのグラタン風（80ページ）で使用

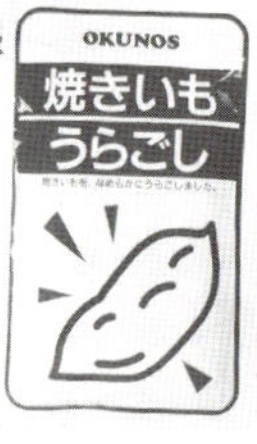

焼きいもうらごし

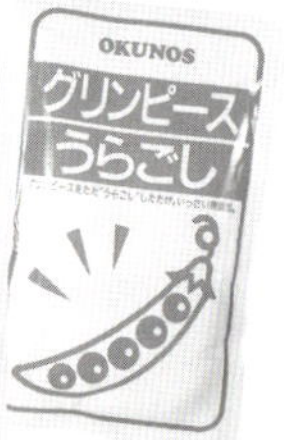

グリーンピースうらごし

作るのがたいへんなとき

あいーと

(イーエヌ大塚製薬株式会社)

食材独自の食感を残しながらも、形がくずれないギリギリのやわらかさに調理されています。舌やスプーンで簡単にくずすことができ、口の中でふわっととけるようなやわらかさを実現。見た目は常食と変わらず、おいしさを目でも味わえます。

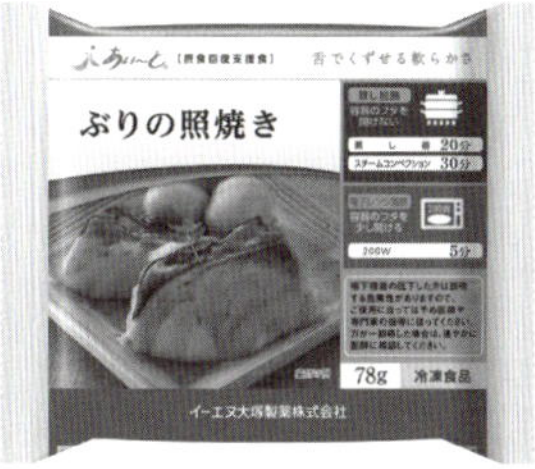

ぶりの照り焼き

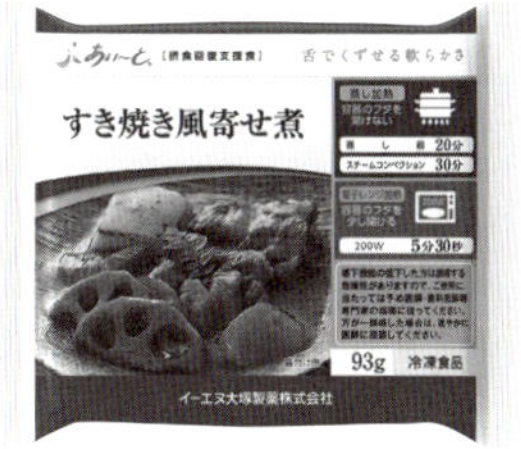

すき焼き風寄せ煮

キユーピー やさしい献立

(キユーピー株式会社)

かむ力や飲み込む力といった食べる機能が低下した人のために開発された商品です。「かたさ」や「粘度」の基準で4つの区分があり、「容易にかめる」、「歯ぐきでつぶせる」、「舌でつぶせる」、「かまなくてよい」に分類されています。

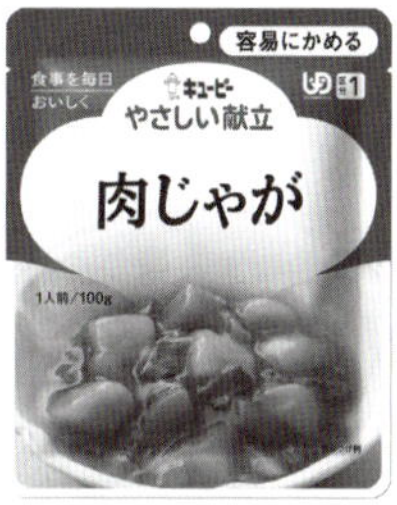

[容易にかめる]
肉じゃが

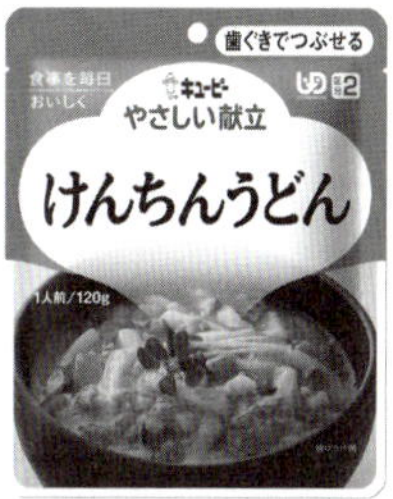

[歯ぐきでつぶせる]
けんちんうどん

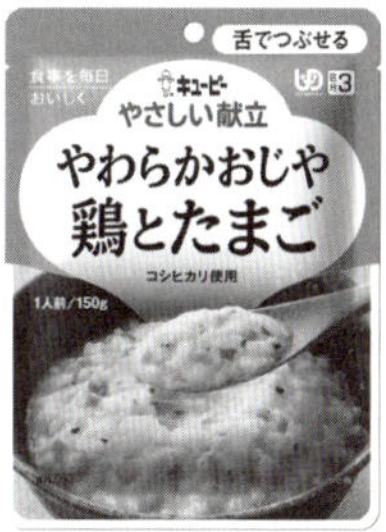

[舌でつぶせる]
やわらかおじや
鶏とたまご

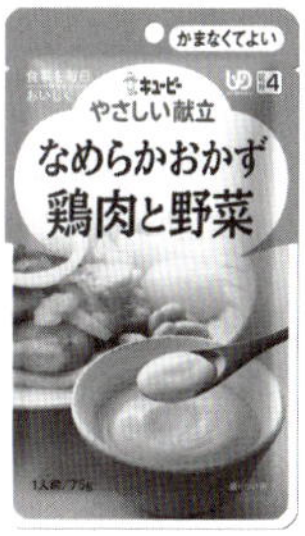

[かまなくてよい]
なめらかおかず
鶏肉と野菜

Column 保険適応で購入する「薬品扱い」の食品もあります

105～107㌻で紹介した食品はいずれも病院の薬局や通信販売などで購入できる保険適応外の「食品扱い」のものです。それに対し、医師の処方が必要な保険適応の「薬品扱い」の栄養食品もあります。食品扱いのものと比べると自己負担額は比較的安価なので、長期にわたって利用したいときは、かかりつけの医師に相談して処方してもらうのも一案です。

掲載料理の栄養成分値一覧

ページ	料理名	栄養価の単位	エネルギー kcal	水分 g	たんぱく質 g	脂質 g	炭水化物 g	食物繊維 g	カリウム mg	亜鉛 mg	ビタミンB1 mg	ビタミンC mg	食塩相当量 g
	ゼリー食												
	●主食												
52	ムースがゆ	1人分	**143**	208.1	2.0	0	31.5	0.6	31	0.4	0.02	0	0
	●主菜												
53	簡単茶わん蒸し	1個分	**44**	95.1	3.4	2.6	1.1	0	86	0.3	0.02	0	0.5
	●デザート												
54	コーヒーゼリー	1個分	**46**	86.2	1.6	1.1	7.7	0	57	0	0	0	0
55	抹茶ゼリー	1個分	**184**	55.8	2.8	16.3	6.0	0.4	104	0.3	0.03	1	0.1
	サラサラ食												
	●主食												
56	五分がゆミキサー	1人分	**84**	280.0	1.3	0.2	18.6	0.2	15	0.3	0.01	0	0
	●汁物												
58	はんぺんのクリームスープ	1人分	**131**	143.9	6.9	6.5	11.3	0.1	231	0.5	0.05	1	1.2
59	野菜ピュレスープ	1人分	**63**	200.3	1.0	2.2	9.9	0.9	212	0.1	0.05	15	1.3
60	ごぼうのスープ	1人分	**85**	143.0	1.0	5.4	8.1	1.6	160	0.2	0.03	7	0.8
61	ブロッコリーのポタージュ	1人分	**105**	134.5	4.7	5.9	8.7	0.9	212	0.5	0.06	12	0.6
61	さつま芋のスープ	1人分	**217**	175.4	6.1	10.6	24.0	1.1	484	0.8	0.12	16	0.6
	●デザート												
62	バナナミルク	1杯分	**199**	186.1	5.9	6.1	32.2	0.7	456	0.9	0.09	11	0.2
63	オレンジスムージー	1杯分	**63**	116.6	1.1	0.1	16.2	1.5	208	0.3	0.10	32	0
63	グリーンスムージー	1杯分	**91**	109.0	3.0	2.8	14.8	0.8	334	0.4	0.06	14	0.1
	ペースト食												
	●主食												
56	全がゆミキサー	1人分	**134**	208.0	2.0	0	29.6	0.2	24	0.4	0.02	0	0
	●汁物												
58	はんぺんのクリームスープ	1人分	**134**	143.9	6.9	6.5	12.2	0.4	231	0.5	0.05	1	1.3
59	野菜ピュレスープ	1人分	**65**	200.3	1.0	2.2	10.8	1.2	212	0.1	0.05	15	1.3
60	ごぼうのスープ	1人分	**87**	143.0	1.0	5.4	9.4	2.2	160	0.2	0.03	7	0.8
61	ブロッコリーのポタージュ	1人分	**111**	134.5	4.7	5.9	10.4	1.4	212	0.5	0.06	12	0.6
61	さつま芋のスープ	1人分	**226**	175.4	6.1	10.6	26.7	1.9	484	0.8	0.12	16	0.6
	●デザート												
62	ヨーグルトコンク	1人分	**150**	105.9	6.4	5.2	19.4	0.9	240	1.4	0.22	13	0.3
62	バナナミルク	1杯分	**207**	186.1	5.9	6.1	34.9	1.5	456	0.9	0.09	11	0.3
63	オレンジスムージー	1杯分	**69**	116.6	1.1	0.1	18.0	2.1	208	0.3	0.10	32	0.1
63	グリーンスムージー	1杯分	**100**	109.0	3.0	2.8	14.8	0.8	334	0.4	0.06	14	0.1

●「日本食品標準成分表2015年版（七訂）」（文部科学省）に基づいて算出しています。
●食品成分のデータがない場合は、それに近い食品（代用品）で算出しました。
●水分量については、調理前の分量で算出したため、加熱調理による蒸発分や水もどしによる吸水分など、調理による増減は考慮していません。目安量としてとらえてください。

ページ	料理名	栄養価の単位	エネルギー kcal	水分 g	たんぱく質 g	脂質 g	炭水化物 g	食物繊維 g	カリウム mg	亜鉛 mg	ビタミンB_1 mg	ビタミンC mg	食塩相当量 g
	ソフト食												
	●主食												
64	全がゆ	1人分	**168**	260.0	2.5	0.3	37.1	0.3	29	0.6	0.02	0	0
64	うすくずあん	全量	**25**	151.9	0.7	0	5.6	0	109	0	0.02	0	1.0
65	野菜がゆ	1人分	**154**	228.7	5.1	0.5	31.0	0.8	118	0.7	0.03	3	1.9
65	卵がゆ	1人分	**215**	244.9	9.0	5.6	29.8	0.2	130	1.1	0.06	0	0.6
66	パンがゆ	1人分	**287**	157.9	9.9	12.3	33.9	1.2	287	1.0	0.10	2	0.9
67	トマトリゾット	1人分	**209**	207.6	3.6	6.5	33.2	1.0	268	0.7	0.08	8	1.1
67、90	はんぺん入りマカロニグラタン	1人分	**417**	246.2	14.0	22.0	40.1	1.9	361	1.4	0.09	5	2.5
	●主食兼主菜												
68	ポークカレー	1人分	**294**	266.8	6.9	21.1	18.6	2.7	491	0.8	0.25	20	1.8
	●汁物												
69、94	とろとろミネストローネ	1人分	**116**	234.8	2.4	8.3	8.3	1.3	242	0.3	0.09	11	2.4
69、93	とろみつき豚汁	1人分	**208**	316.2	8.5	13.2	12.8	2.0	497	1.0	0.23	6	1.7
69、95	とろとろ中国風かき玉スープ	1人分	**70**	191.8	1.8	5.1	3.9	0.4	80	0.2	0.02	4	1.4
	●主菜												
70	なめらかチキンのトマトソースかけ	1人分	**85**	105.0	12.1	1.2	5.7	0.5	278	0.4	0.06	3	0.8
72	チキンクリームシチュー	1人分	**219**	267.9	10.7	11.0	19.5	2.2	499	1.1	0.13	28	1.3
73	煮込みハンバーグ	1人分	**336**	229.1	15.2	19.1	24.3	2.5	594	2.9	0.28	32	1.1
74	カニ玉	1人分	**235**	125.9	8.9	17.3	9.1	0.5	134	0.9	0.05	1	1.8
75	麻婆豆腐	1人分	**262**	214.9	12.8	17.2	11.4	1.1	343	1.7	0.35	2	3.1
75	湯豆腐用のあんかけ3種　しょうがあん	1人分	**11**	35.9	0.4	0	1.8	0.2	37	0	0.01	0	0.6
75	湯豆腐用のあんかけ3種　梅あん	1人分	**23**	43.7	0.3	0	5.7	0.4	44	0	0.01	0	0.8
75	湯豆腐用のあんかけ3種　中華あん	1人分	**12**	30.3	0.1	0.7	1.4	0.2	2	0	0	0	0.6
76	サケのレンジ蒸し	1人分	**215**	93.2	19.4	12.8	1.8	0.2	357	0.5	0.15	2	0.9
77	サバのみそ煮	1人分	**273**	106.7	13.1	19.1	6.4	0.4	293	0.7	0.11	1	1.2
78	白身魚の煮つけ	1人分	**233**	140.7	10.1	16.1	8.4	0.2	266	0.3	0.02	0	1.4
79	ソフトたら（商品名）の青じそあんかけ	1人分	**73**	66.1	3.9	4.9	3.2	0.2	104	10.0	0	0	0.8
	●副菜												
80	かぼちゃのグラタン風	1人分	**121**	166.3	3.3	5.2	15.4	1.4	309	0.3	0.04	1	0.9
81	かぼちゃサラダ	1人分	**154**	76.6	2.2	9.5	15.4	3.2	346	0.5	0.05	26	0.4
81	ポテトサラダ	1人分	**185**	73.5	1.5	14.8	11.8	1.2	276	0.2	0.06	20	0.4
82	ほうれん草の煮浸し	1人分	**15**	79.1	1.1	0.1	2.8	1.2	181	0.2	0.02	8	0.5
83	なすのとろとろ煮	1人分	**91**	125.8	1.2	6.1	6.7	1.6	176	0.2	0.04	3	0.7
83、99	刻みほうれん草の白あえ	1人分	**81**	73.9	4.5	4.9	5.4	2.0	251	0.8	0.09	9	0.3

ページ	料理名	栄養価の単位	エネルギー kcal	水分 g	たんぱく質 g	脂質 g	炭水化物 g	食物繊維 g	カリウム mg	亜鉛 mg	ビタミンB_1 mg	ビタミンC mg	食塩相当量 g
83、100	刻み白菜のとろとろ煮	1人分	26	128.6	1.0	0.1	5.5	1.4	224	0.2	0.03	14	0.5
	●デザート・軽食												
84	なめらか塩ようかん	1人分	46	32.5	2.0	0.1	9.2	1.5	14	0.2	0	0	0.2
85	パンプディング	1人分	377	188.3	15.8	13.1	48.6	1.2	339	1.7	0.13	2	1.0
85	レアチーズケーキ・いちごソース	1個分	285	77.3	3.8	19.9	22.2	0.4	81	0.3	0.02	4	0.2
	軟菜食												
	●主食												
86	軟飯	1人分	252	190.0	3.8	0.5	55.7	0.5	44	0.9	0.03	0	0
86	納豆丼	1人分	424	160.9	19.0	13.0	56.6	3.0	436	1.3	0.10	1	0.9
87	親子丼	1人分	458	358.1	21.8	14.9	52.6	1.2	450	2.6	0.14	6	3.1
87	牛丼	1人分	837	348.2	19.1	57.5	50.6	1.1	366	3.9	0.10	5	2.9
72、88	チキンクリームドリア	1人分	386	256.3	11.1	17.8	43.4	1.4	288	1.6	0.09	14	1.3
88	オムライス	1人分	522	291.8	18.3	25.3	51.1	1.6	517	2.2	0.20	11	2.9
89	あんかけうどん	1人分	581	550.8	14.2	27.0	65.9	2.9	278	1.1	0.28	11	6.6
89	たぬきそば	1人分	323	302.0	10.9	5.5	57.5	3.0	51	0.6	0.08	0	6.0
90	チキンマカロニグラタン	1人分	467	246.9	16.3	28.0	35.6	1.9	412	1.9	0.13	7	2.3
91	フレンチトースト	1人分	288	104.5	10.2	11.6	35.5	1.2	194	1.1	0.08	1	0.9
	●汁物												
92	トマト入りおでん	1人分	102	544.2	5.5	0.4	19.5	2.4	774	0.3	0.14	36	2.6
93	豚汁	1人分	203	311.0	8.5	13.2	11.5	2.0	496	1.0	0.23	6	1.7
94	ミネストローネ	1人分	106	229.5	2.3	8.2	6.3	1.3	238	0.3	0.09	11	1.5
95	中国風かき玉スープ	1人分	70	194.0	1.9	5.1	4.0	0.5	88	0.2	0.02	5	1.4
	●主菜												
96	鶏手羽先と大根のとろとろ煮	1人分	262	313.1	13.6	17.4	9.2	1.0	315	1.3	0.07	6	2.0
97	焼きコロッケのあんかけ	1人分	226	95.2	6.0	13.0	20.0	1.5	276	1.3	0.06	9	0.7
97	肉じゃが	1人分	235	184.9	5.9	12.0	23.0	1.6	478	0.7	0.21	25	1.4
	●副菜												
98	キャベツとにんじんのいため煮	1人分	64	173.4	1.3	4.1	6.3	1.6	241	0.2	0.05	26	0.4
99	ほうれん草の白あえ	1人分	81	73.9	4.5	4.9	5.4	2.0	251	0.8	0.09	9	0.3
100	白菜の煮浸し	1人分	24	128.6	1.0	0.1	4.9	1.2	224	0.2	0.03	14	0.5
101	煮なます	1人分	29	205.7	1.0	0.2	5.9	0.8	168	0.1	0.03	6	0.1
101	かぶのそぼろあんかけ	1人分	58	105.5	4.1	2.4	4.1	0.6	194	0.3	0.04	7	0.5
102	トマトのアボカドのサラダ	1人分	144	69.9	2.0	12.6	7.9	2.7	385	0.5	0.10	15	0.3
102	ラタトゥイユ	1人分	74	171.0	1.5	4.3	8.5	2.0	347	0.3	0.08	48	0.4
	●デザート												
103	フルーツヨーグルト	1人分	79	89.6	3.6	0.2	15.7	0.4	144	0.4	0.03	1	0.1
103	クッキー入りアイスクリーム	1人分	241	55.2	4.2	13.6	25.4	0.3	165	0.5	0.12	5	0.3

治療に向きあう皆さまへ

頭頸部《とうけいぶ》がんの手術を受けられたかたから「おなかはすくのにうまく食べることができない」「誤嚥《ごえん》をしてしまいそうでなかなかうまく食事を進められない」など、いろいろな声を聞きます。

私は日ごろそういった患者さんの想いを聞きながら、なにか食べられるものがないか病棟に出向いて医師、歯科医師、看護師、言語聴覚士、調理師と協力しながら食事を提供しています。

小さなゼリーを数口食べるのに30分近く時間を費やす場合もあり、患者さんの中にはいままで自然にできていたことができなくなったことに喪失感を覚えるかたもいます。食べることが苦痛になり、途中で心が折れそうなときもあると思います。そんなかたはがんばり過ぎず息抜きすることも大切です。そして自分のことをほめてあげてください。毎日の積み重ねの成果がでるときがいつかきっとやってくると思います。食べることをあきらめずに、自分のペースで練習を進めましょう。

そして、頭頸部がんの患者さんは多くの医療スタッフに支えられていることを忘れないでください。本書は、頭頸部がんに関わる多くの職種と協力してできた本です。食べる楽しみを感じられる手助けとなるようにこの本が活用されることを願っております。

川名加織
がん研有明病院　栄養管理部　NST専門療法士

あとがき

食事をとるということは、生きていくうえで非常に重要な行為であることは言うまでもありません。私たちは、ふだんあたりまえに行なっている「飲み込む」ということが非常に複雑でむずかしい行為であるということを意識せずに生活しています。しかし本書を手にとってくださった口やのどのがんを患ったかたやそのご家族は、「飲み込む」ことの重要さとむずかしさがよくおわかりになると思います。

飲み込みがむずかしくなると食べられるものが限られてしまい、いつも同じような食事になってしまいがちです。それでも食事をとることの本来の楽しみを少しでもとり戻していただきたいという思いから、私たち「がん研有明病院嚥下《えんげ》リハビリチーム」が中心となって本書を作成いたしました。口やのどのがんによって食事をすることがむずかしくなった患者さんとそのご家族が、ご家庭で食事をするさいに参考になるよう、患者さん一人一人がご自分に適した食形態を選べるよう、メニューやレシピのみならず既製の食品も掲載しております。

本書が口やのどのがんの患者さんにとって、よりよい食事の一助となれば幸いです。

佐々木徹
がん研有明病院　頭頸科　医長

撮影／菅原史子
ブックデザイン／原 玲子
イラスト／絵仕事 界屋（中山 昭）
スタイリング／渡辺孝子
校正／くすのき舎
編集協力／中島さなえ
栄養価計算／金原桜子

公益財団法人がん研究会 有明病院

監　　修 ● **比企直樹**
（消化器外科　胃外科部長　栄養管理部部長）

編・医療解説 ● **佐々木徹**（頭頸科　医長）

医療解説 ● **小泉　雄**（頭頸科　医員）

食事指導 ● **伊沢由紀子**（栄養管理部　NST専門療法士　がん病態栄養専門管理栄養士）
川名加織（栄養管理部　NST専門療法士）

口腔ケア指導 ● **富塚　健**（歯科　部長）

リハビリ指導 ● **鵜沼静香**（摂食・嚥下障害看護認定看護師）
豊田生子（言語聴覚士）

調　　理 ● **絹川　斉**（栄養管理部　調理員）
澤上　勝（栄養管理部　調理員）
佐藤良太（栄養管理部　調理員）

● **がん研有明病院とは**

1934年、日本で最初にできたがん専門病院です。当初29床で発足し、現在は700床と規模を広げ、患者さん1人1人のために最高の診療を行なっています。

診療部門の一つ、栄養管理部は病棟に相談できる管理栄養士を配置し、入院患者さんの食や栄養のサポートを行なっています。

公益財団法人がん研究会 有明病院
ホームページ　http://www.jfcr.or.jp/hospital/

がん研有明病院の

口とのどのがん治療に向きあう食事

──頭頸部がん──

2017年9月15日 初版第1刷発行

著　者 ● 比企直樹　佐々木徹　小泉 雄　伊沢由紀子
川名加織　富塚 健　鵜沼静香　豊田生子
発行者 ● 香川明夫
発行所 ● 女子栄養大学出版部
〒170-8481　東京都豊島区駒込3-24-3
電　話 ● 03-3918-5411（営業）
03-3918-5301（編集）
ホームページ ● http://www.eiyo21.com
振　替 ● 00160-3-84647
印刷・製本所 ● 大日本印刷株式会社
乱丁本・落丁本はお取り替えいたします。

ISBN978-4-7895-1835-2